南粤杏林系列丛书

总主编　吕玉波

名医大家讲中医思维

主编　陈达灿　杨志敏　高燕翔

中国中医药出版社

·北京·

图书在版编目（CIP）数据

名医大家讲中医思维 / 陈达灿，杨志敏，高燕翔
主编 .—北京：中国中医药出版社，2022.1
（南粤杏林丛书）
ISBN 978-7-5132-7260-5

Ⅰ.①名… Ⅱ.①陈… ②杨… ③高… Ⅲ.①中医学—
思维方法 Ⅳ.① R2-05

中国版本图书馆 CIP 数据核字（2021）第 212602 号

中国中医药出版社出版
北京经济技术开发区科创十三街 31 号院二区 8 号楼
邮政编码　100176
传真　010-64405721
河北新华第二印刷有限责任公司印刷
各地新华书店经销

开本 787×1092　1/16　印张 17.5　　字数 251 千字
2022 年 1 月第 1 版　2022 年 1 月第 1 次印刷
书号　ISBN 978－7－5132－7260－5

定价　69.00 元
网址　www.cptcm.com

服务热线　010-64405510
购书热线　010-89535836
维权打假　010-64405753

微信服务号　zgzyycbs
微商城网址　https://kdt.im/LIdUGr
官方微博　http://e.weibo.com/cptcm
天猫旗舰店网址　https://zgzyycbs.tmall.com

如有印装质量问题请与本社出版部联系（010-64405510）

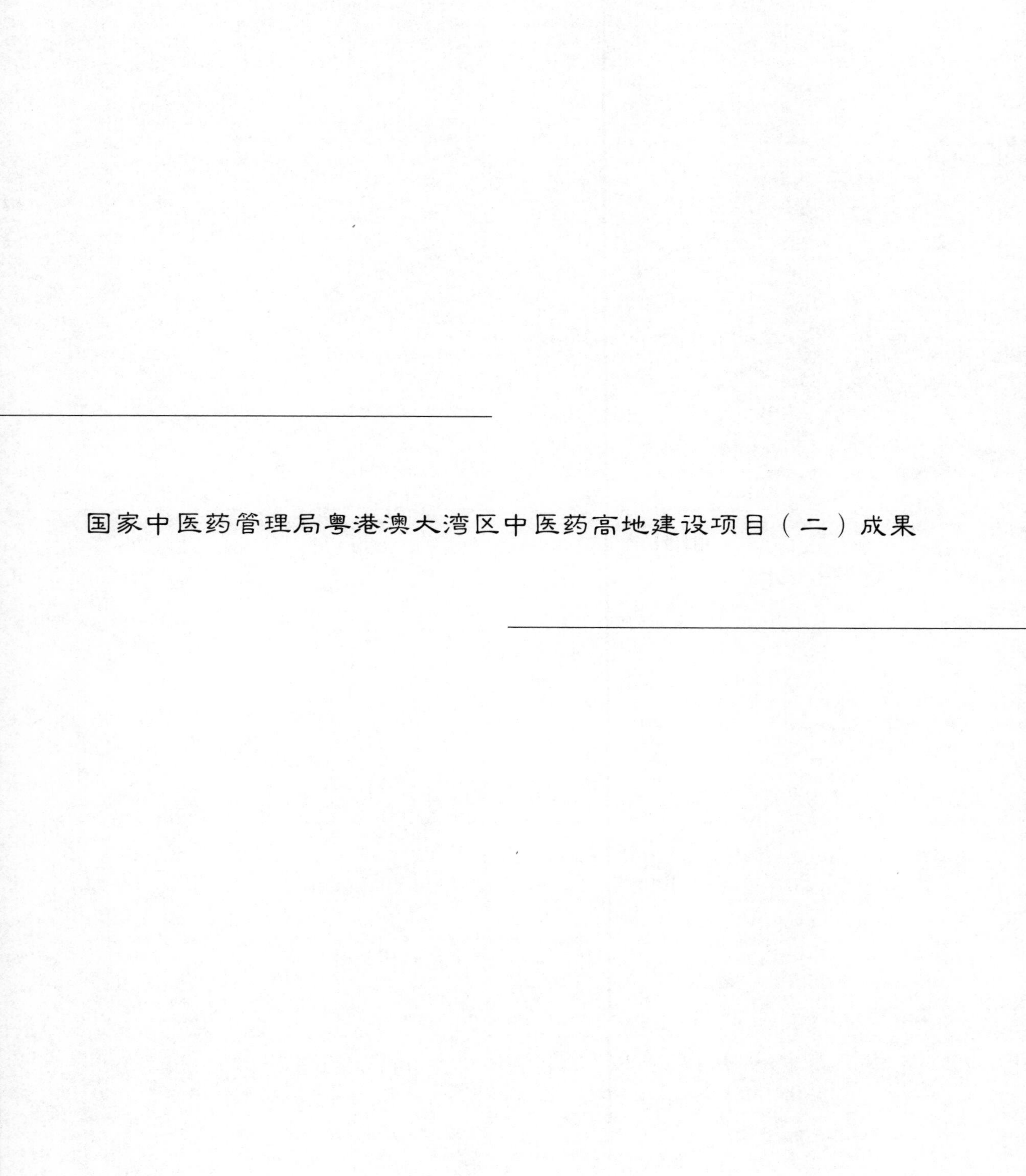
国家中医药管理局粤港澳大湾区中医药高地建设项目（二）成果

《名医大家讲中医思维》编委会

主　编　陈达灿　杨志敏　高燕翔

副主编　李　俊　陈全福　周登威

编　委　胡天祥　黄　韬　陈志霞　张晓轩
　　　　　管桦桦　郭　洁　刘　奇　刘　畅

序

中华民族的先辈们，在维护健康、与疾病做斗争的过程中，逐渐积累了丰富的经验。他们运用中国传统哲学思维，不断总结这些实践经验，探求疾病本质和诊治规律，逐步建立起一套认识人体、生命和疾病现象的思路和方法，形成了有效的干预手段，从而构建了中医药的理论体系和独特的诊治方法。中医药学理论体系中的气、阴阳、五行等概念，都是从中国传统哲学理论演进而来的，就是明证。即使在现代科技高速发展的今天，仍然无法湮灭中医药在治疗疾病、维护健康中的独特优势和作用，这些优势和作用反而显得越来越重要。

中医药学完整的基础理论体系、丰富有效的治疗方法与措施，以及独特的思维方式和方法，组成了这个学科的三大支柱。而中医的思维方法，不仅是中医药学的重要组成部分，更是中医药理论体系和治疗手段的基础，对后者起着导向作用，可以说是中医药学的灵魂，离开了中医思维的发展与指导，中医药的理论体系就难以突破与发展，中医药的治疗效果也难以有质的飞跃。习近平总书记指出，发展中医药事业，“要遵循中医药发展规律，传承精华，守正创新”。创新中要守正，其中一个重要内容就是要坚持中医思维模式的一些基本原则。广东省中医院多年来把工作的着力点放在提高中医药的临床疗效上，正是基于这样的认识，专门成立了中医临床思维研究室，期待临床医生加强对中医思维的学习、研究，并用以指导临床实践，成就一支真懂、真信、真用中医的高水平人才队伍，推动中医药临床工作的发展。

中医临床思维研究室成立以来，做了大量的工作。该研究室首先对中医思维进行了全面调研，以求探寻中医思维的历史源流、形成过程、形成要素、基本类型等重要学术问题；同时邀请有关专家以讲座的形式开展面向全院与社会医务人员的中医思维系列培训。

思维科学的推进，是科学前沿探索与科学发展的需要。由于人类思维过程的复杂性，会涉及哲学、逻辑学、心理学、脑科学等诸多相关学科。中医思维，亦不例外。因此该研究室在培训时邀请的专家，既有哲学领域学养深厚的刘长林研究员、祝世讷教授等，他们从世界观、方法论的角度，剖析中医思维的原理；亦有中医领域的知名学者如王琦教授、禤国维教授、梅国强教授、刘方柏教授、傅延龄教授等，他们从中医源头出发，钩沉索隐经典医籍中蕴含的思维体系。

各位专家，或基于临床实践，或基于文献思考，畅谈中医思维专题，内容翔实，精彩纷呈，给人无限启发。现在以此系列讲座文稿、语音等资料为基础，汇编成册，名之为《名医大家讲中医思维》，以飨杏林同人，希冀有助于促进中医思维研究的繁荣与中医药事业的传承创新。

广东省中医院名誉院长　吕玉波
庚子季春于粤

目　录

第一讲·中医思维与中医五术之道

01

讲者：刘力红教授[1]

时间：2017 年 3 月 2 日 18：30—20：00

地点：广东省中医院研修楼 15 楼学术报告厅

吕玉波院长：大家知道，我们医院在制定“十三五”规划中，将提高中医临床疗效作为其核心内容之一。要提高中医临床疗效，最根本的途径之一就是必须掌握好中医思维。中医临床工作者在面对临床问题的时候，面对患者的时候，用中医思维来认识疾病、诊断疾病、选择治疗方法，这是提高中医临床疗效的根本。出于这种考虑，医院专门成立了中医临床思维研究室。研究室的第一个任务，就是进行中医思维的普及工作，让我们理解什么是中医思维？中医思维跟西医思维的区别是什么？中医思维有什么特点和方法？在这些问题认识好以后，指导我们在临床上能够用中医思维方法论来面对临床问题、解决临床问题，从而提高中医的临床疗效。

为了做好这项工作，我们邀请国内一流专家来医院展开系列讲座。今天晚上是第一讲。今晚的这位专家曾经在我们医院多次讲课，是大家非常敬佩的刘力红教授。

今天来听我们讲座的，有我们的员工，也有很多来自省保健办、省发改委

---

[1] 刘力红，广西首位中医博士，现任广西中医药大学基础医学院教师，经典中医临床研究所首席教授，善用中医传统经典方剂治疗疑难病症。著有专著《思考中医》《开启中医之门》等，并发表学术论文 30 余篇。

的领导，他们说以学生的身份来，嘱咐我不要介绍，我就不一一介绍了。另外，还有一个大家可能特别想知道的人，就是跟我们医学界特别有亲密关系的作家六六。他们的到来，让我们蓬荜生辉，更重要的是说明有越来越多的人热爱中医了。

下面就用热烈的掌声欢迎刘力红教授给我们授课。

刘力红教授：尊敬的吕玉波院长，尊敬的各位领导、各位老师、各位同人，大家晚上好！我非常荣幸又来到了广东省中医院。这个中医思维讲座我是第一次来，前段时间杨志敏副院长到我们三和书院去指导工作，谈到了这些年广东省中医院的一些变化，尤其谈到了吕玉波院长虽然从一线退下来，但还是不遗余力地在关注广东省乃至全国中医事业的发展，关注怎样发挥好中医人的中医思维，怎样让中医真正解决问题，尤其是解决急危重症、疑难病的问题。我听后很受感动，所以就答应到这里来跟大家分享一些我在这方面的感受。

我觉得作为一名中医人，他的里里外外，他的起心动念，甚至他的每一句话都应该是中医的思维，而不是说仅仅在上班的时候、在开方的时候才有中医思维。所以只要我们跨入了中医这个行当，只要我们能够真正沉浸在里面，那么我们的一切言行、一切思维实际上都应不离这个。

今天我想从《素问·异法方宜论》来展开这个话题，这一篇不知道大家熟不熟悉，这里面提到了中医的“五术”。五术对于一个中医人来说，是一定需要去了解的。五术跟今天我们强调的一个词语——全科，有特别的关联。现在都在提倡全科医生，那么，怎样的医生叫全科医生呢？现在一般是把内、外、妇、儿科疾病都能够治疗的医生称为全科医生，当然这是大全科。也有把大内科里各科（比如脾胃、肝胆、心血管等）疾病都能治疗的医生，称为全科医生。其实作为传统的中医，他天然就是全科。如果一个中医只能治疗胃病，胃病以外的病就不能治了，那实际上他已经不是中医了！大家都读过《史记》里的“扁鹊仓公列传”，一位合格的中医，当他面对妇人的时候是带下医，当他面对小孩的时候是儿科医，当他面对一位脾胃病患者的时候就是脾胃科医。这是中医的本来面目，中医本来就是这个样子，就具有全科的特质，不需要特别去强调。所以，如果从这样一个意义去讲全科，未必是《内经》的角度。那么真正的全科是什么？我认为就是《素问・异法方宜论》里提到的五术。所谓异法，就是不同的法，这些不同的法概括起来共有五类，每类各出一方（东、西、南、北、中），各自适用不同的病患，故有“异法方宜”之名。医者根据临证需要，或砭或针，或灸或药，或导引按跻，或一法单用，或数法协合。就如该篇结尾时所说：“故圣人杂合以治，各得其所宜；故治所以宜而病皆愈者，得病之情，知治之大体也。”

所以，作为一个医者，这五术（或五法）是必须要全面掌握的，掌握了这五术，才能称为全科医生。具体来说，五术即砭石、毒药、九针、灸焫，还有导引按跻。按照《素问・异法方宜论》的要求，作为一个合格的中医人，我们治病就要拥有这五种武器或者这五个术。细细去品味这五术，就会发现，它贯穿着中医的思维。所以今天晚上我就想通过五术来展开中医的思维，因为时间有限，而五术里任何一术，讲起来都可以谈很多，所以今晚权作抛砖引玉。

一、砭石

我们就先从第一术开始。第一术是什么？是砭石。按照《素问》这一篇里面的内容，它谈到什么？谈到东方，东方人有什么样的特征？这些人因为生活在海滨，所以吃鱼比较多，饮食也比较咸，容易生痈疡，而脓肿痈疮一类的病，就适宜用砭石来治疗。但今天我们来谈砭石，可能就不一定是治疗痈疡了。过去患了痈疡，有了脓肿，怎么办呢？当然最直接的方法就是用锋利的砭石切开排脓！但是今天不用了，因为我们有了更为方便的手术器具。如果今天的中医再用砭石去处理疮疡，那是要遭笑话的。那么，今天我们怎样去看砭石呢？砭石到了后世，延伸了一个重要的功能，就是刮痧。

刮痧是大家非常熟悉的方法，只是这个方法很有可能被看成是出自民间的疗法而为众多的科班生所不屑。为什么砭石从东方出？一方面东方的疾病（痈疡）需用砭石；另一方面，据说产于东方（山东）泗水之滨的砭石最好，但在今天看来，砭石在方位上的特性已经不明显了。刮痧在民间确实是一个很常用的方法，我4岁就生活在农村，看到一生病，比如说感冒发热、头疼脑热，农民就会到碗柜里拿一个碗，蘸点麻油在被刮的地方，然后就这么刮起来。就这样，不少毛病就被刮好了。那么这样一个疗法，用碗（或瓷匙）也好，用现在各种材质的刮痧板也罢，它的作用部位在哪里呢？在皮毛。

《素问·阴阳应象大论》里有一句名言，叫“善治者治皮毛，其次治肌肤，其次治筋脉，其次治六腑，其次治五脏。治五脏者，半死半生也”。这里的善治者，既可以理解为最高明的医生，也可以理解为最上层的治法。按照《内经》的表达，最高明的医生也好，最上层的治法也罢，他首先着眼于哪里呢？着眼于皮毛！接下来才会考虑肌肤、筋脉、六腑等其他层面。若从这个角度看，大家就不要小看农村里常用的这些简单方法了，它其实是很高妙的，是上医之所为，我们常说高手出招看似平常，刮痧就是一个看似平常的招式。如上所述，刮痧是治皮毛，为什么善治者要治皮毛呢？因为疾病大都由浅至深、由表及里，皮毛虽是最浅表的阶段，但如果把握好了皮毛关，那么疾病便失去了向里、向深发展的机会，也就到不了半死半生的五脏地步。明白了疾病的发生次第，就自然会对治皮毛重视起来，也就自然不会小看了刮痧。所以，高明的医生并不是等病到五脏，等到半死半生，才出奇招，才去起死回生，而是善于把握好治皮毛的环节，不让疾病有深入的机会。到了半死半生的时候再去治疗，这是不得已而为之，这就劳民伤财了。所以，我们要从这个角度去看待刮痧，去看待砭石。

东方是春的象征，一年之计在于春，所以东方也是一年的开始。《素问·异法方宜论》谈五术的时候，首先点出砭石，这也是每个中医人需要去注意的地方。我们不要都想当大医生，不要仅仅只是开药，不要小瞧了那些“雕虫小技”。如果有这样的想法，那你就错了，因为你没有把握住最好的时机。我们说怎样才是一个好医生呢？不是说你光能治大病，而是说到你手上的病人根本就没有大病发生。中医五术里面的任何一术都不能够轻视，尤其应该意识到“善治者治皮毛”是诸多治法里面最重要的一治，其他的治都在其次了。这是我们讲的第一术：砭石。

二、毒药

第二术是什么呢？东方之后，这里紧接着就讲西方，讲西方的风土人情容易引起内生的疾病，而对于内生的疾病要用毒药去治疗，所以毒药从西方出。对于《内经》里面的这句话，作为中医人我们该怎么去考量呢？今天我们所谓的毒药是什么？比如我们说附子有毒，所以《药典》规定了附子的用量不能超过15克，超过15克就必须签双名。大家都知道，我是卢崇汉老师的弟子，是所谓的"扶阳派"。一般人都以为扶阳就是用附子，而且是用比较大量的附子，其实这是根本没有了解什么是扶阳。我一再强调，药是治病的，中病即止，恰到好处是最好，不一定用很大的量，尤其像附子这样具有毒性的药，更不一定用很大的剂量。卢师常用的剂量是二两到二两半，也就是60克到75克，这个用量基本上能够解决所有的问题。不过这里大家要注意了，在《素问·异法方宜论》里面，毒药不是这样来界定的，它是把所有的药都界定为毒药，为什么要把凡是能治病的药都划为毒药？这是中医人特别要思考的问题，这就跟中医治病的原理息息相关了。俗话说：是药三分毒。这是很有道理的，把能够治病的药都叫毒药，这跟《内经》体系对健康与疾病的认识有关系。

我们看一看《素问·平人气象论》，可能这一篇大家都很熟悉。《平人气象论》里面有一句名言："平人者不病也。"然后我们又看到《素问》的很多篇章在谈到治疗原则的时候，都跟"平人气象论"相呼应，这个呼应是什么呢？就是"无问其病，以平为期"。不管是什么样的病，最后我们的治疗总则都是一样的，都是以平为期！以平作为目标、作为目的。为什么？因为平人就不病，这是《内经》里面铁板钉钉的治法。那么，反过来会怎样呢？非平人就是生病了，所以人为什么会生病？这里应该描绘得很清楚了，是因为他失去了平人的状态，失去了这个作为健康的基本条件，这样一个条件不在了，就会成为病人。

所以医者的目的是什么呢？就是保有或恢复平人。这是作为一个中医人，我们内心必须有的清晰路线，这也是考量一个中医人是否具备中医思维最起码的条件，有了这个思维，我们就能够理解为什么要把治病的药叫作“毒药”。为什么我们吃的大米饭、我们今天晚上喝的粥，不叫作毒药呢？因为所有可当主食的谷物，都具备一个基本特征，就是平。只有性平的这些东西能够做口粮，能够做主食。所以人为什么要吃饭呢？从某种程度上来说，我们每天三餐就是在维系这个“以平为期”。水谷之所以能够养益人，就是因为它具有平的基础，从今天的营养学角度来看，主食里面有什么呢？有淀粉、有氨基酸、有蛋白质等，但这是西医的思维，而我们从中医的思维看，就是它具有平性。《内经》里面讲人以水谷为本，脉以胃气为本，胃气是什么？为什么说“有胃气则生，无胃气则死”，胃气最基本的特征是什么？也是平。综合起来，我们就很清楚了，人为什么会生病？因为不平，不平也就是有偏，暂时不去管它怎么偏，只要有偏，就离开了平人的状态，离开了不病的状态，进入病态了。

既然我们知道了生病的条件是这样构造出来的，是由于人失去了平，变得偏了。那么在治疗上如何使它重新恢复到平的状态呢？中医在治法上有一个很经典的说法，叫作“以偏纠偏”，或者“以偏救弊”。在用药上为什么会有寒热温凉？为什么会有补泻？我们为什么要用热药呢？为什么我们要用附子、要用桂枝、要用姜呢？为什么我们要用三黄（黄连、黄柏、黄芩）？因为人体出现了或寒或热的偏向，对于偏寒的就需要用热药，而对于偏热的则需要用到寒药。讲得更通俗一点，比如偏左或是偏右：如果偏左了怎么办？你一定得用一个偏右的力量才能使他恢复到平的状态；同理，如果偏右了，一定得用一个偏左的力量才能纠正过来。这就像天平一样，这边翘起来了，这边重了，你要怎样？一定要在相反的方向去加砝码，而这个左右对于中医来讲，就是阴阳，左为阳，右为阴。换成寒热，左就是热，右就是寒了。

所以孙真人的“大医精诚”里面就讲道：“若盈而溢之，虚而损之，通而彻之，塞而壅之，寒而冷之，热而温之，是重加其疾，而望其生，吾见其死矣。”如果本来偏寒了或偏右了，还在用寒药，继续在右边加砝码，这就是寒而冷之；

如果是偏热了或偏左了，还在用温热药，继续在左边加砝码，那么就越偏越远了，这便是“重加其疾”，必然导致疾病加剧。所以中医对于疾病的认识并不复杂，其实很简单，而在治疗上与这个认识一定是一贯的，就是要以偏救弊、以偏纠偏。这个所谓的“偏”，在《内经》的体系里面就界定为毒。所以，既然是治病的药，就必然有偏，而从这一点上我们便能领会毒药这个称谓的奥妙。你身体有偏了，才用这个偏去救弊，解决这个矛盾。倘若你身体没有偏，千万不要乱吃药，乱用偏。经常会有很多人问我，该不该吃虫草？该不该吃这？该不该吃那？其实只要把健康和疾病的原理搞清楚了，你自然就知道该吃什么，不该吃什么。是药三分毒，哪怕是人参同样也是毒药。

我前不久去看一位老师，他就讲了一个案例。他的一个病人，听说吃人参补，于是便去吃人参，吃过以后怎样呢？肚子鼓起来了，像孕妇一样，难受得要命，最后要用莱菔子去消这个胀。大米吃多了都要撑死人，更何况这些东西。所以我们仅仅从“毒药”这两个字好好地去品味，实际上中医所有治疗的原理就已经蕴含在里面了，这是很有意思的。比如桂枝汤为什么能够作为“群方之祖”？为什么是《伤寒论》的第一方？你看它的组方：桂枝、芍药、生姜、炙甘草、大枣。桂枝是热性的，生姜是热性的，芍药是凉性的，大枣、甘草呢？都是平性的。我们看整个《伤寒论》，用得最多的是哪一味？不是附子，也不是桂枝，而是甘草。113 个方里面有 70 多个方用到甘草，位居第一。从张仲景的组方构造，我们可以看到《伤寒论》的治疗思路始终没有离开《内经》里面讲的“以平为期”。我们看桂枝汤的化裁，有加桂枝的，为什么要加桂？因为疾病更往右偏了，有加芍药的，为什么要加芍药呢？那就是更偏左了，甚至有加大黄的，其实都是要以平为期。我们很多人不一定理解桂枝汤，一下子加桂，一下又去桂枝加芍药，但如果能从“以平为期”去思维，就应该能够明了桂枝汤作为群方之祖的意义所在。

中医就是这样考虑健康与疾病的，这样考虑用外界的手段去干预的。干预是建立在我们对健康疾病的这样一个认识基础上的，所以，我们看《神农本草经》，在对一个药物进行描述时，一定不会首先描述这个药是止痛还是利尿，一定是首先描述气味。描述它的气味，实际上就是描述走向、偏性，这就决定了我们要用它去纠正哪一种偏？把这样一个层面的问题弄清晰之后，在临床上我们就不会糊涂了。这是我们讲的毒药，讲的西方，这是第二术。

三、九针

接下来讲南方。南方很热，广州这里就属于南方，南方是什么呢？九针。真正的针刺是从南方出来的，这是我们的根。打开《内经》来看，不管《素问》也好，《灵枢》也好，大部分的篇幅是在谈针、谈刺、谈针刺，谈药的实际上很少。这说明什么？说明在《内经》的时代，针刺是最常规的疗法。但是到了现代，到了过去的这几百年，针刺已经不是最常规的疗法了，而是偏瘫了、中风了，其他治疗不行了，就让你到针灸科试试，总算也有去的地方。所以，今天我们看到的中医格局已经不是《内经》时候的格局了，反思起来，我自己都感到非常惭愧，因为自己几十年的行医生涯都没有用过针，不会用针。为什么不会用呢？用了不灵。

直到 2014 年，我有幸遇到了我的师父杨真海先生，这才弥补了我作为医者的缺陷。否则如果不能用针，不管活到多少岁，作为中医人来讲，都是一个遗憾。我的师父非常了不起，他教授的这门针法叫“黄帝内针”，这门针法，过去每一代都是单传，由张三传李四、李四传王五这样传下来，师父是跟他父亲学的，他父亲则是跟一个孤寡老人学的，这位老人叫胡家禹，在他们村住下来后便成了五保户，师父的父亲（也就是我的师爷）看到这样一个孤寡老人没人照顾，就经常去照看他，过年过节给送些吃的，这一点有些像我们读过的“扁鹊仓公列传”里面扁鹊和长桑君的故事，师爷就这样多年如一日地去照看老人。有一天老人终于开口了：你这样像儿女一样来对我，我也没什么报答你，但我有一身本事，你感不感兴趣？师徒关系就这样确定了，这才有了后来的这些故事。我师父的事都写在《黄帝内针》里面了，今天不耽误大家的时间，大家如果有兴趣可以自己到书里去看。

针传到师父手上后，他就在考量，这么好的东西，能够如此便捷地解除病痛，究竟是不是要再找一个传人传下去呢？如果沿用过去的传承模式，师父可以传给他的儿子，就是我的师兄。经过激烈的内心斗争，师父决定把这个好东西拿出来，用这个针法来解除病痛，造福更多的百姓，他老人家的梦想是想让黄帝内针（简称“内针”）进入千家万户，如果我们一个家庭或者几个家庭里面有一个人把这个针学好，实际上很多问题在家里就可以解决了，我想这才是真正的全民医保。

在我拜师之后，他老人家的这个心愿与日俱增，我们就商量着要怎样才能走进千家万户？就算把中央一台都给你包下来，也是做不到的，更何况你根本包不下来呢。最后我们想到，只有文字这条路能够走进千家万户，而且能够不断地流传下去，这应该是实现师父这个宏愿的最佳途径。经过努力，我们把师父传讲的内容整理成了《黄帝内针》，在 2016 年年底，由中国中医药出版社正式出版。当时由王国辰社长亲自来抓这个书的出版，王社长现已调任中华中医药学会做秘书长。

《灵枢》的第一篇，叫《九针十二原》，这篇文章里面有两个点需要特别关注。其一，是针法上的易用而难忘，这一点非常重要，是针道能否流传久远的关键。如果针很难用，又容易忘记，那么它注定是很难传承久远的。比如针法上的提插捻转，针法上的补泻，针感上的如迎浮云、沉鱼落雁等，这些都是不好把握的。我为什么几十年不敢学针？其实也是卡在这些地方，提插捻转是为了实现补泻，但是提插捻转多少算适度呢？我们讲中医的治疗总则是以平为期，如果度没有把握好，就很可能造成过犹不及，这样势必就会“重加其疾”。所以，针法变得越来越复杂，操作上变得难用易忘，这是针道脱离《内经》格局渐渐式微的重要原因。如果站在今天的角度，操作层面的易用难忘，对于传播与普及是至关重要的。其二，是在针刺的效价上，必须立竿见影。《九针十二原》里用了四个比喻来形容这个效价：犹拔刺也，犹雪污也，犹解结也，犹决闭也。是不是针下去就像刺拔出来一样爽快？是不是针下去就像我们用洗手液，手本来是黑的，一洗就干净了。犹解结也，犹决闭也，也是一个道理。可以想象，如果针的效果这么好，而且操作起来这么简单，那么有谁不愿意学，有谁不愿意用呢？而黄帝内针实际上就很鲜明地凸显了这两个特征。

刚刚我跟杨院长汇报，我们基金会（北京同有三和中医药发展基金会）准备跟山西省忻州市签订一个战略合作协议，培训忻州市境内的乡村医生，培训的内容就是黄帝内针。忻州市是山西省贫困县最多的地级市，所辖的 14 个县里，有 11 个国家级贫困县，所以，我们想到要在这 11 个贫困县做一个深度的健康扶贫，就是培训乡医们掌握黄帝内针，初步商定先培训 200 名（截至 2018 年年底，培训人数已超过 200 人）。这 11 个贫困县有 188 个乡镇，至少每一个乡镇要有一位黄帝内针师，让这些人去服务这一方水土的百姓。这样的培训，我们前年在安徽省已经做了一次尝试，培训了 30 位乡镇和社区医生，受训人员由原省卫生和计划生育委员会、省中医药管理局负责选拔，我们在汤池小镇上做了为期 6 天的理论培训，然后就到金寨革命老区去做义诊。一共 10 天的义诊，义诊人次达 3 万余，在整个金寨引起了很大轰动，义诊活动的现场录像让杨院长看了，这样的场面不会有人相信那是在义诊。更令人可喜的是，去年安徽省中医药管理局把这些人都招回来开了一个座谈会，很多人因这次培训，竟然在当地成了名医，有的甚至基本不用药了，都用针来解决问题。这次培训的收获，充分说明了黄帝内针的立竿见影和易用难忘。没有这些人的成长历程，我们怎么敢去培训乡村医生？

内针的法则很简单，总共只有四个原则。而这些原则都可从《素问·阴阳应象大论》中找到，比如《阴阳应象大论》当中有一句话，大家也许都能够背："故善用针者，从阴引阳，从阳引阴，以右治左，以左治右。"当然后面这一句稍微复杂："以我知彼，以表知里；以观过与不及之理，见微得过，用之不殆。"同一篇里面还有类似的原则："阳病治阴，阴病治阳，定其血气，各守其乡。"这都是针道很重要的口诀。这些可能是我们大学二年级就学过的东西，可是大家当回事了没有？没有！至少我几十年都没当回事，或者根本就没有弄明白。为什么呢？因为没有师传！我们没当回事，就没有信以为真，所以我们去看针灸医生的时候，你左边有病，他一定在左边给你扎上，如果按照《素问》的上述原则，这就完全不在善用针的行列了。以右治左，以左治右，这里说得很清楚了。你的毛病在左，一定是去治右；你的毛病在上，一定要去治下。在《内经》里这也是铁板钉钉的，可以说是针道上的以平为期。

左右的区分看起来简单，甚至看上去没有什么区别，但实际上已是阴阳两重天了。治病必求于本，如果这个本定义在阴阳的层面，那么抓住左右（上下）也就等于抓住了本，所以这绝不是小事。对于针道而言，堪称头等大事！在弄清左右的基础上，具体取什么地方？取哪条经上的穴呢？这就得遵循“同气相求”的原则，何谓同气呢？同名经就是同气，所以从太阳而言，虽有手足二经之分，但在气上它是相同的。比如腰痛的病患，怎么看他的同气呢？很显然，足太阳从腰部经过，所以，对于腰痛的病患，至少可以求到太阳这个同气。我们在分清左右的情况下，比如病人的左腰痛厉害，那么我们只要按照要求取到右侧的太阳（手足太阳皆可），必然会取得立竿见影的效果。另外，黄帝内针还有一个硬性的规定，就是我们只能扎肘和膝关节以下（即远端）的部位，肘膝关节以上及躯干一律禁刺，这是师父的良苦用心，他想让内针针法走进千家万户，真正为中华民族的健康保驾护航，就必须先筑好安全的大坝。我们刚刚举了腰痛的例子，当然过腰的还有督脉和带脉，如果是正中疼痛，它一定是督脉的问题。如果绕腰这一圈都痛，这有可能是什么呢？一定是带脉的问题。腰痛无外乎就是这几方面的原因。督脉在四肢与太阳交会，取太阳就可以了；而带脉在四肢与少阳交会，取少阳便能解决带脉的问题。我看在座的至少都是本科以上，还有不少是硕士、博士，把握这几个原则有问题吗？应该不在话下。我相信大家一看书就明白了，就可以开始用针，我不希望看到大家像我一样，几十年之后才学会用针。针是特别好的东西，解决问题太方便了，太快捷了，用好针之后，大家对中医是“慢郎中”的说法就会觉得好笑，中医见效很快，很多时候比西医更快。古圣给我们留下这么好的东西，我们却弃之不用，这真有些说不过去，尤其现在的中药有太多不确定的因素，这些因素完全超出了我们的可控范围，而用针不存在这个问题。

内针的易用在于它完全不需要手法，它完全突破或者说超越了针刺因技法（手法）而起效的层面。我现在用的属于微针，而且是比较短的，也就是一寸针。为什么呢？其实是手艺不行！在技法上，我确实赶不上针灸科的那些大夫，他们在技法上太熟练，针瞬间就进去了，而且不疼，但若是提插捻转加上去，就另当别论了。我选择短针也是为了遮丑，遮技法上的丑，但我们可以去看疗效，疗效是硬道理，我们去过不少地方义诊，有些时候会有针灸科的主任来跟诊。我知道，开始的时候他们一定在心里嘀咕，这针都拿不好，其他恐怕也够呛。但是看到针进去之后病人的反应，也就彻底服了。针我就讲到这。

四、灸焫

灸焫，灸相对于针来讲，大家会更熟悉一些，或者更容易操作一些。灸如果能够配上黄帝内针的理法，那么应该能上一个很大的台阶，因为你更知道哪个地方该灸。这个理是相通的，这也是后世把针和灸放在一起的原因。当然，在《异法方宜论》里面，灸和针不是一回事情，针是从南方出，灸是从北方出，因为脏寒生满病，所以在治法上宜用灸焫。但我们现在把针灸放在一起了，也可以说这是“水火既济”，因为北方属水，南方属火。在灸上确确实实也有很多章法，但我认为除了怎么灸之外，灸什么地方才是最重要的。灸对了地方，则会事半功倍。

五、导引按跻

四术讲完之后，还有一术叫导引按跻。今天我可能稍微多花一点时间来谈这个话题。很有意思的一点，导引按跻，它是从中央出。按照《异法方宜论》的描述，中央这块地方是平原，物产很丰富，所以这里的民众“食杂而不劳，故其病多痿厥寒热，其治宜导引按跻”。今天我在飞机上重温这一段的时候，突然想到，为什么我这些年来那么不遗余力地在推崇导引？这应该是有原因的，只是过去没有把这个原因搞清楚，或者说没有完全弄明白。大家可以想一想，如果从饮食和劳作的角度看，我们今天的民众是不是食杂？因为现在物质那么丰富，物流那么方便，物流促成的南北交通，所以现在的食物真是太杂了。劳方面呢？现在尤其是在座的诸位，坐着不动是现代太多人的工作常态，我们每天能走多少步？我们看看朋友圈就知道了。所以综合起来，食杂而不劳是当今时代的共性，不管东西南北都是这样，都符合中央的特性。因此，导引按跻应该是这个时代最需要去研究的，是需要成为主流的东西。这两年我在很多场合做导引按跻的讲座，做公益推广，因为我自身深受其益。只是推广起来感到很难，因为没几个人把它当回事，你不把它当回事，当然它也不把你当回事，那你就很难从中受益了。

对于导引按跻，尤其是导引，实际上也是在我学针的时候，歪打正着地撞进去的。我是 2015 年年初携夫人一起正式拜师学针，当时我的师父住在北京的郊区，在昌平区一个叫北七家的地方，因为那已是北京的边上了，没有什么好的酒店，都是快捷式的，房间很小，两个人都无法错身。

非常惭愧，一直以来我的身体都不是太好，所以我一直都在寻找方法。在多年前我也是无意中发现了一个按腹的方法，已经分享给了很多人。很多人按照这个方法去做，身体得到了受益。后来因为 2013 年我生了一场大病，在病后的康复过程中，经朋友推荐习练了一个道家功法，给身体复元带来了不少帮助。当时因为住的酒店太小，不便施展练功，于是想到了要把按腹捡起来，因为按腹需要体力，某种程度上来说，按腹也是非常好的身心并调的方法。简而言之，按腹就是躺在床上，双手并拢去按压腹部，去发现疼痛的地方，一旦找到了一个疼痛的地方，就意味着找到了不通的地方，痛则不通嘛。然后手就在这个不通的地方定住，或者轻轻揉一揉，直到这个层面的疼痛消失，再继续往深按压，或者换一个地方。按腹起什么作用呢？为什么要去寻找不通（疼痛）的地方呢？因为按腹所触及的这一块地方实际上是六腑，我们看《素问·通评虚实论》中有这样一句话："五脏不平，六腑闭塞之所生也。"我们都知道五脏很重要，但《通评虚实论》告诉我们，五脏的问题是由六腑的闭塞导致的。所以当我们通过按腹，找到一个不通的地方时，实际上我们就找到了一个六腑闭塞的地方，一个五脏不平的地方。当我们把不通的地方按通以后，就等于六腑的闭塞被拿掉了一分，就意味着五脏里的不平减少了一分。所以对按腹我为什么那么有信心，而且公开推荐出来给大家，就是在理法上它是有依据的。而这次我在做按腹的时候，自然就想到了针刺的口诀“以右治左、以左治右”，那么我想能不能用这个思路来按腹呢？长期以来，我的右肩胛这一块是很不舒服的，这是10多岁时在农村落下的病根。当时我挑了190多斤的东西，一下就把右侧的肩腰给压坏了。当时我就想，我能不能在左侧腹部去找痛点，通过按压左侧腹部的痛点去解决右肩的问题？在按压左腹的痛点时，右肩的不适果然就舒缓了。这使我感觉到了微妙，就在这样一个时候，我突发奇想，如果把手挪到中间来会怎样呢？接下来的感觉便将我带入了真实的导引世界。

后来不久，我才慢慢品味到导引按跻为什么要从中央出？通过在我身上发生的这些事，我慢慢地去思索，人体的经脉大多是两条，都可以分出左右，只有位居中央的任督二脉各一条。为什么任督二脉这么重要？为什么它能统领人身的阴阳？其实就因为任督居中，居中才能够和合阴阳。导引从中央出，实际上就是把两手并拢轻轻地放在前正中线上，也就是任脉上。放在这个上面干吗呢？什么都不干，只是去感受！它的微妙在这里，它的简单在这里，太多人不把它当一回事也在这里。大家可以尝试一下，导引要是娴熟了，你在任何地方都可以做，当然开始的时候还是建议大家在床上做。就是平躺在床上，躺下了，自然就放松了，它是在享受的过程中完成的，所以自从做了导引之后，其他的锻炼我全都放下了。当我们将手搭放在前正中线上，放在任脉上时，它实际做了什么样的工作呢？实际做了“从阴引阳”的工作。因为前面的任脉属阴，后面的督脉属阳，是人身最大的一对阴阳，引动了这对阴阳，它们相互交感了，那整个身体的阴阳也会跟着交感，跟着变化，这便能使生命进入生生的良性循环中。

从阴怎么引阳？这就需要谈到《周易》的内容了。孙思邈曾经讲道“不知易不足以为大医”，易是中国文化的源头，《周易》是群经之首。讲《周易》，它有上经，有下经。上经是以乾坤开始，乾卦坤卦有什么特质？六爻都是一样的。上经以乾坤为首，乾也好，坤也好，都在表彰一个东西——同、共同。所以我们的基金会叫“同有三和”，第一个字就是同。为什么要讲同呢？因为同气相求是我们必须首先注重的一个法则，而这个法则从哪里来？就是从乾卦中来。《乾·文言》讲道“同声相应，同气相求”。所以中国文化讲求同，因为同是一切的根基，是本源，也是中国文化追求的目标。我们经常讲求同存异，其实求同存异到底意味着什么？我们并没有去深究。虽然同是根本，但异也不可轻忽，导引实际上就是充分地利用了这个同与不同（异）。我们看《周易》的下经，下经的第一个卦是咸卦，咸卦与乾卦最显著的区别是什么呢？是它在讲不同，在讲异。同的作用我们上面讲了，就是同气相求，异的作用呢？异就是相感，感而遂通，有感就有通。所以对于中医人来讲，我们应该很清楚，这个异指的是什么？阴阳就是最基本的异，最基本的不同。由此可见，中医更多的是在讨论异的层面，阴阳也罢，天地也罢，它们最基本的特质就是异，而异的基本作用就是“感”，感而能通，感而激发出化生的作用。明白了这个原理之后，我们就知道了，当我们将双手一搭上来的时候，“感”便发生了，或者说从阴引阳、从阳引阴的这样一个交感的过程就发生了。

现在我们来参究一下咸卦，咸卦上兑下艮，依照乾坤生六子（三男三女）的说法，兑是少女，艮是少男，所以咸卦讲的就是少女碰上少男的情境。这样的情境里会发生什么呢？我想大家都很会心，因为都经历过了。我们为什么会脸红？为什么会心跳加速？为什么会心里美滋滋？这个时候如果验查荷尔蒙，一定会起变化，因为有感了。其实我们每一个人不都是这样交感出来的吗？所以说“感”很难理解吗？其实不难理解，它就在我们心里。所以孔子在对咸进行注释时，就直截了当地说：咸，感也。这也就说明了感是透过心来实现的，当然这里的心或者说中医讲的心，它不是指的心脏，而是君主之官，是主神明的官。那我们怎样透过心去感呢？老百姓讲十指连心，为什么我们导引时要用十指呢？其实就是通过十指这个心的媒介，去促成“感”的发生。所以导引在操作上是极为简单的，就是双手并拢，指头轻轻地放在任脉上，剩下的就是去感受（闭目）。随着“感”的深入，从阴引阳、从阳引阴就会自然发生。当然，“感”是一个心上的活，关键是要找到感觉，如果没有感觉，往往操作就难以坚持下去。

如上所述，阴阳的感，异气之间的相感，主要有两层作用，一是感而遂通，二是感而万物化生。大家可以想一想，身体所有的问题不都是因为这两者的缺失导致的吗？一个是生化出了问题，生化无源了；另一个是不通了。这两个问题相互影响，所有的毛病便会由此而生。而这两方面的问题，其实都是因为“感”出毛病了造成的，通过导引解决感的问题，也就等于解决了生化和通的问题。

可以说，我从 2015 年年初开始导引到今天，没有一天间断过，每天至少有两次比较正规的导引，也就是睡前和早上醒后的两次。这一年多来我觉得体质发生了很大的变化，现在做基金会，其实工作强度是蛮大的，尤其出差很多，有时甚至一天换一个地方。过去我最愁的是什么？比如我明天要去中山市中医院，今天晚上在广州住一个晚上，不管再好的酒店，第一个晚上心里面总归是有那么一点障碍，等到这个障碍没有了，可以睡好了，又要换地方了。所以过去我很怕出差，怕换地方睡，因为睡眠不好，方方面面都会受影响，但是自从导引以来，这个问题便彻底解决了，即便偶尔睡不着也没有关系，因为有事可做了（导引）。导引的确是太好的一个东西，对知识分子这个群体而言，睡不好觉是常有的事，而导引可以很好地帮助到你。作家六六的那个圈子，很多人都是因为熬夜熬成了失眠，睡觉都要靠吃安定，当她把导引介绍给这个圈子的朋友后，不少人就把安眠药停掉了。所以导引常常发生的第一个作用就是帮助我们睡眠，提升睡眠的质量，当然更多的功用不是为了睡觉，而是解决天地、阴阳之间两个最重要的维系生命的作用，即感通和感化。所以只要我们有耐心地去操作，我相信每个人都可以做到，因为阴阳是一样的，前后是一样的，中也是一样的，只是每个人的耐心不一样。所以我希望大家首先在理上面弄通，因为大家都是知识分子，道理没有弄通，是做不下去的，只有道理明白了，这个事才可以做成功。导引的感受一旦出来了，还是很奇妙的，它就真正印证了《汤之盘铭》所说的：“苟日新，日日新，又日新。”

我给做导引定了一个原则，四个字，叫“无希无惧”。无希是什么？你不要去希求什么，因为导引是千差万别的，每个人做的结果都不一样。比如这个人一做他就热了，他就通了，但是你做却没有。所以，首先你不要希求什么，更不去做横向比较，因为每个个体都不一样。由于你没有希求，没有预先设置什么，那你也就不用害怕什么，导引过程所见的一切都属正常。大家想想看，就是轻轻地把手指搭在任脉上，会有什么问题呢？最多感受太强烈的时候（比如疼痛），你受不了了，将手拿开就是了，拿开后，一切又都恢复平静了。做导引就这么不可思议，因为它在感通，不通的地方它就一定会有痛，尤其是深层组织的疼痛，有时候会让你受不了，它就那么稀奇。作为中医人，如果我们对阴阳没有感受，对阴阳的作用没有感受，那么当我们谈论阴阳这么重要的问题时，总会隔了一层，没有切身感。《素问·阴阳应象大论》当中对阴阳讲得很透彻：“阴阳者，天地之道也，万物之纲纪，变化之父母，生杀之本始，神明之府也。”但阴阳怎么变化？怎么作用？它不仅是思维层面的东西，很多时候还是感受问题。所以必须感同身受，真正对阴阳的作用有感受了，我们才会觉得这一辈子做中医是多么幸运！

最后会有同人关心，双手虽是轻放在正中线（任脉）上，但具体应放在哪里呢？这一点也因人而异，因为在导引的某一阶段之前，也就是身体没有完全通达前，放的地方不同，作用不一样，感受也会不一样。等到完全通了的时候，那放什么地方都是一样的，甚至放不放都是一样的。因为一通百通！另外就是导引的时间要多长？导引的时间是多多益善，我现在每天加起来至少做两个小时。随着导引的深入，我们对中医有了切身的感受，那么对于自己的行业，我们的信心就不可同日而语了。我们的自信会自然树立起来，这个时候我们重新去读经典，就会有不一样的感受。作为中医人，便会渐入佳境。谢谢大家！

第二讲·中医理论与临床思维方法

讲者：王琦教授[1]

时间：2017年3月4日9：30—11：30

地点：广东省中医院研修楼15楼学术报告厅

当今整个科学领域里面，一个最前沿的学科就是思维科学。大家知道，现在有脑科学，脑科学是讲认知的，那么思维科学作为脑科学的制高点来说，在人类科学实践的顶层，指导着我们的科学行为。当思维方法、思维模式出了问题时，我们的科学进展往往是停滞不前的。广东省中医院走在全国中医药行业的前面，建设思维方法研究室，还专门开展系列讲座，实属"首开"之风，这也是受到思维方式的影响。这些领导同志认识到，思维的问题不属于一方、一法的问题，也不是解决某一个病的问题，它向我们展现的不是一扇窗，而是打开了一扇门，通往一个更辽阔的世界。

在讲课之前，先跟大家讲一件12年前的事。大家都知道12年前，也就是2005年的时候，温家宝总理去看钱学森先生。温总理在跟钱先生交谈的时候，钱先生问了一个问题，他说："为什么我们现在的大学培养不出来像民国那样的大师呢？"紧接着，钱学森又说："我们的大学为什么不能培养出技术人才呢？"这个问题，就变成"钱学森之问"，这个"钱问"过去了12年，一直被人们热议，成了一个我们心头的痛。如果我们出不了大师，出不了人才，出不了技术人

---

[1] 王琦，中国工程院院士，国医大师，中医体质学创始人，北京中医药大学终身教授，博士生导师。

才，这个国家、这个民族的未来就有许多许多严重的问题。大家都知道，民国期间出现了许多的大师，像鲁迅、钱锺书这样的大文豪，在物理学领域、数学领域都涌现了许多了不起的人物，比如说开拓函数论的中国现代数学家熊庆来、两弹一星元勋陈芳允、“微分几何之父”陈省身，还有李四光、华罗庚，都是那个时代的大人物。当然，这些人物还有很多的传奇。钱锺书在考清华的时候，数学考了15分。吴晗考清华的时候，数学就是零分，他们都是被破格录取的。还有西南联大培养了邓稼先、李政道、朱自清。民国的中医里，比如说张锡纯。这些人都是出自那个年代。我们不要看他是什么职称，不要谈一个人有多少光芒、有多少外衣，这些外衣都会脱得很干净。关键的问题，是他对人类有什么实质贡献，在某个领域解决了什么问题。你留下来的历史印记，只是你的学术和思想，没有你。而这些问题的关键是什么呢？关键是我们都处在这样一个时代里，一个人物、一个群体、一个流派，怎么能够在经过历史的跌宕后价值永恒，经过岁月的更迭后流传不息？这就是需要我们探索的问题。

那么，我们要探索的第一个问题就是思维问题。思维有这么重要吗？我们人的头脑里有三个东西，哪三个东西呢？一个是知识，一个是智力，一个是智慧。那么知识的产生、智力和智慧的形成，影响这三个方面的一件事，就是思维的问题。如果说思维问题解决了，我们的知识、智力、智慧就会形成一个攀升的阶梯。所以说，思维科学家一定要搞一场新的“革命”，其中知识、智力、智慧、思维的问题，是引起“革命”的一个源头。大家注意到“革命”二字，不是说我把这个东西给你，你把这个东西修修，“革命”意味着颠覆和改变。我们看病的时候也会有许多革命性的问题，所有的创新都是从思维开始的。这就是说，思维很重要，它是我们智力以及心智的一个开端。

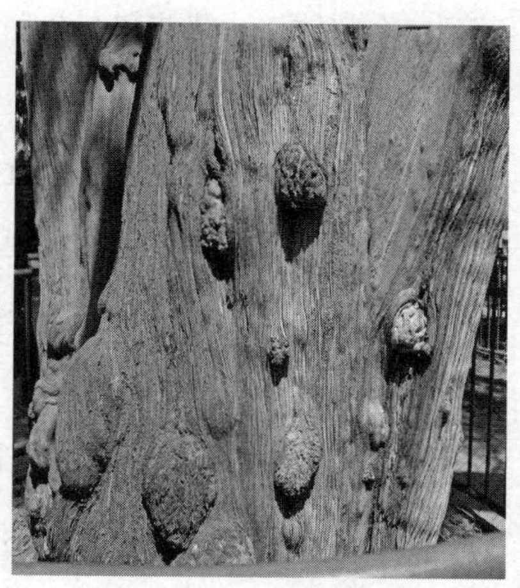

图1　树瘤

右图（图1）是一棵树，树上长了一个

瘤。我在想一个问题，人跟瘤，树跟瘤，是一个什么关系呢？树瘤是共存的，人瘤能共存吗？过去我们治瘤要“烧光”“杀光”。对于这样一个思维方式来说，就是抑制肿瘤、消灭肿瘤、缩小瘤体，至于生存的质量、生命的延续，那是另外一回事，我们必须把瘤“杀”光。这是维持了很多年的治疗肿瘤的思维方式。那么改变这个思维方式呢，就变成人瘤共存了，以人为本，把生命质量、延续生命作为我们治疗肿瘤的首要目标，同时把治疗肿瘤的问题综合考虑。这样一来，关于肿瘤是消灭还是与人共存，就形成了一个思维的问题。这就是我刚才说的“革命”。它不是改进了某一个手术，而是在整个治疗思路上发生了很大的变革。

关于思维，要讲三个问题。一个是思维的主体。谁来思维？我们每个个体都有思维。第二，你思维，跟谁思维啊？是跟你的对象思维。这个对象是思维的客体。第三，主体和客体之间，必须找到一个思维的方法和手段，就是我们待会儿要讲的，什么叫思维的方法，什么叫思维的方式，什么叫思维的模式。

杨振宁前些日子给年轻的学者们做了一次演讲，在这个演讲里，他提到了一首诗，这首诗是怎么说的呢？他说：“一粒沙子可以看见一个世界，一朵花可以看见一个春天，你掌握了无限在你的手中，那永恒就在那刹那的时光。”他说的这段话，是引用了19世纪初期威廉·布莱克的一首诗。这个诗的大概意思是，从哲学角度来说，你可以从一个局部看到整体。一粒沙子到一个世界，是一个局部到一个整体；一朵花和一个春天，也是一个局部和整体。如果你抓住了刹那的时光，也就掌握了永恒。比如，你看到苹果落地了，你会有感觉吗？只有牛顿一个人有感觉，我们都没感觉，就是在那刹那之间，他抓住了永恒，这就是思维的问题。大千世界在我们面前展现的东西很多。沙子为什么就是一个世界呢？一粒沙子，沙子后面是粒子和无限个粒子之间的互动，这个变数就多了，这里面就有一个世界。比如说我们看到了一朵菊花，这个菊花不就是一朵花嘛，是吧？但在诗人的眼里，这朵花代表傲霜斗雪的性格；在中医人眼里，它是平肝明目的药物；在生物学家的眼里，它是头状花序；在化学家眼里，它含有黄酮。由于认知背景不一样，人们对菊花具有了多样性的解读。那不就是说一朵花里有一个春天吗？在这个问题上，我们每个人掌握了无限的东西，但是不一定会去认识，所以我们可能把那永恒的刹那丢掉，也可能把永恒的刹那抓住。这个抓住和丢失的过程，就是一个思维的过程。

思维方法和思维方式有什么不一样吗？它们二者的区别就在于思维方式是一个整体的内容，而思维方法是一个具体的内容。比如说思维方式，有很多很多的方式，逆向思维、移植思维、求异思维、辩证思维，这些都是思维方式。从方法学来说，归纳、演绎、抽象、具体、逻辑、静态、动态，这些都是具体方法。方法在方式之中，所以我们在日常的医疗科研工作中，首先要解决方式问题，才能灵活掌握更多的方法。那么在方式、方法之后，还有什么呢？还有思维的模式，这个模式是什么呢？成为模式，也就是思维形成了规律，可以复制，可以普适运用到若干事物当中，与实践紧密联系，并在其中形成。这个模式，不是针对一个个体的，也不是用于某一个群体，而是具有普遍意义的，这样的才能叫模式。这个模式会对我们认知整个领域有一个很大的冲击，然后改变我们过去的一个认知。比如说医学模式，过去我们是生物－医学模式，生物医学模式只把人看成是一个生物，后来转换为生物－心理－社会医学模式，这个时候的医学模式已经不是一个单一的生物医学模式。现在开始强调 4P 医学模式，预防、预测个体化，这个模式出现以后，对于医疗群体，对于疾病的治疗过程的整个认知会发生一个很大的综合改变。

那我们中医的医学模式是什么呢？我们中医的医学模式，现在叫辨证论治的模式。我们讲中医，讲辨证论治。辨证论治要不要呢？要。不辨证论治，我们许多问题是不符合中医认知的。但是，如果说中医的诊疗就是辨证，它肯定是不全面的。我们不能说辨证论治覆盖了所有的诊疗行为和思想，是无所不能的。比如一个头晕的病人，你说他为什么头晕啊？肝风内动。为什么肝风内动啊？“诸风掉眩，皆属于肝”，所以是肝风内动，对吧？因此跟他肝脏有关的原因都要去处理。但是颈椎病，也同样会令他头晕，跟肝风一点关系都没有，还有贫血、血压高、血压低、颅内压高、梅尼埃病、耳石症都会令人头晕。头晕的原因很多，而我们需要解决的首先是病的问题。我们一个现代的中医，首先是医生，医生的目的就是诊疗疾病，你运用什么手段诊疗？不搞清这些问题，中医坐在这儿，会有一大堆的问题。所以我们要改变这个思维模式。

因此，我提出来辨体 – 辨病 – 辨证的诊疗模式。首先体质是疾病的载体，任何一个病都是在这个载体上、这个人的身上长出来的。离开了这个个体，离开这个个体的差异性，疾病的诊断、疾病的预后、疾病的药物干预与应答，都发生了许多你不可解决的问题。所以要辨体，解决躯体和心理的问题。现在口口声声说中药有问题，肝损伤，肾损伤。他吃了何首乌就没问题，你吃了何首乌肝就有问题，为什么？一个是要掌握剂量、用药时间，当然还有个体的应答反应问题。我们中国人民吃了几千年的何首乌都没问题。（就这）500 个人有问题。我当然承认这个问题，但 500 个人代表得了全民族吗？能代表全人类吗？不能。因为有个体的差异问题。砒霜也是这样，对吧？用三氧化二砷这个砷制剂来治疗白血病，这是陈竺从一个民间医生张亭栋那里发现的，这个成果在杂志上已经发表，叫以毒攻毒。怎么用以毒攻毒的方法，就能把这样一个难治病治好呢？我们现在的中医处方没办法开。有些人跟我们说半夏规定 6 克，那半夏 6 克能治病吗？超过 6 克，我们就得签字。他告诉我苍耳子是 6 克，我知道苍耳子有毒，但根本就不是西医所想的那个问题。体质和药物剂量的关系，体质对药物的反应状态，每个个体都不一样，你说你不辨体行不行？不行，是吧。

第二个，我说辨证与辨病。为了跟西医区别，说我们中医是辨证的，这是把你间隔开了，不是把你提升了，其实中医是看病的。《黄帝内经》里记载的全是病，没证。《伤寒论》太阳病脉证并治，怎么就没病啊？《金匮要略》中浸淫疮、百合病、肠痈，哪个不是病？都是病。我们的老祖宗就叫我们看病，怎么到了现在都讲辨证论治，不要辨病了呢？你不辨病，面临的问题很大。这是中医人自己说不清楚，或者由于你的思维方法有问题，所以导致中医走到今天这个局面。比如说糖尿病，我们把糖尿病叫消渴。我们现在正在思考，叫不叫这个名字？糖尿病就是消渴吗？尿崩症也消渴，好多病都消渴。现在临床上有很多的糖尿病患者，人家不渴，是不是不渴就不是糖尿病呢？然后你把渴治好了，是不是糖尿病就治好了？因为你用消渴来代表糖尿病，糖尿病的并发症、糖尿病引发的冠心病、糖尿病肾病、糖尿病视网膜病变、糖尿病神经病变一大堆问题，全丢掉了。你是糖尿病就叫糖尿病。你可以说在消渴的范畴，你可以把消渴放进来，但不要说糖尿病就是消渴。你这么一做，就变成中医出了问题。所以我刚才讲的这些都是思维方法的问题，包括我们现在不少教科书有很多的误导。我们现在把病的位置迁移到一个比较边缘的，或者是比较低的位置。在这样一个情况下，我们刚才说糖尿病也好，血液病也好，光有证候，离开了辨病的确立，这个药怎么开？你怎么评价这个问题，就评价证的改变，不评价病的改变，这可能吗？谁相信你？是不是？所以要辨体－辨病，但要不要辨证呢？要。因为虚实寒热，你都要兼顾，我们不能丢的。因此，它是三个维度：人、病、证。你不能把三个维度变成一个。我说的是老祖宗的东西里本来就存在的，只不过我把它提出来一个三维模式。

辨体－辨病－辨证的诊疗模式，是一个综合的模式。首先要辨体质，然后辨病、辨证。体质是疾病的载体，所以我们必须要知道个体的差异性；然后，病是一个病理发生的全过程，证是在某一个阶段的规律与特点。这是三个不同的视角。也就是说，我们一只眼睛看“人”，一只眼睛看“病”，还有一只眼睛看“证”。在这样的情况下，我们就能够掌握诊疗过程的全貌了。

东西方文明在发展过程中都产生了各自的问题，也形成了各自的思维方式。这些思维方式，都带有自己民族的认知印记，因此就产生了东方思维和西方思维的差异性。比如说东方思维是模糊的整体形象，西方思维是抽象、精确的。比如说我们东方思维，大家都很熟悉这首诗：横看成岭侧成峰，远近高低各不同；不识庐山真面目，只缘身在此山中。就是庐山在面前，你看到是岭，他看到是峰。一样的山，那么在这个看岭和看峰的过程中，由于你站的位置不同，横看成岭侧成峰，就出现了不同的视角和不同的结论。我们看到齐白石画秋天，他不是画很多的树木，然后下面有很多的落叶，然后树木全部黄了，而是画了一片树叶，这一片树叶随风飘落，掉到地下的时候，有一个蝉趴在这个树叶上，落叶知秋，整个画面有一个无限的空间感。蒙娜丽莎的那种画，风格就又不一样了。所以每一个民族带着他自己的文化印记，表达对世界的认知。因此，整体联系、变化统一、宏观模糊是东方思维的特征。模糊这个词不要认为是一个贬义的意思，还有模糊数学，对吧？基于混沌理论，有的事是要精准，有的事是不能够把它搞得很明白，因为搞不清楚。我说你这个人心地很善良，你给我称称有几克？你说这个人精气神很好，怎么测量？多少厘米多少毫米？不可能是吧。那这整体的状态，就是宏观。如果不去认识这个宏观，就会把这个世界给看偏了。所以说，我们强调整体联系、变化统一、宏观模糊，这就是东方思维。

注重因果关系、注重实体、绝对时空，这是西方的思维。在东方思维中一个重要的特点就是太极思维，体现在运动、变化、相互的联系中，静中有动，动中有静。西方思维是线性的，从这个分子、粒子、夸克一直往下做，穷追猛打，一直到最后。这两种思维不要认为哪一种思维是优势的，哪种思维是劣势的。我们应该把东西方文明都作为人类的共同的文明来加以考察，并且吸收运用。大家看过贵妃醉酒，所有的情景都是贵妃一个人在那唱，皇帝根本连影子都没出现，但是你可以看到她对皇帝托负此生的那种苦思之情，你能够完全跟贵妃处在一个心理水平线上，完成对世界的表达。当然，我们真枪实弹去打，打得血淋淋的，那也是一种方式。所以，这个世界的表现是多样性的。但我们看线性的、静态的分析也是一个重要的方法。比如说丹参，现在我们把它破壁了，就是把细胞壁给它打破了以后把它融合聚集了，然后形成了一个新的丹参产品出来。我认为这两种方法都是对的。

中医思维的特点当中，有这样几个方面：太极思维、象思维、整体思维，这几个思维都各有优势。首先我们讲太极思维：太极思维是一个圆，这个圆是通过阴阳鱼组合而成的。这个阴阳鱼共处在一个圆运动的环境里，体现了“和”，体现了平衡，体现了互补，体现了相反相成。黑鱼当中有一个白点，阴中有阳；白鱼中有一个黑点，阳中有阴。它们中间形成了一个 S 线，它们之间除了圆运动之外，还存在一个场，所以在这样的指导思想下，我们的很多处方用药都体现出阴阳的平衡、升降的协调、动静的结合等。也就是说，用这样一个完整性的哲学思想指导所产生的处方，可以解决许多问题。这里我们举个真武汤的例子，为什么真武汤里既用附子、白术、茯苓、生姜温阳利水，又用芍药来养阴和营呢？在张仲景的许多处方里都是这样。你看四逆散这四味药，柴胡可以发散，芍药可以收敛，枳壳可以行气，甘草可以和中，他把药都放在一个处方中。肝为阳脏，“体阴而用阳”，因此逍遥散除了用柴胡之外，还用当归、芍药柔肝。所以你看以上每一张处方给出的都是阴阳太极的思想。现在我们中医医生看病为什么看不好呢？这个人嗓子疼了，用蒲公英、板蓝根、连翘、银花。那我们银翘散为什么有荆芥啊，是不是？不要苦寒的，寒得要死，补的又补得要命。它不能成为一个处方的思想，很多方没思想。比如说失眠，我们都认为安心神、定心志、补心脾两虚、心肾不交等。其实《黄帝内经》里的一个重要思想是“营卫失和”。“阳气满则阳跻盛，不得入于阴则阴气虚，故目不瞑矣”，这些都讲了营卫阴阳的融合问题，卫气不得入阴，所以常留于阳。那么这些论点都给我们提示了，如果睡眠不好，你用这个方法不行，可不可以更换一个思路方法呢？改用交通阴阳的方法来治疗这些病人，他也许就好了。

“阴阳互抱”为一个负阴而抱阳的平衡状态。因此中医医生的思维方式中有一个和调的问题，有自组织自愈的思想，而不是与疾病对抗的思想，这是两种不同的认识。我们不能认为中医的自组织自愈的思想是一个下位的思想，而不断地对抗是一个先进的思想。这里面有一个非常重要的认识论问题。

我们很多的医家认为，中医思想是一个圆运动的思想，认为是一个中枢的运动，脾升胃降。心火要下来，肾水要上来，肝气要生发，这个过程，就是圆运动。所以我们在用药的时候，说降肺气，降胃逆，疏肝气，这些思想都是趋于一个圆运动的思想。这个思想跟我们的易经思想、太极思想有非常大的关联。

作为东方的思维特点，这里面还有一个重要的东西叫作象思维。象思维，也可以叫作象数思维。我们在做“973”课题的时候，将其凝练成 12 个字，叫作

“取象运数、形神一体、气为一元”。这个象思维，主要有物象与意象。物象就是外在呈现的现象，比如说长的、短的、高的、肥的、瘦的。但是意象，是你心中的一种感知，“相由心生”。一朵莲花在你的面前，你认为这是一个禅意。莲花本身没意思，你认为它是禅意的时候，你认为它是出淤泥而不染的时候，它的高远就呈现在你面前。这种“相由心生”的意象，在中医的眼里有很多很多。比如一个人气喘吁吁地进来，你首先不是看指标，而是通过他说话有气无力，坐到椅子上颤颤巍巍的，认为他是一个气虚的人。这就是通过整体的宏观的象，来认知病证。

所以我们中医人摸脉叫脉象，看身体叫体象，看脸叫面象，是通过各种象来认知的。象是什么？象是性质，这些无穷无尽的生命的信息、病理的信息，反映在你的大脑中，通过对这些象进行组合，然后得出一个你如何对疾病进行干预的措施。所以“视其外应，以知其内藏，则知所病矣”。这就是黑箱，你没有打开，但是你能知道。就是说，通过象数思维能够解决这些诊疗的问题。

象思维衍生出的一个重要理论学说就是藏象，我们叫藏象学说，是通过感知来进行的。我们最近讨论，是心主神明，还是脑主神明？你们都看过这些文章，很多人因为受到现代思维方式的影响，而认为只有脑主神明，因为脑思考问题。那么《黄帝内经》里为什么说心主神明？其实心主神明，在中医里面有治法，叫作“清心开窍”“清心化痰”，用的药都是清“心”的，而不是治“脑”的。你把“心主神明”拿掉了以后，临床的治疗方案就有了问题。其实，现代许多研究已经证实了中医的观点。最新研究表明，心脏的磁场是脑磁场的5000倍，心是有思维的。中医认为心有思维，现在科学研究也证明了。所以我们中医人没自信，人家一说没有，咱们赶紧跟着否认，这就是你思维的问题。

我们通过很多例子发现，科学在认识某一个问题的时候，它是有独特性的。所以我们中医藏象理论（我写的《中医藏象学》已经出了第三版，这20多年来已经有三版）中解释许多问题用的都是借喻。有一年的太湖论坛，当时我要做50分钟的发言，讲东西方的区别问题。我开始没讲中医理论，而是跟他们讲沙堆理论和蝴蝶效应，他们一听沙堆理论是他们的理论，觉得很科学。我说我要跟你讲提壶揭盖，你认为我们中医不科学，为什么你的蝴蝶效应就是科学？我这个逆流挽舟不科学，你的沙堆理论就科学？我们同样用了一个方法叫借喻。有时候用借喻的方法能够回答你不能回答的问题，中医学理论是最富集借喻方法的。这里举一个用苏叶通利小便的例子。我们再看，怎么逆流挽舟啊？这些都是借喻的方法，都是象思维，形容由里出表，逆水挽船，上行之意。

这是中医的原创思维，原创有三个内涵：首先，原创是初始的，压根就没出现过；其次，它是独一无二的，也就是这个思维方式在世界没有第二个。最后，是对整个学科、整个领域有引领作用，要有意义。你不能说只是原创思维就好。比如说我现在有 5 个指头，一个人说我有 6 个指头，一个人说我有 7 个指头，这有什么意义？没意义。能够总结前人的若干年的思维，形成一个新的升华和构建，这个原创思维才具有意义。

所以我们讲“取象运数，形神合一，气为一元”，这是中医临床思维模式。你只要是一个中医人，你所有的诊疗行为和思维方法，根本离不开这 12 个字。这里面的核心是象、数、形、神、气，刚才说藏象、舌象、脉象，是象的范畴。再有就是数，阴阳之数，脉之数，气息之数，营卫环行之数，干支五运六气，十二经络，三阴三阳，这些就是数。象是定性，数是定量。

形神合一。形跟神的问题，当时我们在写“形”的时候有了争议，有人说我们中医就讲功能，不写“形”，但我坚持必须把“形”写进去。中医没“形”，这中医还叫医学吗？为什么要强调形？我们现在看病，离开“形”，生存都有困难，西医一步一步地跟你讲什么是脂肪肝。病人来看病了，你问看什么病呀？病人说我来看脂肪肝，血脂高；我来看前列腺肥大，就是告诉你前列腺增生了；来看月经病，告诉你子宫有多大，5.5 ～ 7.5cm 长。每一个问题都有形的问题。我讲个故事，有一个新加坡的老板，他是前列腺肥大，大到什么程度？尿不出来尿，要我给他开方，我就给他开。开方了以后呢，肥大的问题解决了，导尿管拔掉，尿也尿出来了。这个故事特别在什么地方呢？因为他是一个老板，当他小便滴滴答答的时候，他公司的股票价格下来；当尿哗啦啦的时候，股票价格又上来了。所以你说中医不讲“形”行不行啊？不行。我们要勇于讲“形”的问题。

然后说气为一元，整个的大中医就是一个气化的问题。开方用药就是一个气的升降出入的问题。离开了气，津液不能固；离开了气，血不能流；离开了气，膀胱的气化不行等。所以气是生命的一种运动方式。

好，我们看一下神。比如躁狂焦虑的病人，他一躁狂焦虑会怎么样？他就要摔东西，要打人，那不是形的问题吗？但他的本质是神的问题，用柴胡加龙骨牡蛎汤。他有烦惊，一身尽重，难以转侧，是形的问题，而谵语就是神的问题，所以用柴胡加龙骨牡蛎汤。这个病人吃完了这个药以后，效果很好。还有一个病人是阴道痉挛，她每次同房的时候就阴道紧，情绪紧张，这是神的问题。我考虑她的形神问题以后，给她治疗，还是用柴胡龙骨牡蛎汤加芍药甘草汤，因为芍药甘草汤可以解痉。我们再加以心理疏导，最终治好了她的病。气的问题，是整个气机的运动，是升降出入。你看这个升降散只有四味药，它就是通过升降出入来解决温病的、三焦的大热，不可名状。这个病人是C–反应蛋白增高症，这个人有心脏病，医生叫他住院，他不愿意，后来找我给他看，我就用四妙勇安汤加升降散，很有效，5剂以后就大大好转，到了后来就完全恢复正常。

我们刚才说象、数、形、神、气，是我们思维的5个基本范畴，而象、数建立了思维体系的整体性以及复杂性原理。这就是我们解读了象、数、形、神、气机理的一个图，脉象、命象，都是关于象、数、形、神、气的运用，包括他的体貌体形、情绪、气化。一个病人来了怕冷，怕热，瑟瑟恶寒，淅淅恶风，这个叫程度，然后蜷缩貌是他的神态，营卫之气不和是导致他“阳浮而阴弱”的一个根本病机。我们看一下，桂枝加附子汤，这个人发汗，遂漏不止，多得不得了，不是一般的出汗，是漏汗。这个时候，还有恶风，还有小便难，还有四肢微急。微急到什么程度？难以屈伸。象是什么象？恶风恶寒之象。数是漏汗，汗出不止。小便几乎没有，因为他出汗出多了，所以小便难。那么形态是什么形态？四肢屈伸不利。他神态倦怠。气是什么？发汗伤津液亡阳了。这就是象、数、形、神、气。所以在整个诊疗过程中，整个生命当中都包括象、数、形、神、气。

它还有一个重要的思维观念，就是整体观。你看中医的天人合一、五脏一体，都是整体观。中医在看病的时候，不注重肝脏本身的解剖细节问题，而是把“肝开窍于目”“肝色青”“肝是东方”等这些话发挥了很多。所以我们在看病的时候，就把肝跟木的关系、肝跟东方的关系、肝色青的关系运用得淋漓尽致，这就是中医的整体观。

三因制宜，因时、因地、因人也是一个整体问题。为什么牙龈出血要清胃火，因为阳明胃经有热，所以要用清胃散来治疗。这个故事大家可能看过，也可能没看过，我现在经常用这个方法。你如果便秘治不好，老是要通大便，实际上可以宣肺气。这里有个蔡京的病例，蔡京是个大官，京城的大官，是个坏官，他有严重的便秘，太医治不好。当时开封有一个医生史载之听说蔡京的病总是治不好，说我也给蔡京看病。史载之讨要了二十文钱，蔡京问他何用，他回答说用作购药之资。仅买来紫菀一味药，研为细末，让蔡京用水送服，不一会儿便大便通畅。这是非常标准的提壶揭盖的方法。

还有一个问题，我们今天也要讲。中医讲整体，讲病证，讲什么方法。好像我们中医人不能用一个独立的、单一的思维方式。其实我们中医人有许多的问题，它是可以独立的。为什么不行？专病专方是不是？我们专病专方也很多，有许多的方子，根本不需要去辨证论治，这个病就用这个方。比如说你长那个叫作什么“疣”的，吃了薏苡仁真有用，只要有一个就是这样用。所以专病专方也是中医的特色，我们不要把中医搞得太复杂。我们不能把一个多样化的东西非要说成是一个单一的东西，也不能把一个单一的东西非说成一个复杂的东西，那都不是它的思维方式。

我们前面讲的两个问题，一个是思维的概念，一个是关于中医思维的特点。我们下面介绍一下思维方法的更新。中医还有许多的问题，今天我就跟大家讲问题，这也是我的思维方法，我的思维方法是找问题。我们首先说有些病为什么看不好？今天陈院长也讲了这个问题，我们讲思维方法不是一方、一药、一病的问题，你知道为什么我们治疗的病种越来越少吗？我们很多的队伍在不断地缩小，如妇科的经带胎产。经，闭经了，给诊断成多囊卵巢，你能看好吗？你能看多少？闭经了，诊断了卵巢早衰，它只有 0.5 厘米了，你能把月经（治）来吗？你不要认为你那个汤就是万能的。带，有多少大夫不看“带下病”？“带”是霉菌造成的，是吧？中医宫颈糜烂的原因搞明白了没有？胎、产，直接生产就去了产科，整个产科就没有中医施展的机会。妇科就已经退缩得一塌糊涂了，我们退缩的太多了。

现在讲第二个问题。比如很多的病人看阳痿，阳痿我们中医会看吧，各个科都知道。补肾壮阳，你要开巴戟天，用阳起石。你用 15 克，我用 30 克，一个劲补肾，中国的男人哪有这么多肾虚的？外国的男人就不肾虚吗？好奇怪！中国男人都肾虚，是吧？广告说了，吃了我这个药你好我也好。但是这种补肾壮阳的药，我不知道它怎么好。西医的理论思维也在革命，比如说最早的时候不会治，他真的不知道，就找心理医生。到了 20 世纪 80 年代，他认为是雄性激素的问题。到了 15 年前、20 年前的时候，发现了西地那非，本来是治心血管病，但发现对这些病人没有效，就拿来治阳痿。然后“伟哥”就风靡天下。而我们还在补肾壮阳。我的意思不是说每个人都需补肾壮阳，问题是你不知道这个疾病已经发生了重大的变化。什么变化？我告诉你，现在的阳痿病人 85% 都是血液供应不够，不是什么肾虚。糖尿病，你问他，阳痿吗？有。这是它的并发症之一，只不过他没来看。第二个高血压，你问他，阳痿吗？一样阳痿的。一个病人找我看阳痿，用了很多的药，不行。我说你把病历拿来，我一看高血压，我说不是别的原因，就是降压药的问题，他们听了很懵。现在什么糖尿病、高血压、血脂高、血黏度高等，导致了血管病变，为什么会不勃起？是血不够。血液跑到那里，血管畅通，它就硬；如果达不到，它就不能勃起。所以在这个问题上，人家西医就用西地那非改善循环的问题，而我们还在补肾脏。

我在 20 年前提出来阳痿从肝论治，中医界一片哗然，说你这个人怎么又来了，“六经”非“经”也是你说的，你说了很多我们中医不能接受的东西，你现在又说阳痿从肝论治。我说阳痿就是从肝论治，情绪不行，就要从肝论治。肝脏是供血的，血的供给不行，就要疏肝理气活血。我发明了一个药，叫“疏肝益阳胶囊”，现在就是一线用药，西医把它放在中西医结合指南用药里面。研究发现，它跟西地那非通路是一致的，这一研究结果我们发表在国际刊物上，我们就是用西地那非对照的方法来实验，来验证中药治疗阳痿的效果。所以我说你不要一成不变地对待治疗问题，巴戟天改成淫羊藿，改来改去，还是在补肾壮阳，路子根本就没改变。就像画饼一样，你画个烧饼，我画个月饼，都是饼。

有很多的问题需要逆向思维，就像我刚才说，你以为打呼噜没问题，我告诉大家打呼噜可以导致阳痿。因为他缺氧，心肌缺血。所以还有很多的未知因素，如果不去改变我们自己，就要被边缘化了。我们看干燥综合征，这个人吃了很多的滋阴生津的药不行。后来我们给他加了附子，通过助阳化气的方法治好了。燥证要用天花粉、麦冬、玄参、生地等，但你忘记了一个重要的话叫作“阳化气，阴成形”。所以要阳中求阴，以滋补阴液为主，辅以温阳化气，这是我们的治疗思路。

我们归纳思维，怎么归纳？现在很多的医生不会用五苓散，为什么？学《伤寒论》的时候，膀胱蓄水证统治我们多少年。讲《伤寒论》的老师要考试，五苓散干什么的，治小便不利，是膀胱蓄水证。西医就说了，我知道你们五苓散治尿潴留的。但是《伤寒论》教我们五苓散是怎么治的？比如说这个人喝水，喝了就吐，名曰水逆。水气逆上来，他胃中有水，不能饮水。还有《金匮要略》里，这个人头晕了，如坐舟中，用五苓散。所以水饮停聚，阳气不化是五苓散的一个主要的病机。脑部的眩晕以及胃中的水逆也可以用，都不能拘泥。结果给我们一解释，膀胱气化不利，所以就变成了一个治疗尿潴留的方。

抽象，就是把大量的事实、理论上升为概念。抽象是一个很难的事情。你怎么能够把复杂的事物抽象为一个概念？比如说健康的问题，我对健康的定义跟世界卫生组织的定义有不同的地方，世界卫生组织认为健康就是没病，认为健康就是身心健康。但是我把健康理解为这样一个定义：健康是指人的不同个体在生命过程中，与其所处环境的身心和谐状态。注意，健康是指不同的人的个体，也就是说每个人有每个人的健康问题，不是全世界同一个健康问题。而在不同的生命过程中，比如说高血压，可能 60 岁以上，高血压 140 毫米汞柱不是个问题，人家 140 毫米汞柱是蛮好的，你非得把他降到 100 毫米汞柱，降到 100 毫米汞柱就坏了，不舒服了。还有就是每个人，对于一个环境的寒热温凉的耐受都不一样，对于新疆的燥，对于广东的湿，是否都能耐受，这是适应环境的角度。身心的和谐，不仅身体，心也要和谐，与自然环境都有良好的自身适应的调节能力，你要注重它的条件。所以我们对健康的定义，用的就是抽象的方法。我提出来三个问题：体质可分，体病相关，体质可调，这也是抽象。1 万年以后研究提出，还是这三句话：体质可分，体病相关，体质可调。体质分出来以后，它跟疾病的关联是什么？亲和性是什么关系？对疾病的愈后转归是什么作用？你得说清楚。这是体病相关，那么它是不是能干预，是不是能调节，是不是能够把体质恢复到一个正常的状态，这是它的可调性。所以这三句话是连贯的，是一个逻辑相关的递进关系。

逆向思维，就是刚才讲的反其道而行之。我再举一个例子，去年 5 月，我一个同学在上海中医药大学要搞脾胃病的培训班，给我打电话说要我去讲课。我讲脾胃外感论，我那个同学说你在干什么？脾胃内伤统治了我们这么多年，许多脾胃病是因内伤而形成的，我们大家已经接受了很多年了。这个是对的，但是我在临床上发现很多病不是内伤，比如胃肠型感冒，这个是感冒，它不是内伤。过敏性肠炎，刚才洗了一个手，立马要拉肚子，在空调房里吹一下，立马就去拉肚子，这是过敏。还有胃幽门螺杆菌感染，很多溃疡病都是感染引起的。有大量的胃肠性疾病都由外感引起，所以我提出来脾胃外感论。他听完了以后说，我们干了这么多年，老是看这些病，我们都不知道还有一个脾胃外感的问题。这就是思维。就像我说“阳痿从肝论治”一样，所以我们要用这个例子反思。只有在大量事实的基础上去理性地思考，才能找到新的思维。

互补思维是什么？就是移植，把这个东西移到那，把那个东西移到这，移着移着，就成了一个新的东西。我举个例子。大家都知道威灵仙，威灵仙是干什么的？中医认为它是化骨头的、化骨刺的。后来我发现一个报告说：威灵仙为什么能化骨刺？是因为人吃了骨刺以后，平滑肌痉挛，一痉挛就卡了，鱼刺不移动，威灵仙进去以后，痉挛就松开了，平滑肌松开了，鱼刺就进了消化道，所以威灵仙不是消化骨刺，而是消除平滑肌痉挛。我一看这个就想到了胆石症、尿路结石的绞痛，我用威灵仙非常有效。我们一个领导同志，尿结石，疼得厉害，给我们学校打电话，问中医有什么办法止疼吗？学校找到了我，我就给他用威灵仙，果然就不疼了。当然我第二天也给他用了一些金钱草、海金沙这些药，他吃了一段时间后到协和医院做检查，医生问结石去哪了？不可能消失了，又用CT、核磁给他找，找不到。所以这叫什么？叫作移植思维。

我们遇到高血压都是平肝降压，用天麻等各种药，我告诉大家一个方法，就是降气。“血之与气，并走于上，则为大厥”，张锡纯就搞了一个镇肝熄风汤，这个方子用的什么方法？大家看还有川牛膝、代赭石，其实就是降气，大剂量用川牛膝。我就把它移植到我们治疗高血压的一个方法中。后来我也看到在张锡纯医案里面，他用了大剂量的泽泻。现在只要血压高，西医也是要用利水的方法。所以我治疗高血压轻症，用槐角，它还有通便作用，就是降气再加上利水，这就跟我们平肝的方法完全不一样。这个方子是怎么组成的？互补。这方子怎么来的？移植。这个方子怎么来的？整合。你可以把这样那样一些东西，经过你的思维，变成一个新的方。

我们刚才讲了互补思维，现在还要讲一个严重的问题——求证。求证说明真实性和公信度，我们中医人在治病的时候、在疗效评价的时候都要用到。刚才我说了一大堆脂肪肝、尿酸高、血脂高、多囊卵巢、间质性肺炎等问题，你能不能改变？能改变多少？你必须回答这个问题。所以我现在跟大家说，你必须有证据，没证据怎么行？你拿一张片子来看改变了多少，B超显示子宫肌瘤是大了还是小了。你必须要有证据，必须要有数据，离开证据和数据都没意义。我们中医人经常用“效如桴鼓”等许多形容词。我们中医学是自然科学，自然科学不用形容词，你必须用证据和数据来说话，所以我们要消灭形容词，要有数据和证据的支撑。你们如果同意我的说法，就跟我一起说——消灭形容词，用证据、数据说话。我尿酸550μmol/L，你给我降到480μmol/L，这就是你的能耐，所以我说大家一定要有公信度，这个公信度是中医信，西医信，中国人信，外国人也信，走到哪里都有人信，我们不要搞出第二个标准。最后，我们来说相关的影像检查，功能的改变，图示法，测量法，我看病的时候都是用这些方法，要用一大堆纸。你如果打喷嚏我就做一个表，你流了多少鼻涕，你要用多少张纸，你吃了我这个药以后，我们再测试你改变了多少，只有这样才能够解决问题。我们再看这位病人肺纤维化有70%。经我们治疗，他的肺纹理清晰，弥散性病变全部消失。

下面我再简单地讲两个创新思维的例子。我们中医体质学的形成经历了很多年。起初我们对病跟人的关系做了一个思考，可能并不符合逻辑关系，但是这些散在的一些理论形成了它的理论体系，我们要确定它的概念，要确定它的原因，形成知识体系。你看这些都是思维的角度，比如说基本概念，什么叫中医体质学？什么叫中医体质？生命过程、形神构成、环境制约、禀赋遗传，这四个东西是体质的基本原理。它有基本规律，也有形成规律、分类规律、发病规律、演变规律。这个构架就形成了它的理论体系。那么我们要整体思维，看他是一个什么人，什么思想的人，什么性格的人？体质问题，它不是一个单一的问题，它有多个维度，这些维度是生物差异、心理差异以及社会差异。每个人都有个体差异，这种个体差异性就是客观的存在，世界上没有两片相同的树叶，也没有两个相同的人。你怕冷，他怕热，你性格急，他性格慢，你跟他之间有个体差异，但是我们把怕冷的人聚成一类，把过敏的人聚成一类，这样就把它变成了趋同性。这个趋同性怎么办？我们装进一个东西，这个东西是啥？叫模块思维，九个盒子就是九个模块。只要你是这类的人，我就装到这个盒子里，那类的人我就装到那个盒子里，把它装进去以后，可以从生化、遗传、基因的角度去研究。也就是说我们要求证，求证的方法是科学的方法。

每种体质的基因表达有什么样的生物学基础？分子学、免疫学、代谢组学等。我们研发了12种工具来测量病人的健康状况，包括他的各种状况。我们现在正在做的是肠道菌群，这些研究的过程是思维创新的过程。思维创新也是一个“历尽艰辛方有成”的过程，思维创新的三步曲：求解，创新，求证。我们来看，过去怎么认知过敏？比如说吃了花生过敏就是花生引起的，没有人怀疑过这个问题，所以处理的方法是脱敏。而我认为，一个过敏的人，你吃花生过敏，他吃花生怎么不过敏呢？花粉飘了进来，有五个人打喷嚏，那三个人不打喷嚏，打喷嚏的是过敏，不打喷嚏的人怎么解释？所以我就提出来调控变态反应的关键是改善过敏体质，控制过敏体质是治疗疾病的根本。于是我就提出了一个过敏体质的概念，这是我发表的文章，这文章里提出：对不同过敏原的亲和性和反应性，呈现了个体的差异性和家族聚集的倾向性。这些都是思维的抽象性。

我们经过这么多的分析之后，形成了这样一个过敏体质的判断。你再看，这是关于基因表达上的一种特征。过敏体质的人其基因表达特征是不一样的。治疗过敏体质的方药对常见的调控过敏的通路起重要的调节作用。这些文章已经被国际相关的过敏杂志引用（图2）。现在发现我的认识是正确的，有新的发现说：在某一个基因片段上，基因的变异导致了人对花生过敏。

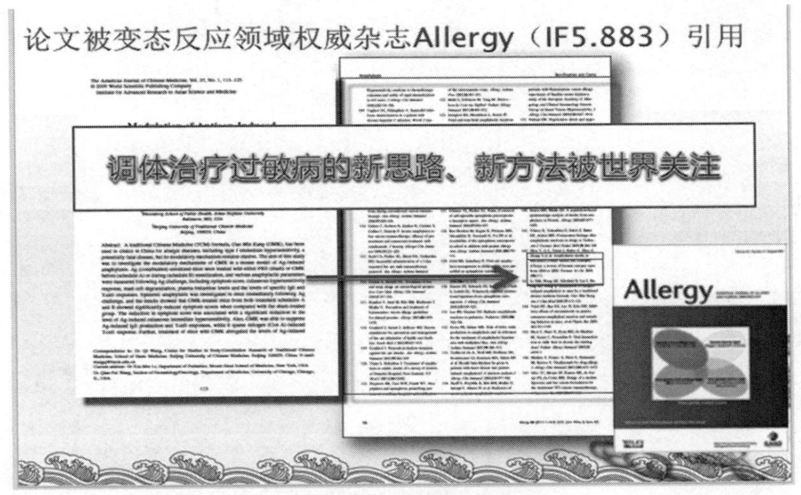

图2　论文被权威杂志引用

那么我们可以说，任何一个思维的过程，任何一个思维模式的确立都对我们的诊疗思维，乃至我们整个医学的变革产生重要的作用。所以说，思维是我们科学研究的制高点。我们研究思维，修正思维，不断地提出我们发现的新问题，这是每个医生都应该在实践中持之以恒去做的一件事情。所以，我希望大家作为临床家，要不断地有新发现，我们在实践的第一线，有大量的新事实呈现在我们的面前。我们要时时有发现，要有思考，要有提问，要上升到理性的阶段。这是我们的基本素养。

好，谢谢大家！

第三讲·中医思维的三项原则

03

讲者：刘长林研究员[1]

时间：2017年3月15日14：30—16：30

地点：广东省中医院研修楼15楼学术报告厅

尊敬的各位领导，尊敬的各位专家、各位老师、各位同道，非常感谢广东省中医院，感谢广东省中医药学会和今天来的各位朋友，给我这样一个机会跟大家交流。我谈一谈这么多年来对一些问题的思考，完全是一种感想，很可能里面有很多是不正确的东西。我来这里就是想跟大家一起讨论，无论是大的问题，还是小的问题，都欢迎大家批评指正。

我认为中医考虑问题，从根本上说，有连续的三项原则是我们所遵守的，而这三项原则不仅是中医的，我认为也是整个中国传统文化的。大家都深有体会，就是中国的文化跟西方文化有很大的不同，中医学和西医学完全是两个医学体系，两类完全不同的人体模型。那么为什么产生了两种文化形态，在这两种文化形态基础上形成了两个医学体系，为什么会这样？我想从认识论、从思维的角度来谈这个问题，就是我们的思维和西方人的思维有本质不同。中国人，传统的中国人是怎么认识世界的？我们和西方人认识的是同一个世界，但是认识的方法不一样，思维方式不同，所以就产生了两种完全不同的文化，也就产生了中医和西医两种医学体系。

[1] 刘长林，中国社会科学院研究员，代表著作《内经的哲学和中医学的方法》《中国象科学观：易、道与兵、医》等。

前言：认识是一个有选择的过程

中华文化与西方文化、中医学与西医学在形态和取向上为什么如此不同？这就要从人的选择说起。科学方法和认识取向，说到底，是对世界的一种选择。英国近代哲学家洛克的“白板说”是片面的。主体在认识过程中不是被动的，而是主动的，主体的能动作用也不限于去粗取精，去伪存真，由表及里，由此及彼，加工制作，形成概念、判断和推理。主体的作用首先在选择：选取与自己的知觉能力、主观需要和认识方法（兴趣、偏好）相对应的实际存在的信息，然后进行输入和加工。世界无限深广、丰富、多样，不是它提供什么，我们认识什么，而是我们选择什么，它就向我们提供什么。认识受选择制导。（就好像我们到大超市里去购物，一定有目的，有选择，不是超市有什么，我们就买什么，是我们买什么，超市就提供什么。）

选择的客观前提是现实世界具有无限的多样性、层面性和可能性。人究竟能从认识对象那里获取何种信息，与认识主体所应用的工具——概念体系、参照系统和观察手段有密切关系，由此也就规定了所产生的文化－科学体系会有何种形态。必须看到，主体的选择永远是具体的、相对的、有限的，世界上没有万能的认识方法，因为任何个体事物都只能是一偏，不是一偏，就无从存在。所以一切科学方法都有相对性和局限性，一切认识方法只与世界存在的某个层面、某个特殊领域有对应关系。用具体的有限的方法只能进入与其对应的世界的某一具体层面或具体领域，而不能进入其他层面或领域。这就决定了西方的科学不可能是唯一的科学，西方的方法不可能是唯一的方法，用西方方法把握的世界（知识、艺术、宗教）不可能是全部世界，只能是世界的一个层面，而世界有很多的层面。（有如我们开汽车只能上公路，驾飞机只能天上飞，驶轮船只能进大江大海。没有一种交通工具，什么地方都能去。）

运动形式不同，决定学科分类；认识层面不同，决定科学多元。认识客体的运动形态的不同，即认识领域（对象）的特殊性，决定了科学学科的分类，如物理学、化学、生物学、天文学，等等。同时还要看到，同一认识领域（对象）具有不同的层面，如同一事物的物质实体构成和自然整体关系，就属于不同的层面。因此，即使在同一学科内，也会形成不同的认知方法和不同的知识体系。中医、西医同以人的生命为研究和调控对象，却形成了迥然不同的两套人体模型和诊疗方式，这一无可辩驳的事实就证明了这一点。如果认为对同一领域（对象）只能产生一种形态的科学知识体系，那实际上是否认了事物存在层面的多样性和认识取向的多种可能性。这与世界具有无限性和复杂性的观点相悖，也与认识主体对于信息具有选择性的事实相悖。

综上可见，认识主体多样性的选择，决定了科学与文化的多元。

那么，涵盖《内经》的中华传统用的是什么方法？走的是什么道路？进的是哪个层面？与西方传统、西医学的不同在哪里？中华传统文化的主流认识世界的方法，概括起来有三项原则：①“天下随时”；②“道法自然”；③“立象尽意”。这三项原则决定了中华传统的思想原点是“以时为正”，其关注和认识的层面是事物的现象层面，是发现事物自然整体层面的规律。

一、“天下随时”——以时为正

中西文化各有自己的原点，就我的观察，时空选择是决定文化形态的原始出发点，时空选择决定文化和科学的走向。发源于古希腊、罗马的西方文化具有明显的空间特征，属于空间文化；诞生于黄河、长江流域的中华文化则具有突出的时间特征，属于时间文化。空间文化和时间文化是对人类生活影响最大的两类文化，其他种类的文化则介乎二者之间。

时间和空间是万物的两种最基本的性质。天地万物都有自己的时间和空间，时空统一不可分割，但是时间和空间又是两个相互分别、各有自己独立意义的方面。当人们面对世界的时候，不可能时空并重，而必定有所选择。或以空间为本位，从空间的角度看待时间和万物的存在；或以时间为本位，从时间的角度看待空间和万物的存在。这两种态度和做法具有不同的意义和价值，对于人类都是必要的、有益的、不可避免的，之所以有这两种选择，是因为人的思维和感知在同一时刻只能有一个注意中心。因此，在对待外界事物时，或以空间为主，或以时间为主，这两种做法只能分别进行，而不可能体现在同一过程之中。

人类文化正是这样被分成了两大源流。中华传统文化的主流偏向于以时间为主，西方文化的主流则偏向于以空间为主，经过几千年的积淀与发展，就形成了中西两种性质不同却优美对称的文化形态。中西文化的不同时空选择，可以用这两种文化主流的全部表现来说明。这里只能择其一二以示。在哲学上，从古希腊至现代，西方有着重空间轻时间的传统。苏格拉底时期，哲学家们在创建学说时很少讨论时间问题，而花了好多气力争辩有没有虚空。毕达哥拉斯派以“数”为世界的本原，认为由数产生点、线、面、体，再由体生出水、火、土、空气四大元素和世界万物。这意味着，万物由空间产生，而空间连接本原。爱利亚派的巴门尼德根本否认变化的可能，因而指斥时间不属于真实的事物，不是事物本身的属性，而只属于人们感觉中的不合逻辑的世界。原子论的创建人德谟克里特主张一切事物的始基为原子和虚空，而原子永恒不变，没有时间属性。对西方思想影响巨大的柏拉图，认为空间是神创造世界时所使用的永恒“质料”，存在于世界之先，像是一个母体，而神在创造世界时也就创造了时间，时间只是神创造世界所用永恒模型的运动影像，当然在永恒之外。

亚里士多德是古希腊哲学的集大成者，他的时空理论以动力学为基础。他肯定了时间的客观性、真实性和永恒性。但是他强调空间位移是最基本的运动形式，而时间本身不是运动，时间不过是空间位移的计量。亚氏的时空观一直影响至今，如爱因斯坦的相对论视时间为空间的第四维：时间是为了说明物体的确切位置。

西方传统艺术以表现审美对象的空间美为主要目标。古希腊毕达哥拉斯派主张美产生于数的和谐，美由数的一定比例决定。由此西方艺术把与美相关的数规定为某种固定不变的比例，如“黄金分割”。这样的美属于空间美。古希腊美学的中心之一是崇尚人体的形体美，但无表情。西方建筑多借鉴人体的比例和度量关系，西方传统绘画的基本技法是“光影”和“透视”，以造成强烈的空间效果，然而只有当时间处于停止状态时，才可能有再现于画布上的固定的光影和透视，其空间效果的取得是以牺牲时间为代价的，因为画面通过光影和透视再现的世界，只能是时间为零的世界。西方经典绘画和雕塑，以严格的人体解剖为基础。中华传统艺术，以“气韵生动”为灵魂，力求展现生命韵律之美，即音乐流动之美，主张美产生于刚柔、进退、开合、动静、虚实、往来、消长等阴阳关系有节律的推移。气韵就是生命，流动之美就是时间之美，故中国传统绘画重传神而不重形似，妙在似与非似之间；中国古代建筑采用木土结构，木主生，土主运化，重在屋顶羽翼之美。可见，西方人喜欢的是静态美、形体美，中国人喜欢的是动态美、韵律美。

在科学方面，欧几里得的《几何原本》被公认为是西方科学思想的源头，其公理演绎式的逻辑思维形式一直影响着西方学术的发展。西方最发达的学科是物理学，牛顿力学、电动力学、相对论、量子场论等都主要研究空间属性。近现代西方科学的最大成就是对物质结构的研究，物质结构系事物的空间本质。现代系统科学虽然将关注的重心转移至时间，但所采用的方法和立场仍然是以空间为本位的，西方的生命科学、进化论、各种史学理论几乎皆如是。西方传统思维对时间的淡漠和疏离，影响巨大而深远。如爱因斯坦说：“对于我们这些坚信物理学的人来说，过去、现在和未来的区别，尽管老缠着我们，不过是一个幻觉而已。”（英·柯文尼《时间之箭》）英国的大科学家、哲学家罗素说：“在某些感觉中，时间是一个无关紧要的表面特征，过去和未来都必须像现在一样得到真正的承认，而从时间的奴役下获得解脱，实质上就是哲学思想的解放。”（罗素：《玄想与逻辑》，见威特罗《时间的本质》）

中华华夏古代学术从“观象授时”起始，很早就形成了“以时为正”的观念。《尧典》：“曰若稽古，帝尧曰放勋，钦明文思安安，允恭克让，光被四表……百姓昭明，协和万邦，黎民于变时雍，乃命羲和，钦若昊天，历象日月星辰，敬授人时。”尧善于治理天下，以致“黎民于变时雍”。应劭曰：“黎，众也；时，是也；雍，和也。言众民于是变化，用是大和也。”（引自孙星衍《尚书今古文注疏》）《尔雅·释诂》亦云：“时，是也。”是，又写作“昰”，即正确。以“时”示正，意谓合于时则正确无误。段玉裁：“《释诂》曰：时，是也，此时之本义，言时则无有不是者也。”（《说文解字注》）为了使众民合于时正，尧命羲氏、和氏，谨遵天数，推算日月星辰，制定历法，告时令节气于民。

中华学术的源头是《周易》。王弼：“夫卦者，时也；爻者，适时之变者也。”“是故，卦以存时，爻以示变。”（《周易略例》）《易传》：“天下随时，随时之义大矣哉！”（《随·彖》）“损益盈虚，与时偕行。”（《损·彖》）“终日乾乾，与时偕行。”（《文言》）“先王以茂对时育万物。”（《无妄·象》）“时止则止，时行则行，动静不失其时，其道光明。”（《艮·彖》）“变通者，趣时者也。”（《系辞下》）六十四卦所揭示的正是自然与人事的时间历史规律，其核心思想可用“与时偕行”四个字来概括。中华古人视宇宙为生生不息的大化流行，而不是既成万物的并列杂陈。《易》曰：“易有太极，是生两仪，两仪生四象，四象生八卦，八卦见吉凶，吉凶生大业”。老子：“道生一，一生二，二生三，三生万物。”老子：“吾不知其名，强字之曰‘道’，强为之名曰‘大’。大曰逝，逝曰远，远曰反。”（《老子》第25章）“逝”远“反”指时间过程，意谓“道”就是不断逝去的时间。

中华古代天文学十分发达。天是自然界的最高概念和总称，其直接的显现是空间，但中国人对天的感受是“时”，称“天时”，天时带动地利。中华天文学的主要目的是测算历数，截止到清末“太平天国”时期，政府颁布的历法达102种之多。春秋时测定太阳的回归年为365.25日，只比实际多11分14秒，比西方早了500年，中国传统农学能取得辉煌成就，注重农时是其第一法宝。

孔子曰：“天何言哉？四时行焉，百物生焉。”故中国人偏重从衍生的角度去理解各类具体事物。“君子之中庸也，君子而时中。”（《中庸》），孔子继承并发扬了“以时为正”的传统，强调天道、人道因时而变，与时偕行，故曰“君子而时中”。中道与时相统一，“时中”即以时为正。孔子是知行中道的楷模，与时

偕行的典范，所以孟子说："孔子，圣之时者也。孔子之谓集大成。"（《孟子·万章下》）

我们知道，孔子一生好学，以学为乐。《论语》首篇"学而"，其第一章说，子曰："学而时习之，不亦说乎！有朋自远方来，不亦乐乎！人不知而不愠，不亦君子乎！"这三句话如何理解？看上去好像毫无联系，为什么连在一起说而成一章？还要恭置于首篇之首？关键在这个"时"字。此"时"，不是"时时""时常"之"时"，而是"因时""随时""趣时"，即"君子而时中"之"时"。"学而时习之，不亦说（悦）乎"是说，要顺遂时间条件的变化，把学来的前人的知识和理论做适当的损益，有所改进，有所创新，然后加以应用和实践。这是一种创造性的活动，所以会从内心生出喜悦。知识的继承和创新不仅要因于时间，还要关注空间。"有朋自远方来"，就会把远处不同地域的知识与信息带来，扩大我们的眼界，完善我们的思考，提高我们的判断力，使我们对知识和理论的发明与创新更加丰富和牢靠，所以远方而来的朋友会给我们带来快乐。

由于对前人的知识、观念和理论有所损益，有所创新，走到了时代的前面，自然会引起周围很多人的不理解，甚至误解和批评。孔子及其后学，以及后世所有真儒，就是一群走在时间前面而不被理解的人，故"人不知而不愠，不亦君子乎"这几句话，可以看作是孔子一生治学的总叙。因时而创新，因时而作为，这是儒家的精神，也是中华文化和《内经》的精神！

《内经》以阴阳五行为"道"，为根本理论，而阴阳五行的实质是昼夜四时，这使中医学成为真正以时间为本位的医学。《内经》以时间为本位，把人和天地万物看作一个统一的生命过程，其直白而集中的表述，见《素问·四气调神大论》："夫四时阴阳者，万物之根本也。所以圣人春夏养阳，秋冬养阴，以从其根，故与万物沉浮于生长之门。逆其根，则伐其本，坏其真矣。故阴阳四时者，万物之终始也，死生之本也，逆之则灾害生，从之则苛疾不起，是谓得道。"阴阳的本始表现即昼夜四时，四时阴阳正是天地大系统所显示出来的时间。《内经》以四时阴阳为人和万物的根本，可见要从具体的时间过程研究人与万物的死生、沉浮、终始等一切变化规律。更要注意的是,《内经》把顺从时间所显示出来的规律，如春夏秋冬、黑夜白日等，视为“得道”。这就表明,《内经》之“道”的实质是时间，是时间的根本特性与规律。

二、“道法自然”——天人合一

空间的特性是并立和广延。空间可以切割、占有，只能分享，不能共享，而且，只有在切割和分解中，才能显示空间的存在，在空间范畴内，主体与客体之间显示差别和排斥，这决定了西方传统的主客关系采取“对立”的形式。

诚然，认识活动必须主体与客体“相对”，但是相对有不同的形式、不同的性质，主客“相对”既可表现为“对立”“控制”，也可表现为“合一”“相融”。西方传统所采取的主客对立只是相对形式中的一种，突出了相互排斥性，强调主体对客体的占有和宰制，这就决定了西方人在认识过程中，主要采取抽象方法、分析方法、公理演绎方法以及限定边界条件的实验等方法，对客体实行预设、定格、抽取和控制。其所形成的概念和理论，不可避免地要割断对象的整体联系和流动过程，因而必定要透过（宰制）现象，到现象背后去寻找“本质”——事物相对稳定的内在联系。

在自然科学领域，所谓事物之稳定的内在联系，大多表现为构成事物的物质实体和物质实体之间的关系，所以，沿着主客对立的认识路线前进，势必要走向还原论，将整体还原为部分，而认识的重心就在把握运动着的物质和物质如何运动。如是，无疑能够取得相当的认识效果，但是这样做的结果，就把丰富、生动和个别的外部联系、各种不稳定联系与认识主体的联系，即现象丢失了。

时间的特性是持续和变易。时间一维，不可回逆，不可切割，不可占有，只能共享，不能分享。在时间的范畴内，主体与客体之间显示统一与平等的关系，这决定了中华传统贯穿着万物一体，天人合一，主客相融的牢固观念。时间存在的客观基础系事物的变易，没有变易则无时间，但是，光有事物的变易，还不能构成真正意义上的时间，要将时间概念和变易概念做适当区分，万物都在变易，并不意味它们都有时间，时间一定包括过去、现在和将来三个要素，而且唯将三者统一起来，才成为时间。所以，过去、现在和将来，必须相对于某一认识主体的当下，并被该主体综合成一个整体过程，这时它们才能成立，才能存在，也才有了时间。因此，只有具备记忆和预想能力的主体，才有时间，时间只存在于有生命之主体的认知和行为之中，而记忆是由记和忆结合起来构成的。石头上可以留下痕迹，但石头有记而无忆，故石头只有变化，却无所谓过去、现在和未来的主体综合。根据石头的现状，探寻它的过去和未来，那是人的事情。

可见，时间有其客观依据，即事物的变化，但同时不能离开主体的感受、内省和实践。所以，由过去、现在和未来构成的时间本身，就是主客观的统一。中华传统思维以时间为主，这就决定了古人在观察客体时，总会把主体融入，因为没有主体的融入，也就没有真正意义上的时间，既然时间离不开感受，而感受本身正是主体与客体的融合，所以越是深入感受时间，在时间中观察世界，就越会与客观世界融合。而且，时间一维，朝着一个方向驶去，是不可切割分立的过程整体，以时间为主看待事物，又势必形成和强化主客偕同、万物一体的观念。这就表明，天人合一、主客相融与以时间为本位的时空选择有着深刻的内在联系。

近人在西学影响下对中国意象思维的误会莫过于认为，天人合一、主客相融的思维方式等于抹杀主体与客体的分别，因而不能再有真正意义上的认识活动，至多只能帮助人们进入一种澄明之境，一种高远甚至神秘的精神境界。于是，中国原本没有或缺乏科学思维的说法盛行。这种误解一定要匡正。事实上，天人合一、主客相融不仅不排除二者之间原本存在的分别与相对，而且始终以此为前提。试想，没有二者的分别与相对，如何谈得到他（它）们的相融与合一？其实说“合一”“相融”的同时，就已经将分别与相对包含于其中了。而且，世界上还从来没有人能做到与天彻底无分别地合一。道学、佛学修行的目标是与天道、与自性、与法性相合一，可是无论老庄，还是诸佛菩萨，都始终保存着自己的个性，有自己的名号，这就说明还有分别。重要的是要明确天人合一中所保持的分别，与空间思维中的主客对立有本质的不同，它是一种以协调统一为主导的相对，一种以尊重对方为前提的分别。而且，天人合一、主客相融的程度可以有不同的层次、不同的水平，它们都属于主客相对的另一种形式。

因此，天人合一、主客相融并不排除主体对客体有“观”、有“取”——仰观俯察，近取远取。“观”是观察，“取”是选取、比较和归类。从“仰观”“俯观”“近取”“远取”可见，主体显然是把认识对象——天地万物，包括自身置于与自己相对的一边。否则，就无从观取。如果以为天人合一、主客相融就等于完全取消主客的分别与相对，从而不可能发展认识论，不可能产生科学思维，那显然是一个大误会。“观”和“取”就是《周易》所概括的基本的认识方法。但是要注意，《周易》所说的观，是以尊重客体为前提的观，而不是封闭的实验观察。控制边界条件的实验观察，是不尊重客体的，是以控制、宰制客体为前提的。

庄子曰：“天地与我并生，而万物与我为一。”这两句话合起来，堪称天人合一之经典表述，这样的主客关系要求认识主体在认识过程中不做预设，不干预、切割、控制客体，完全尊重事物本来的生存状态，然后观察其自然而然的变化，找出其自然变化的法则。中医藏象经络、辨证施治、药性归经理论，其中许多的内容就是用这样的方法概括出来的。

道无预设、无执着，并在尊重和不干预已成事物的前提下，生化万物。人法道，顺遂万物之自性，去认识、辅助、赞化万物，这就是“道法自然”。“道法自然”在认识和实践中的具体表现，就是“顺”“因”“赞”“辅”。老子主张“无为”，即顺其自然，绝不是无所作为，也不是有所为、有所不为。老子说：“以辅万物之自然而不敢为。”（《老子》第六十四章）“不敢为”，是指不敢有破坏事物自然整体和自然生化的行为。“辅万物之自然”，是指赞化万物，帮助万物按其天赋之性自为、自治。此即“无为”，即无预设、无干预、无执着之作为。

《中庸》：“能尽人之性，则能尽物之性；能尽物之性，则可以赞天地之化育；可以赞天地之化育，而可以与天地参矣。”“赞天地之化育”与“辅万物之自然而不敢为”，其义通。可见，依中华传统，尊重万物自然生化所禀赋之性，应是一切作为，包括中医学临床制药、中医学向前发展等一切行为的根本原则。

因顺万物而赞化万物，“天地位焉，万物育焉”，安其所，遂其生，就是“为无为”，就是“道常无为而无不为”。这是与干预、控制和征服不同的另一种形式的大作为。依此，《内经》说：

“未有逆而能治之也，夫唯顺而已矣。”（《灵枢·师传》）

“从阴阳则生，逆之则死；从之则治，逆之则乱。”（《素问·四气调神大论》）

“苍天之气清净，则志意治，顺之则阳气固，虽有贼邪，弗能害也，此因时之序。”（《素问·生气通天论》）

“天气清净……唯圣人从之，故身无奇病，万物不失，生气不竭。”（《素问·四气调神大论》）

时间不可逆转，万物的生化只沿着一个方向前进，故依从时间之道，把人和万物看作自行生化、自为自治的主体，《内经》主张“治”的根本原则是“顺”，即赞化，即辅赞人与万物的自为自治。《内经》说：“无代化，无违时，必养必和，待其来复。”（《素问·五常政大论》）此语可视为贯穿中医诊治全过程之论。

三、“立象尽意”——观物取象

遵循“法自然”的原则，尊重和不干预认识客体，我们面对的就是现象，顺遂事物的自然变化，来认识事物的运动规律，就不能破坏现象，而且认识所指，就是现象本身，就是要把握事物现象层面的规律。

《易·系辞》说，圣人“观象于天”“立象以尽意”，而《黄帝内经素问》有“阴阳应象大论”。他们所说的象，就是现象，就是主张观物取象，并以象的形式或意象性概念来概括和表述现象层面的规律。“阴阳应象大论”的篇名及其论述告诉我们，阴阳直接与现象相对应，是对现象本身的概括。阴阳表达的是象，它作为概括，不是抽象的概括，而是不离开象的概括。中医辨证之“证”，正是人身生命自然所呈之“象”。

我们所说的现象，是指事物在自然状态下运动变化的呈现。从内涵上说，现象是事物自然整体功能、信息和所有内外各种关系的表现。从状态上说，现象是一个过程，是事物自然整体联系的错综杂陈，充满变易、随机和偶然。可见，现象是事物的自然整体层面。

空间可以分割，而且只有分割，才能显示空间的特性，因此，以空间为视角看世界，事物之间是并列、分离、对立的关系。面对处于此种关系的事物，自然首先需要相对孤立、静止和分别地去认识它们、界定它们，然后再设法逐一地认识它们之间可能的因果关系、相互作用，为此，就必须确立实体概念。而采取主客对立的方式，把对象首先看作一个空间的存在，那么事物作为整体是由部分组成的，事物的部分决定事物的整体。于是，认识事物就会以分解、还原为基本方法，也就必然会主张透过现象寻找本质。所谓透过现象，就是排除和避开现象中纷繁杂乱的随机偶然的联系，将瞬时变化的联系加以剥离或固定，从中提取出某些人们关注的要素，在加以控制（非自然状态）的条件下研究它们之间的因果必然性。现象既然是事物的自然整体层面，就不像西方传统哲学所说的那样，只是“实体”的被动的附属的存在，没有任何积极价值。

首先看无机的物质存在。由单个或少量无机物体发生的机械运动、物理运动、化学运动，其所呈现象与承担运动过程的实体之间具有相对固定的对应关系。“体”有何种变化，“象”则大体有与之唯一对应的变化，起决定作用的是“体”，“象”的独立意义不明显。然而大数量无机物体的整体运动，如大气环流、地质变迁、自然灾害、太阳系小行星带的运动分布等，由于参与运动过程的物体种类繁多，数量巨大，关系复杂，不确定因素无法预测，使得这些运动的现象与实体之间难以找到确定的对应关系，现象层面的独立意义变得明显，不可能单纯以其实体的物理化学性质来说明和测定这一类运动的变化情形。在很大程度上，这类运动的现象要由现象本身来解释，难于由产生现象的实体构成来解释。

再看生命的存在。每一生命个体都是一个复杂的具有多重结构的有机整体。台湾学者陈国镇教授认为，人的生命至少有四层结构：物质层面，能量层面，信息层面和心灵层面。各自有相对的独立性，而且显然，物质和能量层面受信息和心灵层面的主导，因此，生命个体所呈生命现象与其物质构成——实体组织之间，既存在一些精确的直接对应关系，同时又存在一些不直接对应的关系，如经络现象至今未能找到直接对应的实体组织，而经络对生命体的调控作用却十分巨大。

又如各种非器质性疾病，并不能从生命实体构成得到说明和治疗。还有，精神情志与形体健康的关系，已越来越受到医学家们的重视，精神情志属于生命的现象层面，其状态有着极大的自主性、独立性，在很大程度上不受形体的决定，但反过来会对形体的健康产生很大的积极或消极影响。

由上可见，经络、非器质性疾病、证候、精神情志等，它们虽然以生命的实体构成为基础，但与实体组织之间不是一一对应的关系，而有着很大的独立性。临床实践证明，这一类生命现象以及那些与实体组织有直接对应关系的生命现象，绝不是纯粹被动的附属的存在，不是实体器官消极的外部呈现，它们对于生命过程和生命形体的存在，有着积极的不可替代的作用。这就是为什么中医辨证（象）施治，采取针灸、汤剂、刮痧、按摩、推拿、调神（气功）等手段能够产生整体疗效的道理。通过人身生命系统的“界面”对疾病进行诊断和治疗，就是在生命个体的现象层面实现对生命的认识和调控。

每一生命个体，都有生命之象和生命之体两个方面。对于生命过程，“象”的层面和“体”的层面，具有同等重要的意义，但是各自起的作用不同。因此，要全面把握这类复杂系统，必须从“象”和“体”两个层面分别进行。如果单纯把握“体”的层面，显然是不够的。最高级的生命群体是人类社会。构成人类社会的实体层面，主要包括社会成员、生产资料和消费资料。其现象层面，主要表现为生产过程、消费过程及社会成员的所有活动。由于每个社会成员都有智慧和个人的追求，不同社会集团、民族、国家之间还相互影响，故社会整体的运动状态最令人眼花缭乱。在社会运动中，“象”的意义空前提高，“象”和“体”的关系可能出现很大程度上的不匹配，毫无疑问，“体”的支撑是社会运动的基础，

“体”的规模和水平，规定社会整体运动的性质和等级。然而，一旦“体”的状况确定下来，社会运动情态会有一个与之相应，却是无限自由的可变化区间，也就是“象”的自由活动域限。在这个域限之内，“象”不仅有无限多种的呈现，而且可以充分发挥其特殊的社会整体功能。

社会的现象层面其实就是社会运动的过程本身。通常我们所说的广义的“管理”，就实现于社会的现象层面，属于“象”的范畴。例如具有同样员工、设施（体）和外部环境条件的企业，由于管理和决策的水平不同，其生产和经营的状态（象）会有很大差距，而生产和经营的状态（象）又直接影响其产品的数量、质量、所获利润以及经营规模的扩大与否（体）。至于国际关系、世界贸易、股票市场、金融投机、反恐防恐、全球化进程、战争等，其“象”和“体”之间更呈现出复杂多样的不确定的迂曲关系。

人的心灵系统可谓超复杂超高级系统。现代科学认为，心理现象的物质基础是脑神经系统。大脑作为心灵系统的“体”是生命机体的一个组成部分，与生命机体密不可分，但是心灵系统的“象”，却是对外部信息的提取、加工和感受。人的意识、思维、想象（心理过程），人的情绪、心境（心理状态），有原则上不受限制的独立自主活动的能力和空间。心理之“体”只为心理活动提供了物质“载体”，而基本上不能干预心理活动的内容；心理活动的内容作为心灵系统之“象”，则几乎不受载体的制约和支配。

然而，事情远没有到此为止，令人吃惊的是，心理活动中象、体运动的支配关系发生了奇妙的颠倒。十分明显，心灵系统之外的一般信息过程，载体虽然不决定信息的内容，但是信息内容自己不会运动、不会变化，信息的传递、接收、储存和加工（包括自然变化），全靠信息载体及相关能量的外部推动和规定。但是心灵系统之内的信息过程，信息内容和信息载体的这种支配关系颠倒了。思维主体想不想，想什么，怎么想，如何在心中进行信息展现和加工，不是由脑神经系统中的分子、原子、电子来决定和主导，而是由思维本身来决定和主导的。就是说，正常的思维过程，不是思维载体规定和推动思维内容的变化，而是思维内容遵从主体意志和思维规律，决定并推动思维载体的运动。心里怎么想——信息内容怎么变化，信息载体——脑细胞、脑神经分子、原子、电子就会跟着发生相应变化。这就表明，思维本身，或者说“心”，在想不想、想什么、怎么想上，具有绝对的自主权、自由权。在心灵系统中，不是思维之“体”的运动决定思维之“象”的变化，而是思维之“象”的自主变化率领思维之“体”做相应运动。

通过上面的分析我们看到：现象不是消极被动的存在，不是实体的附属物，不完全由实体决定。实际上，现象是事物的自然整体层面，是事物整体的组成部分，对事物的存在和变化有积极能动的作用。那么，究竟应当如何理解这个“自然整体层面”？即如何理解现象的实质？从根本上看，现象与实体又应是怎样的关系？

过去，一般习惯于将现象视为实体本质的外在表现，其实是很片面的。得出这样的看法，是因为我们的眼睛只盯住了实体，只局限在实体的范围之内。事实上，任何事物存在于宇宙之中，都与整个宇宙发生联系。因此事物如何运动、如何呈现，并不完全取决于事物的实体本质，同时还取决于事物与外部广大领域的联系，与其他事物的相互作用。事物自身关系（包括稳定和不稳定）的表现和事物外部关系（包括与认识主体的关系）的表现，这两个方面整合起来，才构成事物的现象层面，即自然整体层面。可见，事物的自然整体层面，不仅是事物自身的整体，它同时还是宇宙整体在事物身上的“折射”。通过以上内容就不难看出，在现象与支撑现象的实体之间、现象与现象背后的本质之间，原来存在着巨大的质的和量的差异，存在着相互作用关系。现象要比现象背后的本质丰富得多。这也就是现象具有独立意义的根源。

现象作为事物的自然整体层面，作为具有积极和独立作用的事物整体的组成部分，无疑也有本体意义。比较而言，现象的关系是易变的、不稳定的，因而更多地显示着时间的特性；实体的关系是不易改变的、相对稳定的，因而更多地显示着空间的特性。这样说，并不意味现象不具有空间，实体不具有时间，只是说，二者在时空上各有不同的侧重。中华传统文化以时间为本位，在认识上落脚在现象层面，“观物取象”，以把握现象层面的规律为己任，是顺理成章的。

结语：打开科学的另一扇大门

以空间为本位，到现象背后去寻找本质，这一扇科学的大门已被传统的西方科学打开，但是这不是科学唯一的大门，至少还有另外一扇大门，那就是以时间为本位，探索现象本身的规律，研究世界的自然整体层面。

现象既然是事物在自然状态下的呈现，现象层面也就是事物之彻底开放的、自然生成的、完好无损的整体层面。如果肯定一切存在都有规律，那么就应当承认事物的自然整体层面也受规律支配。否则，世界将分为截然不同的两半，一半有规律，一半无规律。那是不可思议的。应当肯定，世界是统一的，一切运动形式和存在层面皆有规律。《内经》和中医学所揭示的众多规律已经证明了这一点。这里有一个问题必须辨明，就是要将规律和规律的具体形态区分开来，不可只承认一种形态的规律，不承认其他形态的规律。将规律与规律形态分离开来的依据，是世界有无穷多的层面，不同层面有不同的存在形式和不同的特质，因而不同层面的规律具有不同的表现形态。

现象处于永恒的不断的变动和与他物复杂的相互联系之中，承载现象的物质实体则是相对简单、静止、稳定的存在。因此，现象层面的规律有其特殊性，不能以现象背后、支配相对稳定联系的规律形态为标准。显然，现象背后的规律在形式上会趋于严格、精准、固定，现象本身的规律则相对宽松、灵活、自由，具有较大的容纳区间。但是，不管怎么特殊，所有规律，无论现象背后还是现象本身的规律，都必须具备一切规律的基本特质。这就是联系的重复性、普遍性和必然性。

必须指出，所谓必然性不等于唯一性。必然性可以表现为一个不会超出的严格界定的范围，在这个范围之内，却可以有无限多种的可能性，无限多种的具体呈现。这样理解必然性，规律就可以容纳不确定性，同时又不失规律的基本特质，不失规律的指导作用。

现象背后的规律，是在严格控制或单一条件下，即排除了原始复杂性和随机性、偶然性之后，事物所呈现的规律。故不仅其内涵的规定性严格精准，其具体的表现形式也是唯一的。只要满足它所需要的一定条件，它就会以唯一的形式精准地显示出来。而要想让它发生效能，也必须严格满足它所需要的条件。现象本身的规律，是事物在彻底开放的自然原始整体状态下的规律，其内涵的规定性同样严格而毫不模糊。但是它具有极大的包容性，能够容纳一定范围内的无限多种的随机变动，以致可以统摄个体的差异性，故其具体的显示无穷多样。此种情形系由现象层面的丰富性、复杂性和瞬息万变所决定的。然而，这并不妨碍它仍然完全具备重复性、普遍性和必然性这些作为规律的基本特征。

认清了中国和西方两个本质不同的科学传统，也就自然明白了为什么中国古代科学如此发达，西方近代科学却没有诞生在中国。不仅如此，即使到了今天，用成熟了的西方近现代科学也不能解释中医，不能解释中国科学传统。因为它们认识的出发点和大方向根本不同，不是一条道上跑的车，不是古代与现代的前后关系，而是两个并行的认识源流。

那么，这两种科学最终能否相互沟通呢？不能。因为这两个层面（现象背后之本质与自然整体）具有不同的性质，使得认识它们的基本路数刚好方向相反：一个要控制对象，加以抽取、分解，将整体还原为部分，一个要保持对象本始的原样状态；一个必定破坏自然整体，一个坚持维护自然整体。这两条认识路线具有互斥性，均以拆除对方的实现条件为自身的前提。这就决定了它们无论怎么巧施，都只能进入自己的层面，不能进入对方的层面。现实中的自然整体层面与其构成部分无疑是融洽相通的，然而我们只能分别检视这两个层面，而且当检视某一层面时，必定破坏或阻挡观察另一层面，因此我们永远无法了解这两个层面如何连通。当然，不能最后沟通，不等于不能相互利用。

中国人的原创，就在于为打开科学的另一扇大门开辟了道路。我们应当沿着这条道路做出新的贡献。

第四讲・论拓展《伤寒论》方临床运用途径

04

讲者：梅国强教授[1]

时间：2017 年 4 月 7 日 18：30—20：00

地点：广东省中医院研修楼 15 楼学术报告厅

梅国强教授： 各位同道，我首先感谢贵院各位领导给我在这么高的平台，与大家交流我自己学习和运用《伤寒论》的某些心得、体会的机会。贵院的平台办得非常好，在全国是非常有名的，甚至可以说声誉遍及海内外，让我有一点高处不胜寒的感觉。现在我们就探讨怎么运用《伤寒论》。讲这个主要是自己在临床上有几十年的心得体会，而且这些思路都是来源于《伤寒论》，不是另外强加给《伤寒论》什么东西。关于《伤寒论》，在座的都学过，刚才有一位领导同志讲，《伤寒论》从头到尾都能背下来，这点我完全相信，因为《伤寒论》的文字不多，如果每天用两个小时去背，三四个月就可以背下来了，但是我们今天讲的主要是运用，背熟了不等于会用。现在我拓展《伤寒论》方运用的途径有 8 条。为什么可以拓展《伤寒论》方的临床运用？因为《伤寒论》的方，如果你不拓展它的应用途径，有些方你一年也用不到几次。比如最简单的风寒外感，“热、恶寒、头痛、无汗、脉浮紧”，就是这么典型的病人，到你面前来，谁都会用麻黄汤，可是你一年碰到这样典型的麻黄汤证能有几个？医生天天接触病人，特别是门诊的

---

[1] 梅国强，国医大师，全国伤寒名家，湖北中医药大学博士生导师。曾任国家中医药管理局重点学科伤寒学科学术带头人，为第三、第四批全国老中医药专家学术经验继承工作指导老师。

医生，遇到像这样典型的病例实在是太少了。所以就《伤寒论》本身的内容来讲，我们也要灵活运用，对于杂病而言，更应该拓展《伤寒论》方运用的外延。

为什么我们要拓展呢？理由有三条。

第一，《伤寒论》方为外感热病立法，然兼说杂病，亦复有之，而辨证论治，原理互通。故《伤寒论》方，可兼疗杂病。古代《伤寒论》成书是叫作《伤寒杂病论》，当然张仲景原著的《伤寒杂病论》现在谁也没有看到，随历史变迁所流传下来的是《伤寒论》和《金匮要略》，所以《伤寒论》方是可以兼疗杂病的，这是拓展其临床应用的来由。《伤寒论》里外感热病的方子可以广泛应用于内伤杂病，石寿棠讲到张长沙，这个张长沙就是张仲景，相传他做过长沙太守，“著《伤寒》一书，立一百一十三方，三百九十七法，随病之变迁用之，千变万化，灵妙无穷，万病皆当仿之为法”。虽然《伤寒论》方不能包治百病，但是其中的原理可以广泛应用于临床各科。我今天讲的内容有很多就超出了内科范围，向临床其他科渗透。其的精神实质可以应用于临床各科，不是说临床各科都拿《伤寒》方来治病，比如骨折了用《伤寒》什么方啊？根据不同的表现配合《伤寒》方治疗可能会有效，所以随病之变迁用之。千变万化，灵妙无穷，读《伤寒》不能仅作《伤寒》书读，万病皆当仿之为法，而不是按图索骥。如果《伤寒论》怎么说理就怎么对号入座，这样用《伤寒》，那一年很难用上几个方子。按图索骥来用《伤寒》，那很难用，也碰不到那么典型的病例。大家都知道，从中医的方证来讲，非常典型的很少，不典型的、互相兼夹的太多了，所以我们必须灵活变通，这 113 方可以尽量扩展它的外延。《伤寒论》方能够治疗杂病，因为这本书本来就叫《伤寒杂病论》，在流传的过程当中，《伤寒论》这部分就被整理出来了，可是《伤寒论》的条文里面也有一些就是针对杂病的，包括桂枝汤，有的条文就主要讲杂病当中用桂枝汤。

第二，“大论文词古朴，示人以规矩，多显而彰之；示人以灵活，则往往隐于幽微。所述证治，或主随客省，客随主略；或以方测证，以证求方；或评其病机，或明其证候，或定其治法，种种不一，因之探隐索微，条分缕析，或因其证，或假其方，或合其机理，乃可拓展其方治范围”。《伤寒》是写在竹简上的，不像现在可以用计算机打字这么方便，用竹简写一部《伤寒论》，那样恐怕要有个大力士才搬得动。所以才写得那么简略。

第三，仲景以六经辨证立论。什么是六经？曾经有人问过我这个问题，下面就是我对六经的理解。六经者，经络脏腑之总称也，以六经为名，它统括了脏腑、经络，而脏腑、经络各有生理、病理特性，各居其部位，经络根于脏腑，运行气血阴阳，循其路径，网络全身，而为有机整体。故其病证，合之为六，且曰阴曰阳，所以六经是脏腑经络以及运行于脏腑经络之中的气血阴阳、精气津液。如果离开了这一点，脏腑将成为将死之脏，经络将变成无本之木、无源之水。经络不流通气血阴阳，那还能叫经络吗？脏腑没有气血阴阳，那这个脏腑是死的还是活的？所以用六经来称呼这个以脏腑经络包罗全身，加上气血跟阴阳不停地运行的系统，这就是我对六经的认识。曰阴曰阳，再简单点说，就是阴阳两个，阴阳在最早的时候一分为二（太阴少阴、太阳少阳），后来人们在利用这个古代朴素的思想时感觉到不足，特别是中国的道家思想发展以后，推动了六经的思想的产生。一生二，这是一分为二的观点，道家思想二生三，三生万物，那个三生万物就变化无穷了，所以阴阳不够用了，两阳合明——阳明，两阴相合——厥阴。生理病理的发展，不停在变化，不停在运动，气血阴阳也在不停运动，这就是我理解的六经。分之则名目繁多，唯其如此，则论中治脏腑病证之方，常可移作经络病证之法；疗经络病证之方，亦可为脏腑病证之用。而调治脏腑经络，则气血阴阳得以和平，或旨在气血阴阳，而效在脏腑经络，是以扩大《伤寒》方之临床运用，又可于整体恒动观中加以揣摩，互相之间是相应的。这是一个活的系统。以上就是我为拓展经方应用所列的三条理由。

下面我再具体讲这个路径到底是什么。这8个路径实际上是我从《伤寒论》里面抽取出来的，不能强加给《伤寒论》一个什么方，这些东西都能在《伤寒论》中找出根据来，只是说张仲景没有明确，我就把它提出来了。其实后面要讲的8个路径，我已经讲了它的来源，为什么要提出来这样一个路径，为什么提出来给大家参考？并不是我怎么想，然后就强加给《伤寒论》，我们应该反过来看，《伤寒论》反映出什么我们就提炼什么出来。

一、突出主证，参以病机

此言“主证”者，其意有二：一为某方所治之证候，就其典型而言，需脉证病机相合方可投剂，然临床所见，典型病例较少，而不典型者恒多。故有主证虽同，而病机难以丝丝入扣者，此时用方，但求病机大体相合，无寒热虚实之径庭，便可据证用方，故云“参以病机”。即主证突出的情况下，病机无原则上违反即可。

如栀子豉汤证，须见心烦懊侬之类，病机为热扰胸膈，而在太阳篇则有发汗吐下后云云，在阳明篇则曰“阳明病……若下之，则胃中空虚，客气动膈，心中懊侬，舌上苔者，栀子豉汤主之”。（221条，宋版《伤寒论》，下同）

“阳明病下之，其外有热，手足温，不结胸，心中懊侬，饥不能食，但头汗出者，栀子豉汤主之。”（228）

在厥阴篇则曰：“下利后更烦，按之心下濡者，为虚烦，宜栀子豉汤。”（375）

以上三条，均为栀子豉汤主之，然此三条发生发展的过程不同，证候也不完全相同，病机的形成也不完全相同，只是大体上相同（并非丝丝入扣）。说明主证突出——心烦懊侬（221条），心中懊侬，舌上苔者，舌苔比较厚，或白或黄，比较湿润的用栀子豉汤；舌苔白，舌质红，不湿润，则不用栀子豉汤，这即是所谓的结合病机，此时应用丹栀逍遥散。牡丹皮配栀子，淡豆豉配栀子，临床上都治心烦，鉴别在于舌苔厚腻与否。（现在西医有个诊断叫焦虑症，睡眠不好，心烦，莫名其妙的心烦，以及更年期的心烦，此时用栀子豉汤效果好，并不是说只用栀子豉汤，一切以临床效果为主。）柴胡温胆汤治疗更年期综合征肯定有舌苔厚。

再比如说四逆汤，《伤寒论》六经辨证，除了少阳经没有四逆汤证以外，其余各篇都有。如果把这个放在内伤杂病来讲，少阳容易从火化。事物都是有两个方面的，火有盛衰，火盛则为少阳病，火衰则为三阴病了（厥阴，少阴的寒证），所以少阳篇没有四逆汤。以太阳病为例，为何太阳病也需要用到四逆汤呢？因为太阳病的治法里有汗法，发汗太多，伤了阳气。古人发汗更是峻猛，发汗太过，容易使病邪内陷。而阳明病，高热亢盛的病为何用到四逆汤呢？没有四逆汤证的阳明篇是一个不完整的阳明篇，因为阳明病变化多端，且有汗出，容易形成内闭外脱，甚至是脱证，所以需要四逆汤在其虚脱的时候回阳救逆，阳回之后，需要清热则清热，古人常常用四逆汤合白虎汤，四逆汤回阳，白虎汤清热。其余方法还有很多，总结为随证治之。这是关于突出主证，参以病机，病机只是个参考，不能违反，不需要丝丝入扣，如果过度地强调主证突出且病机与《伤寒论》里面完全符合，只会束缚自己的手脚（病机不能违反）。

关于小陷胸汤，“小结胸病，正在心下，按之则痛，脉浮滑者，小陷胸汤主之”。我行医几十年来只治疗过一例。当时是我们医院保健科的一个护士，她说肚子不舒服，有点胀，让我给她开付药，我问她还有什么不舒服，她说这个地方（指心下）轻轻按的时候不痛，再用力按的时候就痛，于是我用手去按果然是这样，让其伸舌，舌苔厚腻，于是就想到小陷胸汤——正在心下，按之则痛。但是这样典型的病例，一年能碰到几个？小陷胸汤证，是痰热互结，脉数也是可以的，数脉在原则上没有违背病机。我举的这个病案里，她是月经未行，担心自己怀孕了，我就给她做了个妊娠试验，确定不是怀孕，就给她开了这个方（小陷胸汤），用了之后，月经就来了，我的诊断是肝气瘀滞，下损冲任，上犯胃腑，所以经水不调，胃脘不适。关于小陷胸汤，在临床上我应用很多，大多是脾胃方面的病，例如各种慢性胃炎，痰热互结也可以逆而上犯胸腔。我现在治疗痰热犯肺，甚至一些支气管扩张的病人，令其痊愈有点困难，但是令其好转则很容易。有些人咳黄痰、绿痰，甚至很多咳血的，我常常用小陷胸汤合大黄黄连泻心汤。大黄黄连泻心汤，大黄是炒炭的，黄连是炒炭的，黄芩是生用的。我在发表的一篇文章里面论述用小陷胸汤治疗痰热瘀阻心脉的病症。小陷胸汤是治疗痰热互结的，痰热互结也可以上犯于心肺，这个情况也可以用。突出主证，参以病机，所以我们拓展《伤寒论》方临床应用既要跟实际相结合，又要不脱离《伤寒论》的原理，要在《伤寒论》之内。

乌梅丸治疗久利，乌梅丸条文下写着“又主久利”，那这个怎么用呢？乌梅丸是用来治疗寒热错杂证、寒热互用之方，大苦、大寒、大辛、大热，五味俱全，如果病人久利，证属寒热错杂即可用。根据《内经》里面的描述，有些病人可以辨出他是寒还是热，但是有些病人不好辨其寒热，例如我举的这个病案：有邓姓者，男，38岁，腹泻3年，时发时愈，食荤尤甚，未曾根治，脉弦缓，苔白薄。正值壮年，胜任体力劳动，则非虚非寒；口和纳健，腹痛甚轻，乃非热非实。用乌梅10克，黄连10克，炒黄柏10克，炒川椒10克，细辛5克，干姜炭10克，党参10克，附片10克，桂枝10克，焦楂炭10克。经服2周，已不腹泻，偶尔大便日行2次，为成形软便，后以调整脾胃月余，一年未见复发。此方治寒热不显之慢性痢疾及长期低热而寒热虚实难以分辨者，每获满意效果。单纯的寒证、热证、虚证、实证都不能用。这个病人用了这个方子之后，效果非常好。主证的第二个意思就是某证候中之主要症状，唯其主证出现，则可据以选方，论中已有明训。如：“伤寒四五日，身热恶风，颈项强，胁下满，手足温而渴者，小柴胡汤主之。”（99）“阳明病，发潮热，大便溏，小便自可，胸胁满不去者，与小柴胡汤。”（229）“阳明病，胁下硬满，不大便而呕，舌上白胎者，可与小柴胡汤……”（230）以上3条，皆非纯属柴胡证，唯其胁下硬满之类主证出现，选用其方，主证突出，病机都关乎少阳，枢机不利，胆火内郁，所以用小柴胡汤。“阳明病，胁下硬满，不大便而呕，舌上白胎者，可与小柴胡汤……”（230）这里讲到了舌苔，用小柴胡汤，舌苔一般是薄白的，如果病证已发展成阳明与少阳合病，程度均衡，这就不是小柴胡汤证了，可能就是大柴胡汤证。因其胁下硬满，不大便而呕，所以说有阳明病变，不大便与阳明腑气不通有关，但其重点在少阳，所以用小柴胡汤。以上3条，均有差异，但是大体上又不出少阳的范畴，所以都用小柴胡汤（但见一证便是，不必悉具。其余的方子，皆可如此。

即所谓“参以病机，不必悉具”)。如刘某，男，35岁，以右侧腰脊、少腹痛为主诉，伴见胃中嘈杂，纳呆，干噫食臭，头昏，脉弱，舌苔白而粗糙。此例之主诉与生姜泻心汤证无关，然则“胃中嘈杂，纳呆，干噫食臭”，则为生姜泻心汤之主证，虽肠鸣、下利，仍选用生姜泻心汤为主方者，以其主证突出故也。书方如下：法半夏10克，干姜5克，生姜6克，黄连6克，黄芩10克，党参10克，神曲10克，柴胡10克，炒川楝子10克，制香附10克，杜仲10克，续断10克，5剂病愈。干噫食臭为生姜泻心汤证的主要证候（干噫食臭即为嗳气，有食物的馊腐气味和食物变坏的气味）。

二、谨守病机，不拘证候

用《伤寒论》方者，尤为多见，此为拓展《伤寒论》方运用范围之重要途径。盖以症状为表象，病机为实质故也，有表象迥异而实质相同者，故可异病同治，论中有吴茱萸汤，能治阳明寒呕；少阴吐利，手足逆冷，烦躁欲死；厥阴头痛、干呕、吐涎沫三证，以其浊阴上逆下犯所同也。教材上写的头痛的特征是颠顶头痛，因厥阴经上达颠顶，厥阴经不是从体表走上颠顶的，而是从咽喉的后壁穿上去的。关于吴茱萸汤证的三条原文主治不相同，那么什么相同？病机相同——寒浊之邪上逆达于颠顶，下犯于胃。我们在临床上经常用吴茱萸汤，谨守病机，不拘证候，拓展应用则应为寒浊之邪上逆或者下犯。颠顶头痛，胃脘痛，甚至是寒浊之邪下犯，损伤冲任导致月经不调、痛经之类的病症，吴茱萸汤也是一个常用的方子。如章某，24岁，月经延期，经来小腹冷痛，牵引阴部及两股内侧，甚或全身恶寒，乳房胀痛，呕逆难以进食，一般须卧床数日，方可恢复，予吴茱萸汤加减（炒吴茱萸10克，生姜12克，法半夏10克，党参10克，乌药10克，郁金10克，延胡索10克）。嘱每次行经前数日服药，经停则止。治疗5个周期，竟使多年之痛经痊愈。我认为这个病人是寒浊之邪既上逆又下降，选用吴茱萸汤加减，《伤寒论》的拓展可见一斑。

《伤寒论》可以向妇科以及各个科室渗透。麻黄连翘赤小豆汤为治黄疸病之方，其病机为湿热内盛，熏蒸肝胆，兼以风寒袭表。病者黄某，25岁，10日来双目微红而肿甚，不痛而痒甚，迎风流泪，结膜及睑缘有细小水疱甚多，微寒微热，无汗，不思饮食，小便黄，舌红苔白腻，脉浮，曾用多种抗生素眼药及银翘解毒片之类无效。分析其病机为湿热内蕴，循肝胆经脉上犯，且合外感之风寒，投方于下：生麻黄10克，连翘10克，红饭豆10克，生姜10克，甘草10克，桑皮10克，薏苡仁30克，茯苓15克，刺蒺藜10克，谷精珠10克。服药未及一周，而病症若失。上面这个病案，我给她辨为外有风寒，内有湿热，所以用麻黄连翘赤小豆汤。

这里分享一个我家族人的病案：西医诊断为没有传染性的红眼病，经过西医的治疗后，症状尚未减轻，甚至有加重的趋势，于是就来寻求我的诊治，临床症状有发热恶寒无汗，体温38℃，眼睛红肿疼痛，夸张一点来说，就像一个桃子，心烦，不汗出而烦躁，所以我选用大青龙汤。服用了大青龙汤之后，病情明显好转，能够上班了，红肿一天天明显消退，这就是谨守病机，不拘证候。因为不汗，眼睛红肿热痛，里面肯定有内热，烦躁是内热的体现，发热恶寒是有表证。“不汗出而烦躁者，大青龙汤主之。”

又有某些疑难病症，西医固有明确之诊断，而疗效未能尽如人意，中医之治法虽较丰富，而不能准确称其病名为临床计，可不论其病名，唯以病机是求，暂以病机称其证候，亦可借用论中之成法。如谢某，女，23岁，发育正常，形体修长，素来恶寒，手足冷，面部经风吹后便起红色斑块，数日后逐渐脱皮，初起未曾介意，以致逐渐加重，入院治疗于冬季，双颊可见散在之红斑或紫斑，双手有黄豆大之硬结数枚，无明显压痛，继而皮肤发红、水肿，有散在水肿性红斑，并有少许水疱，痛痒不适，破溃后有深褐色之结痂，右大指有虹膜样皮损，双足病变与手略同，舌质暗红，苔白薄，脉细。西医经各项检查，确诊为“多型性红斑”，曾用氯喹、维生素E、葡萄糖酸钙等治疗无效。中医诊断虽难以指其病名，然则病机属血虚寒凝，考诸经方，唯当归四逆汤与之相合，而该条所述证候唯“手足厥寒，脉细欲绝”（351）而已，故舍证候而求病机，处方如下：当归12

克，赤芍、白芍各12克，桂枝10克，细辛5克，生姜3片，大枣10枚，木通12克，鸡血藤10克，熟地黄12克，红花3克，川芎10克，内服。另用当归10克，肉桂10克，干姜10克，细辛6克，红花10克，煎汤，趁热熏洗。治疗26天，症状消失，各项指标转为正常而出院，迄今5年余，未见复发。此病人是我院的职工子弟，西医诊断明确，用药后效果不佳。这里讲讲虹膜样皮损，就是皮损处周围有一圈是红的，中间的颜色比周围的深，中医的病名为猫眼疮（像猫的眼睛一样），病人当时不肯用激素治疗，遂来寻求中医治疗。观其整个脉证，以血虚寒凝为主，皮肤上的损害是寒凝及瘀血导致，不要以为血虚的病人就没有瘀血，这个观念是不正确的，血虚的病人遇到某种因素也可以有瘀血存在，特别是寒邪的收引作用，受到热邪的煎迫，也可能形成瘀血。"手足厥寒，脉细欲绝者，当归四逆汤主之。"手足厥寒、脉细欲绝这八个字怎么理解呢？以方测证，这个当归四逆汤是治疗血虚兼有寒凝瘀血的，我这个理论是从《伤寒论》里面来的，《伤寒论》里面讲得非常简略，只讲出了最主要的——手足厥寒，脉细欲绝。这是教你以方测证，参以病机。假如碰到一个痛经的女孩子，月经期痛得很厉害，如果通过脉证分析，属于血虚寒凝，这时候就可以用当归四逆汤，它跟《金匮要略》的温经汤大同小异。用当归四逆汤来治疗上述所说的猫眼疮，我也试过用当归四逆汤来治疗血虚寒凝的痛经之类的妇科疾患，效果也相当好，这就是拓展《伤寒论》的应用。这不是我强加给《伤寒论》的，这是张仲景留给我们的思考。

三、根据部位，参以病机

此言部位，指体表部位而言，如胸胁、心下、腹、少腹、头颈、项背等。一定部位之症状，每与相应脏腑功能失调相关，然须辨别其寒热虚实，故需参考病机，论中有关内容十分丰富，毋庸赘述。兹就其灵活运用，略举数则，以明根据部位，扩大经方定部位之症状，运用范围之意。《伤寒论》特别强调部位，所以《伤寒论》传到日本，日本就形成了一门"腹诊学"。对于腹诊学，我不发表太多的评论，它有一定的优点，我们学习《伤寒论》不能按照腹诊学来学习，如果我们把《伤寒论》《金匮要略》以及温病结合起来，要比腹诊学丰富得多。我曾经写过一篇《仲景胸腹切诊辨》。《仲景胸腹切诊辨》在1982年南阳首届中日仲景学术大会上，受到广泛关注，后被日本东洋学术出版社收入《仲景学说的继承和发扬》中，在其按语中讲到中日腹诊不一样。当时决定写这篇文章，是因为日本学者第一次来的时候气焰嚣张，觉得中国的腹诊已经失传了，只有日本才有。我们把《伤寒论》《金匮要略》和《温病学》结合起来，里面的腹诊内容比日本的丰富太多，部位也有两个方面，有泛称某个部位的，也有确指哪个部位的。首先讲泛称部位，如白头翁汤所治湿热下利，其湿热虽来自中焦，而所损伤者，却在下焦之结肠，故有腹痛（小腹为甚）、里急后重等症，以部位言，可泛称下焦。下焦包括肠道、子宫，在男子包括精室、膀胱。

在“文革”期间，带学生办学都是在农民家里。我曾待过的那个地方，带下病非常多，连青春期的小女孩都有。那里是个偏远的地方，缺医少药，中药还有一部分。别人来找我看病，刚开始按照《傅青主女科》的温经汤来治病，但是效果不理想，用不好里面的方，就想着在《伤寒论》里找找看有没有合适的，最后找到了白头翁汤，所治湿热下利。其湿热虽来自中焦，而所损伤者，却在下焦之结肠，第一次、第二次煎汤喝，第三次多放点水，用来熏蒸，用了之后效果非常好。等我回城以后，因为我不是妇科大夫，所以就把这个方做成坐浴剂。中焦虚寒也有可能湿热下利，在外用的时候就不用太考虑寒热的问题，我现在用白头翁汤坐浴剂不用黄连，因为少了效果差，多了就有点贵了，所以我就改用生大黄30克，谁知无心插柳柳成荫，把黄连改为大黄之后外用效果更好。在局部除了清热燥湿的作用之外还有敛疮、止血、止痛的作用。所以用生大黄30克代替黄连，黄柏15克，青皮15克，苦参30克，蛇床子30克，另外加了一味药就是明矾15克。临床证明无论滴虫性、霉菌性或细菌性阴道炎（属于湿热阴痒者），皆有疗效。对于各种湿证，包括脚气，用这个方泡脚、洗澡，或者局部湿敷，效果都很好。我在宝安区中医院坐诊的时候，我的徒弟把它用个袋子装着，让病人拿回去煎一下就可以用了，既干净又方便。后来发展到脸上长痤疮也用。我曾经试过，让一个长痤疮的患者买面膜纸或者纱布，把药撒在上面，像敷面膜一样，特别是痤疮感染化脓的病人用了之后效果非常好。值得注意的是，蛇床子和明矾于少数人是过敏的。第一次没什么反应就是水疱那里痒、发红，如果是我碰到这样的病人，首先去掉明矾，如果还有反应，则去掉蛇床子，把明矾和蛇床子去掉之后就不会有反应了。

泛指部位尚有另一情形，如身疼痛之类，其所属病证及其机理十分复杂，仅就桂枝新加汤证举其例，62 条曰："发汗后，身疼痛，脉沉迟者，桂枝加芍药生姜各一两人参三两新加汤主之。"历来诸家皆曰："太阳病之身痛，发汗则止。"本证之身痛，汗后不休，为发汗太过，营气不足所致。我曾治一例身痛患者杨某，女，28 岁，农民。既无太阳病史，亦未服发汗药，其身虽痛，然非痛无休止，询其病情，乃一年前服西药（药名不详）治疗血吸虫病，疗程将近结束，便觉身痛，呈闪痛性质，并有抽掣感，四肢尤甚，一处闪痛之后，迅速转移他处，游走不定，移时缓解，旋复如故，痛苦不堪，不能参加劳动，脉弱，舌苔白，治疗未断，而病情逐渐加重，查阅前方，多是祛风胜湿、辛燥之品，或为"消炎痛"之类，揆其机理，良由药物毒性损伤营气，经脉失养所致，更兼久服辛燥，重伤营气，故反加重。经脉及其营阴，周身无所不至，因之，益气养营即所以和利经脉，和利经脉即所以治身痛，遂仿桂枝新加汤意，处方如下：桂枝 10 克，生白芍 24 克，炙甘草 6 克，生姜 10 克，黄芪 15 克，党参 15 克，生地黄 10 克，当归 10 克，鸡血藤 15 克，忍冬藤 15 克，川芎 6 克。服药半个月，身痛消失，可参加轻微劳动。我举的这个病例，与外感毫无关系，她是血吸虫病，以前治疗血吸虫的药跟现在的比毒性要大。这个病人与外感无关，与发汗无关，但与药物的毒性有关，因为药物的毒性损伤营阴，用桂枝新加汤效果很好。

这个经验是不能照搬的，为什么这样说？我们学校有个干部，冬天的时候去内蒙古出差，一到内蒙古就发高热，感冒了，出差前带了药，每天吃药发汗，发汗之后体温就降低了一点点，回武汉就问我，不发热了，但是身上到处痛是怎么回事。我诊断为发汗后营阴不足，就开了桂枝新加汤（用桂枝新加汤时，病人舌苔一定是薄的），效果相当明显。过了几年，这个人又感冒身痛，还想吃桂枝新加汤，遂来找我，一看舌头，苔黄厚，这是湿热之邪阻滞经络，所以不能再吃桂枝新加汤了。同一个人，同样是感冒，同样是身痛，但是舌象不同，病机不同，所以用两个不同的方子。确实像项背强几几，项背强冷，这样的病人很多，在《伤寒论》里面，项背强，这是太阳经里面的问题，在太阳经脉里面的病症有没有治法？有，上面的桂枝新加汤就是一种治法，不过这个治法还是以解表为主。如果把这个方子放在杂病当中，项背强痛，但是不发热不恶寒，身疼痛，可以用葛根汤，桂枝加葛根汤相对不足。但是我要强调，《温病学》是对《伤寒论》的发展，如果说项背强痛，舌苔白厚腻，舌质鲜红，难道也用桂枝加葛根汤吗？肯定不应该用！所以这个项背强痛与两经的关系密切，项以太阳为主，颈以少阳为主。若项背强痛，舌苔薄白，舌质基本正常，不鲜红也不绛红，这时用桂枝加葛根汤，哪怕是葛根汤也不会错。

四、循其经脉，参以病机

《伤寒论》虽有专论经脉病证之文，然为数极少，治法更未详明，唯以经脉内属脏腑，故治疗经脉循行部位之多种病证，皆可借鉴脏腑治法。若能辨证准确，依法化裁，一般能收效明快，是于无法中求法，亦法外之法也，足以补充《伤寒论》之未备。某患者，23岁，学生，左侧颈连项部肿痛，运动不能自如，皮肤不红（西医诊断为左胸锁乳突肌炎），余无不适，身体素来健康，考足少阳胆经“起于目锐眦，上抵头角，下耳后，循颈……”，足太阳膀胱经“从颠入络脑，还出别下项……”，可见胸锁乳突肌恰与二经相连，患者体质壮实，脏无他病，则柴胡桂枝汤用亦不妨，用此方约十日，颈部肿胀消失，亦不疼痛。上述这个学生的胸锁乳突肌炎，后面是太阳经，前面是少阳经，一病跨两经，单用桂枝加葛根汤效果不佳，遂用柴胡桂枝汤，效果很好。颈这里分得很细，古人是这样分的，所以我们既然用古方，则需根据古人的思路去思考。循经脉以疗疾病，尚有以下情况，即病证原属多种，而在同一条经脉之不同部位出现症状，不论部位之高下，均可依脏腑之方，权衡而用。如足厥阴肝经，绕阴器，过少腹，循胸胁，凡上述部位之疼痛、硬结等，皆可用疏肝理气法，以四逆散为主，随症加减，此为循经脉之法，亦为执简驭繁之法也。

例一：淋巴结核。程某，男，9 岁，双锁骨上窝有肿硬之淋巴结 2 ～ 3 枚，大如拇指，小如蚕豆，压痛明显，低热（体温 37 ～ 38.5℃）3 个月不退，盗汗，纳差，形体消瘦，用链霉素、雷米封无效，转中医治疗。初服青蒿鳖甲汤加减，1 周而体温正常，盗汗减少，考虑结核尚属侧部，为肝经所主，乃肝气兼痰郁结所致，故投下方以消结核：柴胡 6 克，白芍 6 克，枳实 6 克，炙甘草 3 克，夏枯草 10 克，浙贝母 6 克，黄药子、白药子各 6 克，制香附 6 克，沙参 6 克。每日 1 剂，连续服两月余，结核基本消失（或留绿豆黄豆大小）。

例二：乳腺增生病。季某，女，24 岁，左乳外上方有肿块如鸭蛋大，边缘较为整齐，活动，轻微压痛，皮肤正常，经穿刺做细胞学检查，证实为乳腺增生，伴经期少腹痛，余无不适，仍参加体力劳动。因思前人有乳房属胃，乳头属肝之说，且肝经亦主乳房部位，故投四逆散加郁金 10 克，制香附 10 克，浙贝母 10 克，昆布 10 克，海藻 10 克，夏枯草 15 克，生牡蛎 20 克，黄药子、白药子各 15 克，连服 3 个多月，肿块消失。

例三：附件炎。陈某，女，45 岁，因 10 年前做输卵管结扎术后而患右侧附件炎，右少腹痛而坠胀，扪之局部软组织增厚、压痛明显，月经失调，经期乳胀，少腹痛加剧。仍从肝经论治，用四逆散加制香附 10 克，橘核 10 克，炒川楝子 10 克，荔枝核 10 克，牡丹皮 10 克，丹参 15 克，红花 6 克，桃仁 6 克。治疗过程中略有加减，服药两月余，症状消失，局部切诊无异常发现。

例四：阑尾炎手术感染化脓后，肠粘连，创口硬结。王某，男，38 岁，6 年前阑尾手术化脓，治愈后，经常右少腹疼痛。近来因劳累过度，不唯疼痛再发，且创口瘢痕明显肿大、赤热、质硬，压痛明显，拟疏肝理气、活血化瘀，兼清热解毒为法。方用四逆散加槟榔片 15 克，当归 10 克，川芎 6 克，制香附 10 克，乌药 10 克，知母 10 克，黄柏 10 克，败酱草 20 克，薏苡仁 30 克，服药 1 周则疼痛大减，半个月后腹痛消失，瘢痕缩至原来大小。

第一例病人为双锁骨上窝有肿硬之淋巴结，在颈部，属少阳经。第二例病人为乳腺增生，乳头属肝，乳房属胃，在功能上与肝经郁结有关。第三例病人为附件炎，属厥阴（足厥阴肝经，绕阴器）。第四例病人为阑尾炎手术后感染化脓，肠粘连创口硬结，后肿大，发热。这四个病例，四种不同的病，我都用四逆散为底方加减，这就是循经脉以疗疾病。某些疑难病，指那些效果难以达到理想状态的，循经脉以疗疾病，往往能取得好的疗效。比如说，三叉神经痛。三叉神经在面部就有三支，第一支，上行至额部，这跟足少阳胆经的循行有关，剩下到颧骨、到下颌的两支，跟阳明经的走向有关。三叉神经痛这个病在内科里面属于头痛的范畴。我在临床上治疗三叉神经痛运用小柴胡配葛根芩连汤以及一些虫类药（例如蝎子、蜈蚣）可以收到很好的效果。这就是表现在经脉上的痛证，还有人痛到半边脸肌肉都萎缩了，治疗很长一段时间后，这个病人不仅不痛了，肌肉的功能也恢复了。经脉病症借鉴脏腑治法，往往能收到很好的疗效。

五、斟今酌古，灵活变通

《伤寒论》成书以来，凡1700多年，况上溯先秦，渊源有自，而学术发展，不无沧桑之变。有病名古今不一者，有方药主证所见不同者，以及有证无方、有方无证者，种种变迁，故须斟今酌古，灵活变通，有时亦能于临床踯躅之际，而恍然有悟。

古人用竹简写字，不能像我们今天这样写得越清楚越好，所以就写得很简略，需后人自行领略。如《难经·五十七难》有“泄凡有五”“大瘕泄者，里急后重，数至圊而不能便，茎中痛”之说，而今已不用其名，张山雷竟斥之为“门外汉所羼入”。我曾治乙状结肠冗长症一例。程某，男，50岁，住院号42268。体态如常人，自诉腹胀与便秘相间，里急后重6年，曾多方治疗无效而入院。腹胀以脐下为重，“时兼疼痛，不因排便而缓解，压痛明显。终日便意频繁，登厕达五六次之多，每次20～30分钟，多为里急后重所苦，而不能排便。其中能排出少量大便者，仅 2 ～ 3 次，粪质稀溏，无恶臭及黏液，时或初硬后溏（即患者所称之便秘），便时牵引尾骨处疼痛。口味正常，腹中知饥，因排便困难及腹胀而控制饮食，小便清而量略少，脉缓，苔薄白。经钡剂灌肠摄片，证实为乙状结肠冗长症。初因审证不明确，以致方药杂投，1 个月之后未获寸功。因知病有疑难，不可以常法视之，观其频登厕、里急后重而多不能排便，况且似痢疾而无赤白，似泄泻而窘迫异常，似便秘而实为初硬后溏，反复思考，觉与大瘕泄相符，而病机则与肝郁气滞，疏泄反常有关。治法以疏肝解郁为主，复因便秘而尿量略少，故兼通阳化气，以分利之。方用四逆散合五苓散化裁：柴胡 12 克，枳实 15 克，白芍 15 克，炙甘草 6 克，当归 6 克，茯苓 30 克，猪苓 10 克，焦术 10 克，肉桂末 2 克（冲服），共服 28 剂，大便日行一次，成形软便，诸症消失而出院。

乙状结肠冗长症是先天疾患，乙状结肠长了，自然就要多绕几圈，而腹腔的容积是有限的，这就导致上厕所困难。一般来说，这样的病人都选择手术治疗，可是当时该病人住院时，特别恐惧手术，害怕躺在手术台上下不来。这个病人病情严重，按照病人的说法，就是想整天坐在马桶上不起来，因为里急后重，每次上厕所的时间长，实际上是腿麻了，受不了了才起来的，过一会儿，又想去上厕所，整日如此折腾，非常痛苦。我们给他治疗，开始 1 个月没有什么效果。“因知病有疑难，不可以常法视之。”看他上厕所，里急后重不能排便，看起来跟痢疾有点相似，但是痢疾会排出一点粪便，况且没有赤白下利，似泄泻而窘迫异常，似便秘而实为初硬后溏，在《伤寒论》有个条文初硬后溏，那是阳明病，跟这个不一样。经过反复思考，记起我老师说过的一句话：“医生有两看，白天看病，夜晚看书。”后来我去看书，就看到了大瘕泄，但是没有一个治疗的药方与大瘕泄相符，而病机则与肝郁气滞，疏泄反常有关。足厥阴肝经绕阴器，过少腹，循胸胁，这个病症大致与经脉循行相同。大瘕泻是茎中痛，痛在前阴，而这个患者是痛在尾骨，我们用脏腑经脉一体化来理解，任督二脉交会于会阴，痛在前、痛在后都是经脉阻滞，痛在前在情理之中，痛在后也在情理之中，这就是斟今酌古、灵活变通。我用的就是四逆散合五苓散，收到了很好的效果，出院之后，电话回访的时候，病人就回复我说但凡我出现一点不舒服，就按照药方抓一付药，吃了就好了。后来病人思想转变了，去做了手术。

又治一例“皮肌炎”。患者徐某，女，24岁，住院号348470，半年前发病，初为发热，关节游走性疼痛，全身散在红疹，瘙痒，曾服“强的松”之类药物，病情暂安，停药则复发，且体温更高（39～40℃），红疹密集，布满全身，奇痒微痛，并有脱屑样改变，关节疼痛。门诊以“风湿性关节炎”及“发热待查”收入病房，经用清热解毒祛风等，治疗33天，毫无效果，高热弛张不退，请院内外皮肤科会诊，确诊为皮肌炎。中医诊断如何定其名称？翻阅资料，觉与“赤白游风”相似，“此证发于肌肤，游走不定，起如云片，浮肿焮热，痛痒相兼，高累如粟，由脾肺燥热，而兼表虚腠理不密，风邪袭入，与热相搏，化热益盛而成，初俱宜荆防败毒散疏解之……”。其中“表虚腠理不密”一句对我极有启发性，据患者高热前每有轻微恶寒，汗出较多（右侧尤甚），体温虽高，而口不渴，脉浮数，舌淡苔白等，确定为腠理不密，营卫失调，风邪袭入之象，然则汗多而用荆防败毒散，自不相宜，因而仿桂枝汤意，处方如下：桂枝10克，白芍10克，黄芪15克，当归10克，防风6克，白鲜皮10克，牡丹皮10克，丹参15克。患者自服此方以来，体温于数日内降至正常，皮肤病变逐渐好转，然后据证调理以为善后之法，以致血沉、血与尿之肌酸、肌酐等项指标转为正常，住院93天痊愈，迄今10余年未曾复发，所生一子，健康。若非斟今酌古，谁料桂枝汤法，竟有如此功效。

上述这个皮肌炎的患者身上奇痒，红疹密布，简直是体无完肤。患者服用激素类药物，吃完之后红疹消退，激素减量，减到一半，皮肤病又复发，多次反复。患者了解到西医治疗只有用激素，效果不佳后就决定寻求中医治疗，并且停用激素。她住到内科病房来，每天发热，成弛张热，治疗3天后，效果不佳，为什么无效？因为我整天沉浸在清热解毒的思维里。整天发热，红疹密布，总是考虑什么热毒感染之类，总是用清热解毒的方子治疗，每天换一种清热解毒的方子，结果效果不佳。就像小说《围城》里面讲的一样，在围城外的时候想尽一切办法想进去，进去了之后再想跳出来就困难了。我现在就像是被这个围城围住了，后来翻到《医宗金鉴》的“外科心法要诀”，里面有一个病症叫“赤白游风”，和这个病相似。书中这样描写“此证发于肌肤，游走不定，起如云片，浮肿焮热，痛痒相兼，高累如粟，由脾肺燥热，而兼表虚腠理不密，风邪袭入，与热相搏，化热益盛而成，初俱宜荆防败毒散疏解之……”，正是这个“表虚腠理不密”给了我很大的启发。病人发热温度这么高，持续时间这么长，可是舌苔湿润薄白，并不干燥。《察舌辨证歌》里讲道：“白而薄润风寒重，温散何妨液不干。”这个时候用温散的药津液不会干，如果有发热恶寒的这类疾病，舌苔薄白而润泽，是风寒重，可以用温散的药。“燥薄白苔津已少，只宜凉解肺家安。”薄白苔，与干燥、湿润以及舌质的红绛配合起来的临床意义都是不同的。这个病人舌质基本正常，舌苔薄白而润，汗出非常多，以致需要换几套衣服。当时我没有重视出汗多，认为高热出汗在情理之中，没有想到是表虚腠理不密，在清热解毒不理想的时候，我就相信了《医宗金鉴》里面的分析，但是我没用荆防败毒散，因为荆防败毒散是一个发汗的方，吃了这个要出汗，病人本就汗多，汗多之人不宜荆防败毒散，宜桂枝汤。这个时候我想用桂枝汤，但是有点胆怯，于是就去问我的老师，跟老师讲了一下病情和治疗经过以及我现在的想法，老师就说：“想法非常好，依据也充分，你就用吧。”用了之后，效果非常好，到现在为止，患者没有复发。

但是值得注意的是，急性的皮肌炎可以这样用，慢性的皮肌炎就要变化了。后来我遇到两例慢性皮肌炎的病人，一个成人，一个小孩，这两例都治愈了，但是我用的不是桂枝汤，因为慢性皮肌炎的病人不存在发热的问题，皮肤上的损害还是很多的，舌苔黄厚腻。这两例都是用二妙散加上四味带“土”字的药，如土贝母、土牛膝、土大黄、土茯苓，那个成年人还加上了活血祛风的虫类药（如蝎子、蜈蚣），小孩用了金钱白花蛇，3 天用一条金钱白花蛇是很安全的，虫类药跟一些辅料（如玉米）一起炒，然后打粉，用药水送服，效果非常好。可见临床经验不是一成不变的，急性皮肌炎跟慢性皮肌炎是有区别的。

六、厘定证候，重新认识

《伤寒杂病论》虽为仲景手笔，而今之《伤寒论》曾流散民间，私相授受，辗转抄录，复经王叔和整理成册，虽功绩卓著，然不无错漏之嫌，或因古文质朴，义有未详者，故对某些条文或某方所主之病证存疑，实有厘定之必要。厘定之法，可从考据入手，亦可从临床实践入手，往往厘定证候之日，便是扩大经方运用之时，今从临床实践举例如下：如 71 条“太阳病发汗后……若脉浮小便不利，微热消渴者，五苓散主之”，然 72 条“发汗已，脉浮数，烦渴者，五苓散主之”，两条条文大抵相同，只是 72 条没有提到小便不利的问题，教材上说是省略了主症。因为其在 71 条之后，《伤寒论》省文之法用得很多，但两条连在一起而省文，这样的还不多见，要是我们承认 72 条省略了小便不利，那么加上小便不利后 72 条跟 71 条基本上没有什么区别，何必要两条呢？这有可能是王叔和弄错了，但王叔和绝非等闲之辈，怎么会弄错这么简单的问题呢。我觉得这两条摆在一起的原因是为了说明 72 条可能就是以消渴、烦渴为主，不一定是省掉了主症。若本条以烦渴为主，又用五苓散，那么这渴从何而来？是津伤了吗？伤津液不仅不可用五苓散，猪苓汤也不能用。《伤寒论》里面有条文说明（“阳明病，汗出多而渴者，不可与猪苓汤，以汗多胃中燥，猪苓汤复利其小便故也”），是必由于膀胱气化不行，津液偏渗于前，而能正常运行之津液减少，津少必渴。这不是津液热甚，而是膀胱藏津液的功能失调了，我认为 72 条讲的消渴是津液输布失调，确实在临床实践中有部分病人烦渴不止而小便繁多，究其原因，较为复杂，其中有津液运行失常而致者，用五苓散通阳化气，从而津液运行复常，正合《素问·灵兰秘典论》“膀胱者，州都之官，津液藏焉，气化则能出矣”。现在我们用五苓散，只注意到了上句的气化则能出，殊不知膀胱首先要藏津液，所以膀胱的功能是两个方面，即膀胱要藏津液，藏到一定程度之后通过气化才能排出体外，这就是尿液。膀胱的功能是两个方面，如果膀胱藏津液的功能失调，可以引起小便繁多。小便繁多，水分丢失多就口渴。膀胱所藏之津液，在气化作用下，复归津液运行之轨道，其浊者排出体外，反此为病，见前71条所述之证。再者，膀胱所藏津液，其来源大致有以下几个：小肠泌别清浊，而渗入膀胱；饮入于胃，由脾上输于肺，由肺而通调水道下输膀胱；肾为水脏，对膀胱有供养和促进作用，源流若是，而膀胱能藏与否，亦赖其气化功能，若膀胱气化不健，津液失藏，则必然小便频多，而烦渴不止。《素问·脉要精微论》曰："水泉不止者，是膀胱不藏也，令人群疑冰释。"水泉不止，显然是指小便多，小便多是因为膀胱不藏。《金匮要略》中肾气丸既主虚劳小便不利，又主消渴，小便反多，饮一斗，溲一斗。肾气丸既治小便不利，又治消渴，小便繁多，其治在肾。肾为水脏，膀胱为水腑，一个肾气丸可以治疗肾气的藏津液，肾也能藏津，它能接受膀胱气化的津液，所以一个肾气丸能治疗小便不利，又能治疗小便繁多。五苓散治在膀胱（水腑），异曲同工，五苓散所治的口渴，是膀胱不藏，跟津伤无关。

又如152条"太阳中风，下利，呕逆，表解者，乃可攻之。其人漐漐汗出，发作有时，头痛，心下痞硬满，引胁下痛，干呕，短气，汗出而不恶寒者，此表解里未和也，十枣汤主之"。关于表解里未和，在讨论的时候，强调一定要先解表。如果发热恶寒表未解而用十枣汤攻之，这是误治，当时我们治疗结核性胸膜炎的胸水，认为是悬饮，可是这个发热恶寒没有结束，十枣汤是不能用的，明知不可用，但还是用了，有些病人虽然有低热、恶寒、胸闷气短这些症状，他还可以下床活动。在发热没有停止的状况下就用十枣汤，病人第二天起不了床，这是我们应该吸取的一个深刻的教训。所以这个表证是个什么证候？既非风寒，亦非风热，也非风湿。什么解表的药都用上了，发热没有退。我在看《杂病源流犀烛》的时候，里面有一个观点：某某病情之外象。我认为这个发热恶寒不是表证，是悬饮之外象。几个字就可以改变一个人的思路，重新审视病机，我觉得悬饮并发热，是饮阻胸膈，三焦失和，枢机不利，风木郁而化火。治法以和解枢机、化饮散结，兼从阴分透邪，我采用了柴胡桂枝干姜汤，里面没有用干姜，而是重用青蒿，鳖甲这类的药物。这篇文章单独发表过，用柴胡桂枝干姜汤去干姜，重用青蒿，一般用30克，能够解除发热，后来发现在解除发热的同时胸水也慢慢地吸收了，到后来有些时间很长的心积液的患者，胸水不多，不容易抽胸水的，用这个办法也取得了一定的效果。这是我对悬饮问题做的一个简要的汇报。

七、复用经方，便是新法

经方配伍，往往药味较少，故功效较为单纯，若病情相宜，运用得当，每能效如桴鼓，因而有谓用经方需按经方之法，不得随意变更者，例如小柴胡汤有7个加减法，就不能用8个，为何要这样作茧自缚呢？我们掌握了原理，然后应用自如，这样就是大家了，为什么要觉得超出经方之外的加减就不可以呢？实际上张仲景没有这么讲，复用经方便是新方。为什么要复用经方，经方用至今日，时移世易，生态环境、气候条件、社会因素、物质生活、文化教育，无不有所变更，故人群之疾病，古今难以完全相同，此所以用经方而需发展经方之来由。实际上复用经方来自张仲景，例如桂枝麻黄各半汤、桂枝二越婢一汤、柴胡桂枝汤。复用经方才是一个新的方法，如柴胡桂枝汤，其绝对不同于小柴胡汤，也不同于桂枝汤。复用经方的来源就在《伤寒论》，不是我强加给《伤寒论》的。我用小陷胸汤合大黄黄连泻心汤治疗肺热痰盛（如果有咳血，则用大黄炭），小陷胸汤合栀子豉汤治疗肺热胸痛，半夏泻心汤合紫苏汤治疗胃病心下痞，五苓散合小半夏汤治疗寒饮吐泻，真武汤合麻杏石甘汤治疗下焦水泛，上焦痰热之咳喘。加上经方与时方的合用，那也是新方法。柴胡类方的应用我也已经发表了好几篇文章。因此复用经方是我根据张仲景的思维方式提炼出来的一种方法。

八、但师其法，不泥其方

对《伤寒论》方之运用，有更为超脱者，即但师其法，而不泥其方。仲景对此已有提示，如“自利不渴者，属太阴，以其脏有寒故也，当温之，宜服四逆辈”（277），这是太阴篇的条文，没有用理中汤之类的。用理中汤对不对？对，但是没有四逆辈好。四逆辈是指理中四逆之类的方子，可以根据寒邪的轻重来选用。中焦中寒邪之后，往往脾肾阳虚，需要温补脾肾，总在理中汤、四逆汤这一类的方剂。又如“伤寒发汗已，身目为黄，所以然者，以寒湿在里不解故也。以为不可下也，于寒湿中求之”（259），在《伤寒论》中治疗寒湿发黄的方子很多，但是没有指定哪一个方剂，而是说“于寒湿中求之”。总而言之，温阳散寒祛湿这个方法告诉你了，没有告诉你具体的方子，就是让你灵活运用的，所以我说要“但师其法，不泥其方”。这本来就是张仲景的思想，不是其他人创造的。更有仅师六经辨证之法，而不泥其具体治法方药者，如“脉浮数者，法当汗出而愈。若下之，身重心悸者，不可发汗，当自汗出乃解。所以然者，尺中脉微，此里虚，须表里实，津液自和，便自汗出愈”（49）。发汗后有身重心悸，张仲景还是有办法的，但是不指定用什么方药，这个方法最妙。发汗后身重心悸是多种多样的，我们可以做到的就是使其阴阳自和，有非常多的方法可以达到阴阳自和，必“观其脉证，知犯何逆，随证治之”（16）。这才是发扬智慧，在无法中寻法，才是最高的一招。

有患者李某，女，64岁，从足至腰部满布紫斑1年。患者于3年前确诊为膀胱癌，做部分切除术，继以膀胱局部化疗3年。于1年前发现足部瘀斑扩散，渐至双膝关节，愈发愈多，融合成片，呈深紫色，足背近似黑色。3个月前仍向上发展，直达腰部，色深红带紫，几无完肤。西医曾做多种检查，诊断为“毛细血管扩张性紫癜”，服止血芳酸之类，但不能控制其发展，伴微痒不痛，口干不欲饮，多饮则恶心，大便秘结，3日一行，微咳有痰，足底疼痛，不任远行，脉弦，舌苔白薄。

考发斑一证，多属胃热炽盛，波及营血，血热妄行所致，而发斑之论治，非《伤寒》学所长，乃温病学之能事。因思叶天士论斑：“如淡红色，四肢清，口不甚渴，脉不洪数，非阴斑即虚斑。”此例与叶氏所言较为相合，唯斑色略有不同。盖叶氏之论，病在初发，血络受伤未甚，而此例病程一年，斑色逐渐加深，故不得以斑色而否定之，是以当属虚斑。叶氏又云：“齿缝流清血，痛者，胃火冲击也；不痛者，龙火内燔也。”齿衄与发斑，自不相同，而属热伤血络无异，此例皮肤微痒而不肿痛，更无阳明燥热之征，以理揆之，则非胃热损络，而属龙火灼伤。

分析至此，则如何与六经辨证联系？盖病起于膀胱，又为化疗所伤，似与肾移热于膀胱有关。观“少阴病八九日，一身手足尽热者，以热在膀胱，必便血也”（293），本条以尿血为临床征象，是肾移热于膀胱，耗伤血络所致。此案不曾尿血，而血溢肌肤发斑，是病证不同，而相火伤络之机理相同。又此案患者足底疼痛，与足少阴肾经相关，考《灵枢・经脉》：“肾足少阴之脉，起于小趾之下，斜走足心，出然谷之下，循内踝之后，别入跟中。”发斑与足底痛，应视为有机联系，似可印证前者之思考。《灵枢・本脏》：“肾合三焦膀胱，三焦膀胱者，腠理毫毛其应。”此例于膀胱癌术后，继以局部化疗，内则伤其所合，令肾阴暗耗，龙火亢盛，而亢盛之火，伤及外应之腠理皮毛，络脉受其煎迫，血溢其间。此乃全部病情之机理所在，是师六经辨证原理，并参合温病学说之结果。师法如此，则滋肾养液、活络化斑，兼以和胃为法，乃必然之势，而用方以六味地黄汤为主，是不泥其方也。疏方于下：生地黄 10 克，山药 10 克，山萸肉 10 克，茯苓 30 克，牡丹皮 10 克，泽泻 10 克，当归 10 克，川芎 10 克，赤芍 10 克，广木香 10 克，砂仁 10 克，紫草 10 克，鸡血藤 30 克，忍冬藤 30 克。上方略事加减，共服 5 周，瘀斑消退，唯足背部斑退后有色素沉着，精神好转，足底不痛，口干不明显，二便自调。迄今 2 年，未见复发。

这个病人是膀胱癌化疗后出现紫癜，从足到腰，由于西医没有什么好办法，遂来寻求中医治疗。在治疗这个病人时，我就在《伤寒》与温病之间反复思考，因为发斑、发疹非《伤寒》之所长，讲斑疹之所长的是温病学，所以说温病学的发展对《伤寒》是个补充，我们不要把这种良好的文化补充、丰厚的文化补充忽视掉，要结合起来。温病学里面讲斑，一般是胃热发斑，热甚入血分发斑，可是叶天士恰恰提出来有阴斑和虚斑。这个病人简要地讲是属于虚斑，不是阴斑，阴寒之邪是可以发斑的，看看《金匮要略》里面的阴阳毒就知道了。怎么理解虚斑？首先是膀胱部位化疗，这个虚斑西医的诊断是毛细血管硬化性紫癜，中医从虚实里面分，是虚证，是阳虚、阴虚、气虚还是血虚？《伤寒论》少阴篇中“少阴病八九日，一身手足尽热者，以热在膀胱，必便血也”是肾移热于膀胱，耗伤血络所致。有便血，血是从窍道而出的，如果不从窍道出来，出于皮肤之下呢？那不就是发斑吗。《灵枢·本脏》说“肾合三焦膀胱，三焦膀胱者，腠理毫毛其应。”不要觉得腠理毫毛是肺所属，跟膀胱、肾没有关系，将经典里的理论联系起来，我治疗这个病就有底气了。这个病就是肾移热于膀胱，表现的不是尿血而是表现在皮肤上，不只是肺合皮毛，肾也合皮毛，三焦也合皮毛。“腠者，是三焦通汇元真之处，为血气所注；理者，皮肤脏腑之纹理也。”这个病人的病情我们就解释清楚了，因为化疗，肾移热于膀胱，而膀胱外合皮毛，在皮肤上损伤络脉以致发斑。治疗的时候用六味地黄丸，这不是《伤寒》和《金匮》的方，而是钱乙《小儿药证直诀》里的方，钱乙是真正的聪明人，《金匮》里面有什么？肾气丸，把肾气丸去掉两味药不就成了六味地黄丸了？所以说钱乙是聪明人，新方发扬可见一斑。

主持人：非常感谢梅教授的发言，相信对大家怎样学习《伤寒论》有了很大的启迪。接下来给大家两个提问的机会。

问：梅老，您提到悬饮的时候，提到那个发热恶寒，你认为是一种外象，不是一种表证，我们在临床上怎么去鉴别？

梅国强教授：在临床上很难辨别，只是说在临床的反馈治疗中，用任何解表的方法效果不好，从这个反馈信息中来思考。这个悬饮在内，外面为什么发热恶寒呢？难道所有的解表的方子都用错了吗？当然不是，它是个反馈信息，告诉我们，这不是外来的表证，是从属于悬饮，有这样的悬饮才有这样的外象。

问：悬饮在病机上怎么理解发热恶寒的证候？

梅国强教授：饮阻三焦，三焦是水谷气机运行的通道，悬饮存在于上焦，三焦功能都会受到影响，水火气机失调。刚才讲到了三焦膀胱者，腠理毫毛其应，身体里面有饮邪悬于胸膈，影响了水火气机的通行，在外面可以表现出发热恶寒类似表证的症状。这个发热恶寒不是风寒也不是风热，而是内里的悬饮导致三焦水火气机不通畅而引起的。

问：您在临床实际应用中，合方是怎么把握的？

梅国强教授：举个例子讲，如果这个病人表现出两个很重要的病机因素，那就是用两个方。比如说病人既有冠心病，这个冠心病我们通过辨证属于痰热之邪上犯，痰热郁结，阻滞冠脉；病人年龄偏大，不少病人又合有胃病，胃病辨证之后属于湿热之邪阻滞中焦，甚至还有颈椎病、颈项强痛、头昏之类的症状。那么有多种病机因素的情况下，首先就不会考虑只用一个方，冠心病在中医叫胸痹，在这里兼有胃痛和颈项强痛，这种情况就用两个方子，小柴胡汤合小陷胸汤加减，小柴胡汤治疗少阳经的病症。有这两个重要的病机因素，这两个方就自然用在一起了。

问：《伤寒论》对药量是很有讲究的，我看梅教授用的时候都是采用通常剂量，我想问问梅教授是怎么考虑药量的问题？另外"温病"里面用的药，药大量少，那么"温病"和《伤寒》药物的用量梅教授是怎么思考的呢？

梅国强教授：这就说来话长了，简单地讲，有一本书叫作《中国度量制》，把中国所有的度量制作了一个系统的研究，应该是权威的。在中医部门也有人考证过，汉代的一两相当于十五点几克，有的说十三点几克，反正是比现在的多，这个问题作为考证，没有错，考证的剂量是对的。可能我偏于保守，我就根据李时珍说的"古之一两约今之一钱"用药。我们用药的目的：第一，要安全；第二，要有效。按照李时珍的用法既有效又安全。秦以后统一度量衡，但是这是官方的，是为了收税的时候方便统一，而民间怎么交易的，官府不管，地方大，人口流通小，所使用的度量衡也不一样。我小时候就见过，我家那边的一斤跟现在的差不多，但是北边的一斤相当于我家那里的两斤半，还有相当于两斤的，所以民间交易的度量衡千差万别。就李时珍这个例子来讲，现在用的官方剂量基本还是李时珍所说的"古之一两约今之一钱"，他既是药学家，也是医学家，他用的药既有效又安全。到了清代，度量衡完全沿袭明代的，一斤是十六等分。清末在运河边要运盐，立了一个碑，写了一斤相当于多少多少，后面还有一条，用药人命关天，一如前法，所以这个药证历来变化很小。药量大到底好不好，我没有这方面的经验。要按一两十六点几克，大青龙汤里面麻黄六两，那就是九十几克，现在火神派也没有用到这么多。

主持人：经方对于学中医的人，无论从临证角度还是学术研究角度而言，都是一个根本。《伤寒论》首以伤寒论病证、立六经法度，如何把它推广，应用到更多疾病里，六经钤百病，这里面有一个活学活用的智慧。今天晚上，梅老以他多年的临床研究为大家指出 8 条路径，这 8 条路径值得大家回味，里面讲要由证、由部位、由经络来思考，也讲了怎样去活学的思维，比如说要斟今酌古，对于临床学好经方、用好经方有启示作用。打破经方的条文对我们的束缚，达到活的境界，这对于每一个临床医生来讲都是非常非常重要的一件事。让我们以热烈的掌声感谢梅老精彩的讲解。

第五讲·经方方证是中医辨证论治的精华

05

讲者：黄仕沛教授[1]

时间：2017年5月10日18：30—20：30

地点：广东省中医院研修楼15楼学术报告厅

黄仕沛教授：各位，晚上好。我们这个系列的讲座是关于中医思维的，前面的几个老前辈讲过的我在这里就不重复了。我们知道中医的思维内涵是非常丰富多彩的，具体就体现在我们的辨证施治上面。我们中医要怎么运用中医中药来进行临床辨证呢？那就要通过辨证论治。虽然辨证论治就是四个字，但是内涵非常多。当我们打开《中医基础理论》教材，可以看到脏腑辨证、卫气营血辨证、三焦辨证、六经辨证，甚至经络辨证都有。我们中医博大精深，几千年来中医在发展的过程中形成了不少的流派，可以说派中又有派，每一个流派都有它的思维，所以我们这些流派之间既是互相关联、互相交织的，又是相对独立的，每一个流派都有它的临证思维。

但是我今天晚上跟大家讨论的是方证辨证这个思维，这个临床思维好像现在没有太多人重视，我们作为中医临床工作者，在不知不觉中其实都在践行着方证辨证的临床思维。比如，我们学过中医的或者是我们当中医的都知道，往来寒热，胸胁苦满，默默不欲饮食，心烦喜呕，那肯定就用小柴胡汤，其实不知不觉

---

[1] 黄仕沛，广州市名中医，“2018年全国基层名中医工作室专家”。广州中医药大学兼职副教授，南京中医药大学国际经方学院客座教授。代表著作《黄仕沛经方亦步亦趋录》《黄仕沛经方亦步亦趋录（续）》《梦回伤寒四大金刚》等。

我们都已经践行方证辨证这个思维了，不管你讲的理论多高深，到最后都要落实到出现什么症状，出现什么症候群，然后用什么方，所以这种方跟证关系的思维，我们叫方证辨证的思维。

很可惜，到现在为止，我们的中医教材一个字都没有提过这个问题，我刚才说到有脏腑辨证、经络辨证，或者是三焦辨证、卫气营血辨证、六经辨证，但是没有方证辨证。南京中医药大学去年成立了一个国际经方学院，我跟黄煌教授就提出建议，我说我们大学的课程应该要建立一门方证学，专门研究方证辨证。当然方证辨证不代表我们中医学的全部，只不过是很多学说里面的一种，很多临床思维中的一种，但是它是我们经典里面的核心部分。我们的经典是什么，四大经典其中就有《伤寒论》《金匮要略》,《伤寒论》《金匮要略》的核心部分就是方证，离开了方证讲《伤寒论》是没用的。所以，我们经常说，六经何以钤百病，六经表面上是说《伤寒论》的六经，表面上是说“伤寒”的，但其实我们这本书叫《伤寒杂病论》，包括了很多病，也包括了临床的杂病，里面很多的方证就组成了《伤寒杂病论》。所以，有人说六经可以钤百病，可以治百病。以我个人来说，我转到经方上面来了，很少用其他方了，跟过我临床的都知道，我大概临床上面 90% 多用的都是经方，谁说经方不能治病，所有的病都可以用吧。

但是方证长期以来受过多的思辨的掩盖。什么是思辨？我们中医不是经常说思辨吗？中医是最讲理的，中医的理论都是圆的，怎么讲都会圆，都会讲得通，但漫无边际地讲呢？会不会离开临床？那就看具体怎么讲，所以过多的思辨反而掩盖了我们的方证。

《伤寒杂病论》其实是千古不易的，我刚才说的头痛恶风，汗出发热，脉浮缓，2000 多年前，汉代也是这几个症，用桂枝汤，我们现在看到这些临床表现，都可以用桂枝汤，不会变。《伤寒杂病论》是经过世世代代的经验积累总结而来的，这本书可以说是非常伟大的一本书。大家知道，我们广东有一个经方大家叫陈伯坛，他说这本书是天书，几乎没有破绽，逻辑性非常强，临床非常实用。所以，有时候经方的方证，或者说经方不用过多的思辨，因为有时候不是越辨越明，而是越辨越不明，我下面会提到这个观点。不是说一家有一家的“伤寒”，一家有一家的仲景，1700多年来，所有注解的医书中就《伤寒论》最多，历代大概有300多家的注解，现在伤寒类的书，已经超过一千种，每种说法都有它的道理。但是，思辨太多了，它的实践性、实用性有时候反而被淹没了。清代有一本《四库全书》，它的书目提要里有一句话，说仲景书“但得其一知半解，皆可起死回生”。一知半解都可以起死回生，我刚才说，如果你见到往来寒热、胸胁苦满、默默不欲饮食这些症状，那就用小柴胡汤，不用想太多，这就是方证，不变的。当然具体怎么辨，还是要讲究这个小柴胡汤证，那是另外一回事。但是《伤寒论》的条文已经列出来了，你按图索骥地用就行了。

所以这个《四库全书》中书目提要的那句话很实在，一知半解就可以起死回生，我们看看我们的老前辈是怎么想的？方证辨证其实是我们使用经方的关键，离开了方证就不知道怎么用了。叶橘泉老先生说了一句话，他说中医的主要特色是辨证施治，也就是辨症求证。他把两个证（症）分开，其实我们中医从来就没有病字头的“症”，这个“症”是近代才有的，现在这个症就变成了症状的意思，言字旁的“证”与病症的“症”不一样，现在约定俗成了，就是通过症状求证。如小柴胡汤证，它有一系列的症状，麻黄汤证有一系列的症状，这一系列的症状就组成了麻黄汤证，或者小柴胡汤证，通过症状我们去求证论治，论证施方，疗效确卓。这是在学习中医、继承中医、应用中医、研究中医、发展中医的整个过程中，自始至终必须紧紧把握的核心原则。所以我说方证是《伤寒论》的核心，必须要抓住不放，当然，他提出的方证学说，现在大学还没有这个课程，我说应该建立一个，就是这个意思。

国医大师王琦上个月就讲过了，说《伤寒论》的辨证思维丰富多彩，其重要特色之一就是建立了汤证一体的辨证体系。王琦大师把汤证辨证，或者叫方证辨证作为一个体系来看，它是一个体系，所以应该有这一章方证辨证，既然有三焦辨证，有卫气营血辨证了，为什么没有方证辨证？六经辨证不能代替方证辨证，因为六经辨证是一个大的概念，最终要落实到方证上面去。比如说太阳病怎么治？这太阳病怎么辨？可以怎么治？那就要看出现了什么方证，可以用麻黄汤，也可以用桂枝汤。方证辨证这个模式在临床上越来越重要，近十来年我觉得经方已经开始被人重视，如果研究《伤寒论》，你就离不开方证，所以，方证显得越来越重要。方证辨证这个模式推动着我们经方医学的发展，很可惜，我说的“经方热”还是初步的“经方热”，还有很多问题不被重视，或者是被人误解，从业人，尤其是我们中医人，认为方证辨证，或者方证只是对症处理，头痛治头，脚痛治脚，那不过是一个套方，我在这里就不展开说了，但是我觉得很多人，对这个问题误解了。

首先，套方没有什么不好，套方也没问题，你见到头痛发热、恶寒汗出、脉浮缓，你肯定用桂枝汤，谁用都一样，伤寒派也用桂枝汤，经方派也是用桂枝汤的吧，温病派也要用这个。所以我们《温病条辨》第一首方是什么？桂枝汤。吴鞠通 40 岁的时候，得了一场病，暑天，发热恶寒，汗出，大汗淋漓。他那时候刚好在写《温病条辨》，暑天，“伤寒中风”，就是《伤寒论》的太阳中风，所以他自己用桂枝汤，用了八两桂枝，开始的时候他用二两，不行，吃了一天没用，后来他再开桂枝半斤，结果吃了一半就好了。所以温病派也是要用桂枝汤的。暑天也要用桂枝汤，不能说先夏至日为病温，后夏至日为病暑，这是《内经》讲的，不能用时间来决定是“温病”还是“暑病”。有是证用是方，有是证用是药，这是方证辨证的一个原则。近代的经方大家曹颖甫，写了一本书叫《经方实验录》，《经方实验录》是一本医案，它里面有 6 个桂枝汤的病例，但是有三个还是四个是“暑病”，“暑病”也要用桂枝汤，吴鞠通也是“暑病”。

经方大家陈伯坛治两广总督的“太阳中风”，这个总督发病一个月了，老是不退热，汗出，找了很多医生看都不行，有人就提议找陈伯坛，所以总督派人去找陈伯坛，派的人找到陈伯坛的时候就跟他说：我们总督不能吃桂枝，伤寒派的医生老是用桂枝，我们总督用两分的桂枝都会流鼻血，你注意不要用。结果陈伯坛去总督府的时候刚刚好是六月，也是暑天，那个总督穿着厚厚的棉衣，汗出涔涔，后来陈伯坛就用了九钱桂枝，开了一个桂枝汤，这个总督本来就怕桂枝，后来看到陈伯坛下笔写了一个脉论，就是写了一个病例，一千多字，文笔非常好，这个总督也是读书人，觉得写得这么好肯定有道理，那就吃吧，一服，他第二天就好了。所以说暑天也可以用桂枝汤，有是证用是方。

有些人批评方证对应是套方，我觉得他是误解。也有人认为方证对应是学习经方的，或者是学习中医最低级的阶段，我觉得不低级了，你掌握了方证对应已经不简单了。现在有多少中医能掌握方证对应，你能把《伤寒论》113个方的方证都掌握吗？我们不能把它看成是最低级的，可以说方证辨证或者方证对应这个思维是我们研究经方最高级的思维，看起来简单，做起来不简单。所以我们研究仲景学说不能忽略方证，临床运用经方不能忽略方证。

中医的辨证论治不能缺少方证辨证，但是现在我们还没有提到这个，我们打开《伤寒论》就可以知道，里面处处体现着方证辨证，条文太多我就不一一念了，仲景把桂枝汤的方证称为“桂枝汤证”，小柴胡汤的汤证称为“柴胡证”，以方钤证是仲景的特色。仲景有时候不仅以方明证，还以药明证，大家知道百合病，百合病这个病就要用百合的。我们历代的医家，凡是经方家，他们都是用方证辨证的，方证对应的。

现在有人说，“方证对应”是日本的，我不同意这个说法。宋代的许叔微有一本书叫《伤寒九十论》，里面有90个病例，这90个病例都是“方证对应”的案例，每一个病例中都把张仲景的条文列出来，这是什么证应该用什么方，把这个病人应该用的这个方和证对应起来，许叔微是方证对应医案的第一人。谁说方证对应是日本的？不是日本的，但是日本对方证对应很重视，为什么现在日本的汉方这么流行？是因为他们用方证对应得心应手，他们掌握了方证对应这个关键。你看我们现在很多厉害的医生都对方证对应很重视。

这个方证是初学经方的敲门砖，掌握了方证你就入门了。刘渡舟老先生说过《伤寒论》这堵墙很厚，怎样才能穿越是一个至关重要的问题。要想穿越《伤寒论》这堵墙，必须从方证的大门而入。刘渡舟老先生故去前几年写了一篇文章叫《方证相对论》，他是近代伤寒的权威。胡希恕说“方证是辨证的尖端”，有些人就不是那么理解重视方证。陈修园也说，“有此病必用此方，论之桂枝证、麻黄证、柴胡证、承气证，非此方不能治疗此病，非此药不可成此方，所投必效，如桴鼓相应”。你看如果掌握了方证，方证相应就如桴鼓相应。

我们前人评论一首方或者一个病案好不好就是看药是否对证、方是否对证，要丝丝入扣，一环扣一环，不像我们现在有些医生开药，四五十味，七八十味，想到一味又写一味。现在很多医生都这样，我见过一些医生，病人都出了门口，又被叫回来，再写两味，病人说一个症状，他又写一味，想到什么就写什么，那不叫开方。所以有是证才用是药，经方是没有多余的药的。徐灵胎说：“自宋以来，无非阴阳气血寒热补泻，诸乎笼统之谈。”意思是宋代之后，很多医生写书看病，无非是阴阳气血，阴虚阳虚气虚，寒热补泻，不是寒就是热，他们开的方都是粗活笼统，或者所论都是空洞的，一病之组方组药茫然不晓，又说今者以古圣之法为鄙，又不能指出病名，唯以阳虚、阴虚、肝肾亏虚等套语盖之。所谓套方，这些才是套方。肾虚用肾气丸，气虚是四君子，这不是套方？不是这样的。所以徐灵胎说了一句警醒后人的话，我觉得很有道理，他说：“仲景之学，至唐而一变。”自唐代以后，特别是金元时期之后，仲景学说已经被思辨太过而改变了，不是仲景的原意了，所以中医学就走向了另外一条路。

岳美中先生说徐灵胎这几句话是他的临床心得，又直接批评了我们当时的一些医生。他说现在的人动辄就讲辨证论治，好像辨证论治包打天下，好像你讲辨证论治就能够什么都讲得通了。动辄讲辨证论治，漫无边际，让人抓不住重心，这是没有真正读懂读遍中医的典籍，没有好好研究方证辨证，所以就出现了凡事都是阴虚阳虚那些套话。

陈修园写了一本书叫《景岳新方砭》，张景岳有一本书叫《新方八阵》，新方是他自己创的，但是，我觉得一个医生能够创作一两首方，已经了不起了。仲景才 113 方，张景岳的《新方八阵》已经有 100 多首方了，有些方他是通过临床总结出来的，有些方是自己想出来的，自己想出来的话就是错的，不是根据临床而来的。所以陈修园的《景岳新方砭》意义重大，“砭”就是批评的意思。他对张景岳开章的第一首方——大补元煎，毫不留情面地提出批评，说这是想出来的。他说补气补阳以人参为主，少则一二钱，多则二三两，对大补元煎里面的说法以补五脏为提纲，五脏属阴，始勿专于补阴，仲景曰汗吐下后才用。也就因此，白通汤、通脉四逆汤、补阳回阳的汤就不用（人参），竹叶石膏汤、白虎加人参汤就用了，它是补益的、养阴的，不是补气的。

人参当然可以补气，但是不是一见到气虚就用人参，或者一见到气虚，人参不够就用黄芪。我们读过《伤寒论》的话都知道，《伤寒论》方从来没有黄芪跟人参一起用的，《金匮要略》有用黄芪的时候，但是用黄芪的时候就不用人参，用人参的时候就不用黄芪。而我们现在，补气药都是一大堆写进处方里去，所以我觉得陈修园批评张景岳是有道理的，陈修园说，自唐宋以后很少人知道这个道理了，不是张景岳一个人这样做，已经是一种风气了。

我们用经方，是用经方的思维。什么叫经方的思维？方证是关键。方证要通过临床来体验，不用看太多注家的书，300 多个注家，他们整天在打架，谁也说服不了谁。但经方方证不会变，用这个方用这个药就行了。

近代的伤寒学家陈瑞春说，我们研究《伤寒论》走了很多冤枉路，走了很多弯路。什么弯路？就是在研究《伤寒论》的时候总是希望把《伤寒论》说得更透彻一点、说得更明白一点，有时候不免为注而注，就失去了注说的本意了。很多书离开临床去注解《伤寒论》，离开了仲景原意。其实《伤寒论》是一本讲临床的书，我们把它当作一本理论的书，作为理论的书的话，与临床就有点分离了。我学医的时候也总是解不开这个结。我的老师，《伤寒论》他从头到尾都能背，但是到临床上，我没有看过他开过一个经方，我就想：到底《伤寒论》能不能用？我父亲是研究温病的，我父亲就说，《伤寒论》的方是不行的。但是《伤寒论》的方在《温病条辨》里面占了 50% 以上，其实《温病条辨》50%以上的方是《伤寒论》的，这就是门户之见。我刚才说中医是你中有我我中有你，中医的辨证思维到底哪一种最好，不论你是哪一种理论，或者你是哪一种临床思维，我觉得充分了解你自己所学的一门才能，用于临床有效才是最好的。

如果总是注来注去，没有意思，倒不如回到临床。经方的方证不像我们后续的一些方所列的一些症状，我敢说后世的方是没有经过推敲的，仲景的方证是在前人临床实践中细致观察，长期积累而来的，不是凭空想出来的，相应的方药也是经过反复实践有效的，因此很多不能用常理去理解，为什么呢？我举一个例子，芍药甘草汤是治什么的？是治脚挛急及腹痛的，脚挛急、腹痛你就用芍药甘草汤，《伤寒论》的规律就是这样子的，你怎么解释都没用。我们的《方剂学》教材不是说芍药甘草汤是酸甘化阴的吗？酸甘化阴四个字能说明我们这个方证吗？能说明我们这个方吗？不能。倒过来说，酸甘的药很多，利用其他酸甘的药能治脚挛急吗？不能，只有芍药甘草汤才能。如果酸甘化阴可以治脚挛急，你就去买些我们广东的酸性食物，例如话梅，看是否可以治病，那肯定是不行的。徐灵胎说，一药有一药的性情功效，不能代替。不能倒过来推理，这是临床思维，我就反对用这种思维去代替我们的方证，不能这样空洞地去理解方证的病机。这样的病机也不能还原我们的方证。它好像一道门，门锁就一个钥匙，方跟证就这么简单，不要以为凡是钥匙都可以开这个门，不是所有的酸甘药都能解决脚挛急，解决腹痛，有时候可能越吃越痛。所以我们不要用常理去想。所谓常理就是思维定式，不是有一种说法叫思维定式吗？学经方要跳出我们的思维定式，因为仲景的经方医学、仲景的《伤寒论》跟其他不一样，它是自成体系的。

当然了，历代注家的注解里面都说自己是根据张仲景的思想发展的，但其实在发展中就变了。现在我们经方不是主流医学了，张仲景的《伤寒论》已经变为派了。派是什么？派是分流、分支，伤寒派就是一个分支了。其实《伤寒论》是主流来着，现在反过来变成是支流了。

另外，我们现在的中医更要结合临床，积极地探索，去伪存真地解读，剖释方证，让经方回归平常。我举一个例子：木防己汤。大家学过《金匮要略》，木防己汤证条文是什么？“膈间支饮，其人喘满，心下痞坚，面色黧黑，其脉沉紧。”这是什么病啊？我们不要简单地看，仲景写的这些症状不像我们现在的教科书一样，随随便便组合而成。现在的教科书，我觉得太容易了，不难记，比如阴虚，肯定是舌红，没苔，脉细数，再加上这个病的要素就可以了。每一个病下面总是阴虚阳虚，我们的教科书都是这样，是想出来的，但仲景这些症状都是他见过的，所以他用木防己汤效果肯定好。膈间支饮，什么是支饮？支饮就是喘；其人喘满，可能有浮肿；心下痞坚，有可能是肝肿大；面色黧黑，是缺氧的表现。这不是一种肺心病吗？或者是全心衰竭了，所以仲景用木防己汤。有时候用常理是解不通的，木防己汤有什么药呢？防己、人参、桂枝、石膏，就是这四味药，治疗“膈间支饮，其人喘满，心下痞坚，面色黧黑，其脉沉紧”。这是不简单的，仲景是见过并且用此方治好病才有的体会，所以要通过临床才能体现。

刘渡舟老先生碰过一个木防己汤证的病例，是记录在《伤寒论专题讲座》这本书里面的一个病案。他说有一次看到一个病人阴囊水肿，气粗，咳嗽，喘，看了很多大夫都没效，后来找他看。患者30多岁，主诉咳嗽剧烈，晚上不能平卧，看了很多大夫，包括北京的名老中医也看过，效果都不好。刘渡舟老先生说，我帮你。一把脉，脉是弦脉，弦是什么脉？《金匮要略》里面说弦脉就是有水饮，治疗痰饮的基本方就是苓桂术甘汤。这也是辨证。

苓桂术甘汤是刘渡舟老先生的拿手方，他经常用，可是这个病人病情不但不见好，还变得更加严重，心里憋闷得更厉害。病人第二天又来了，说我现在这个病还不见好，心里憋闷得更厉害了，难过得一个晚上没有躺下，不能睡觉。刘老又根据这个倚靠不能卧的症状，给他开了祛痰降气的药。第三次这个病人又来了，已经有点不耐烦了，说：老先生，看了三次都不好，怎么回事啊？刘老就看到，病人脸色黧黑，喘促，心下痞坚，有可能是木防己汤证。但是刘老没有开过，也没有用过这样的方，可是临床对证，万不得已只能开了这个方，结果这个病人就好了。我们搜索一下木防己汤，看到很多病例，包括肺源性心脏病用了这个方效果都非常好，问题就是你敢不敢用。如果还是用那种思维定式，你就不会用这个方，如果用方证对应的思维你就会用这个方。

这个方我经常用，也有一些很典型的病例，但是这个方怎么都解释不通，尤其是用石膏，心衰还用石膏？心衰，心功能不全了，这个石膏是所有《伤寒杂病论》方中用的最重的一首，鸡子大，12 枚。汉代的鸡蛋可能比我们现在的小一点，一个鸡蛋有 45 ～ 55 克，12 枚是 500 ～ 600 克。我看了很多注家对这个问题都解释不通，但是刘渡舟老先生在这个病例中用这个方用得很成功。

可见经方有时候很难用常理去理解。我写过一篇文章叫《不可理喻的经方》，有时候经方是不可理喻的，不是没有理，而是没有我们的常理。为什么要通过临床体验？我就很提倡我们中医院病房里面的中医，一定要学《伤寒论》，尤其是通过临床去体验《伤寒论》的实用性。

《伤寒论》到底是不是一本临床的书？有时候我们在门诊见不到其中的有些病。比如，252 条："伤寒六七日，目中不了了，睛不和，无表里证，大便难，身微热者，此为实也，急下之，宜大承气汤。"表面上看这个方证很简单，是我们阳明三急下之一，如果考试肯定要考的，《伤寒论》的考试肯定出这个题目的，什么叫阳明三急下？什么叫目中不了了？为什么要用急下的大承气汤呢？我们看到一些病房里的重症病人，都是一些脑水肿、肺水肿，那些病人经常会出现球结膜充血水肿，眼泪汪汪的，看不清楚，这就是目中不了了。为什么要泻下？脱水，西医要，中医也一样。当然脱水的渠道不一样，我们中医就是泻，虽然中医的利尿药没有西医的利尿药效果那么快，但是各有千秋。有时候中风的病人和肺性脑病的病人会出现这种情况，这是在临床上才能体现的，不能说仲景说的没道理。《金匮要略》里面有"咳而上气，此为肺胀，其人喘，目如脱状，脉浮大者，越婢加半夏汤主之"。这个"目如脱状"是怎样的？眼球好像突出来一样，我们在急诊室门口经常看到这样的病人，喘得眼球好像突出来，你怎么解释？按五脏六腑来解释也没用，这是仲景经过临床观察出来的。

麻杏甘石汤，大家都知道，也是仲景通过临床体验出来的。"发汗后，不可更行桂枝汤，汗出而喘，无大热者，可与麻杏甘石汤。"另外一条："下之后，不可更行桂枝汤，汗出而喘，无大热。"现在用麻杏甘石汤治疗肺炎，但是肺炎不是高热的吗？为什么仲景说是"无大热"？其实这个道理仲景没说太多，但是他通过临床观察到，凡是汗出的病人都没有大热的。所以不要以为肺炎肯定是大热，其实它是病理过程的一个阶段，本来是有热，但是现在喘到大汗淋漓这个程度，热就暂时降下来了，所以无大热。从这里可以看出很多信息，即无大热的时候也可以用石膏，不要被《温病条辨》给骗了。再说白虎汤，里面用的石膏是一斤，一斤大概是现在的250克，但是《温病条辨》用石膏是多少？一两，一两就是30克，清代的一两大概是我们现在的36克，但是吴鞠通自己用石膏用多少？四两、八两、一斤，《吴鞠通医案》你看看就知道，所以我说你不要被《温病条辨》给骗了，吴鞠通不是那样子用的。但是石膏不是退热的，是清热的，无大热可以用石膏。

中医研究院（中国中医科学院）广安门医院有一个医生叫熊兴江，他在重症监护室里面工作，他说麻杏甘石汤可以用来治重症肺炎出现的症状，这个时候喘得厉害，但没有大热，他用石膏一般是300克，效果很好，后来经常有病人发微信问他用的什么方。他治过很多这样的重症病人，这是通过临床观察而不是通过讲理的。

再说白虎汤，我们想当然地去阐释四大症，白虎汤自从有了四大症之说，就有点解释不清了。学过方剂学或者温病学的都知道白虎汤的四大症，大汗、大热、大渴、脉洪大，白虎汤的四大症状好像变成了经典，其实经典不是这样讲的。我们看条文，“伤寒脉浮滑，白虎汤主之”，仲景没有说脉洪大。“三阳合病，腹满身重，难以转侧，口不仁，面垢，谵语遗尿，发汗则谵语，下之则额上生汗，手足逆冷。若自汗出者，白虎汤主之。”这个汗不是大汗，是自汗，没有说发热。350条：“伤寒脉滑而厥者，里有热，白虎汤主之。”你看，白虎汤证没有说脉洪大、大汗、大渴。“服桂枝汤，大汗出后，大烦渴不解，脉洪大者，白虎加人参汤主之。”我们教科书把白虎加人参汤证说成了白虎汤证，白虎加人参汤证的脉洪大跟白虎汤证的脉浮滑是两种不同的脉，脉浮滑是实脉，脉洪大是虚脉，是阴虚、阴液不足。所以大烦渴不解、大汗出，这四大症就有三大症了，但是大汗出肯定没有大热，我问过很多急诊室和重症监护室的医生，我说你见过有大汗出又有大热的病人没有？没有的。所以写这个四大症的人根本就没有临床经验，但是仲景是从临床中得来的，他观察得很细致，白虎加人参汤，还欲饮水数升，一升就二百毫升了，数升的话起码得几大瓶吧。还有白虎加人参汤证就说明无大热，《伤寒论》中方凡是大汗的都无大热，白虎加人参汤证无大热，麻杏甘石汤证无大热，越婢汤证无大热，这是仲景观察临床所得，这是疾病由阳转阴的关键时刻，这个白虎加人参汤证，休克的前期才会出现脉洪大，大烦渴不解的才是白虎加人参汤证。如果没有大烦渴不解，则是桂枝汤证。有一条条文："服桂枝汤，大汗出，脉洪大者，与桂枝汤如前法。"你看方证多精确啊，怎么鉴别这个脉洪大是用白虎加人参汤？是大烦渴不解，没有大烦渴不解的不可以用，有可能是桂枝汤证。你说方证精不精确？如果你研究方证到家的话这就不是问题了。所以白虎汤证这个四大症我们不要太专注于教科书，我们要看原文，你就知道怎么用了，就知道白虎汤和白虎加人参汤怎么用了。但是我不是说白虎汤证就没有高热，可以有热，但不一定是高热，我们看有些医案的白虎汤也有高热、大汗，有可能他们观察病情的阶段不一样。

我的一个学生在儿童医院当副院长，我说你看看那些高热的小孩有几个是汗出的，然后他吩咐门诊的护士观察，得到答复是高热没有汗出的，或者汗出也肯定没有高热，但是为什么我们有些医案是这样的？可能他昨天晚上高热，现在出汗，热就退了。出汗多的时候四肢厥冷，或者会发展到休克，这个时候就要用白虎加人参汤，所以我们这个白虎加人参汤证不是一般的病。

还有一个麻黄升麻汤，这个方很多人不理解。"伤寒六七日，大下后，寸脉沉而迟，手足厥逆，下部脉不至，喉咽不利，唾脓血，泄利不止者，为难治，麻黄升麻汤主之。"这个方证，我看了很多医案，他们都是把麻黄升麻汤看作治喉咙痛的，或者，有喉咙痛又有大便秘结，他就用麻黄升麻汤。其实不是这样的。我看了很多医案，很少有能正确用麻黄升麻汤治病的。四川有一个经方家叫吴棹仙，他的医案里就有一个麻黄升麻汤证。这个病人病情很重，是休克前期，手足逆冷，下部脉不至，就是趺阳脉没有了，不是一般的泻下。所以这个方是仲景所有用方中最轻的一首。我继续想了一下，是不是仲景觉得难治、病情复杂，四肢逆冷又唾脓血，下部脉都没有了，孤注一掷的时候不敢用太重的药？用太重有可能阳气没有，或者阴气又衰了？而这个方是阴阳并行的，这个方有甘草、石膏、天冬、知母，很复杂吧？但是仲景是从临床观察来的。

我刚才说过“得其一知半解皆可起死回生”，仲景的方证就是这么回事，讲病因病理，反而不一定对。证是什么？是我们所有症状的组合，是通过分析归纳而成的，里面已经蕴含着病机，仲景《伤寒论》里面大多的方证都是这样的，这也是《伤寒论》所特有的。比如：“伤寒脉结代，心动悸，炙甘草汤主之。”凡是见到脉结代、心动悸，谁都会用炙甘草汤，这个效果肯定好的。曹颖甫的《经方实验录》里面有一个病例，他的一个病人，就是脉结代、心动悸，曹颖甫给他开了炙甘草汤。第二年这个病人在广东又发作了，他去找陈伯坛看病，结果陈伯坛也给他开了炙甘草汤。所以曹颖甫说炙甘草汤里面的六个字是仲景的不易之法，就是说，你看到脉结代、心动悸，就肯定用炙甘草汤，没错的。怎么解释这个脉结代、心动悸？其实里面已经含有解释，为什么心悸？为什么脉结代？这个炙甘草汤的组成为什么这样？为什么又有桂枝？都是清清楚楚的，我现在不展开讲这个问题。

病机跟方证，方证后面有病机，但是病机不能代表方证，病机也不能还原方证。比如支饮是一个病机，但是有很多方可以针对支饮，比如木防己汤、泽泻汤、厚朴大黄汤、葶苈大枣泻肺汤、小半夏汤、十枣汤都可以治支饮。但是离开了方证你光讲医理也不行。广东的经方家陈伯坛，他说了一句话：阳虚的病人，真武、吴萸、理中、四逆这四首方都是温阳的，他说这四首方不可同鼎而烹，这句话怎么理解？怎么不可同鼎而烹？其实他是说每一首方都有每一首方的方证，不能说阳虚了就随便用一首，扶阳的话随便用一种扶阳的药，还是要方证辨证。可同鼎而烹的“烹”是熬药的意思，但广东话“熬”的发音是有混淆的意思，也是说阳虚了随便一首方就可以服用，那我觉得是没有学好《伤寒论》。所以不重视方证，侈谈理论，会遗患无穷的。

我们现在有些临床医生，思维奔放，想了很多，但是不着边际，没有从方证里面去想，开起方来就天马行空，所以仲景有一句批评这些人的话："相对斯须，便处汤药。"这句话大概意思是看病人一阵子就开出了方药，我看最长时间不过十来分钟吧。可是我们现在条件不允许，现在是几分钟就要看好一个病人。为什么我们经方可以这样用，这是根据方证的，但现在有些医生是自己开方的，临时组成的一首方，你比仲景要高明吗？你的方比仲景的要严谨吗？不可能吧。所以临床上根据方证来处方、用方、选方，才是我们方证的思维。

其实我们现在方跟法有些颠倒了，比如先有法才有方，你写书可以这样写，但是临床上不是的，是有方才有法，你有这个证就用这个方，这个方就是法。守其法而不离其方，错了。我说扶阳是法，你随便用一些扶阳的药行吗？你不用方，没有方，乱投药，阳也不长，方不循法，随意组方，也是不对的。对有些经方我们不理解的，我们也可以去用，好像刚才说的，木防己汤，刘渡舟老先生并不理解，但是他根据方证就用了。所以不应该自出心裁，觉得这个药不应该有的，就把它去掉，那你就错了，你以为仲景错了，其实仲景没有错，你自己错了，错在自出心裁。

所以说炙甘草汤是什么？是桂枝汤的变方，里面有生地黄、麦冬、阿胶、大枣、炙甘草、麻仁、桂枝；是桂枝去芍药汤的变方，为什么是桂枝去芍药汤？心悸，仲景的《伤寒论》里心悸肯定要去芍药的，"太阳病，下之后，脉促胸满者，桂枝去芍药汤主之"。为什么要叫胸满？胸满其实是心悸的另外一个表现。我们在门诊看病就知道，病人心悸的时候，不一定说自己心悸，只会说心跳得好快，这里好闷，这样的。其实仲景就是写临床所见到的，他的病人这么讲，他就这么写上去。脉促，为什么要用桂枝去芍药汤？我刚才说了，炙甘草汤是三分阳药七分阴药，大部分是养阴药，小部分是阳药，但是这小部分阳药很重要。仲景凡是治心悸的方肯定有桂枝，桂枝汤可以治心悸，苓桂术甘汤可以治心悸，凡是有悸，不管是脐下悸也好，心下悸也好，都用到了桂枝。如果你自出心裁去掉了桂枝，那就不是炙甘草汤了，就治不了心悸了。所以炙甘草汤，在我们的方剂书里，炙甘草是主药，汤药也是用它命名的。有些人说主药应该是地黄，因为地黄的量最重，仲景方中大多是药量最重的是主药，比如小柴胡汤，柴胡八两是最重的，柴胡是主药。炙甘草汤中地黄是最重的，用一斤，但是不等于它是主药。我觉得主药还是桂枝，因为没有桂枝心动悸就肯定治不了，当然它的病机是阴阳气血都虚，所以仲景用阿胶、炙甘草、地黄、人参。为什么我要说这个方是自出心裁？《温病条辨》有一首方叫加减复脉汤，加减复脉汤就是炙甘草汤化裁的，但是加减复脉汤去掉桂枝、人参、生姜、大枣，剩下的是什么？阿胶、麦冬、地黄，还有炙甘草、麻仁，那就变成了加减复脉汤。加减复脉汤的方按照《温病条辨》里面说的，是治“心中憺憺大动”，是温病后期阴液大伤，这个时候病人病情很重，而且还是心中憺憺大动，心跳得很厉害，但是如果去掉了桂枝这个方肯定没用。

我看过一个病人，是我的一个领导，我们越秀区的一个老区长，80 多岁那年就做了胃癌的手术，我去探望他的时候，看到他很烦躁，在空调房里面还要扇扇子，嘴唇都裂了，整天想喝水。我问他，你觉得很热吗？他说觉得很闷热。当时我就不以为意，我就说你阴虚啊，我就叫她的女儿煮些花旗参给他当茶喝。因为我不是帮他看病的，我是去探病的，结果第二天晚上她女儿打电话给我，说她父亲突然房颤、心衰，请内科的医生来会诊，立刻就按心衰处理，心衰纠正过来了，但是房颤还是很厉害。我再次看到他的时候，他是唇红，舌没苔，嘴唇都裂了，口干，昨天讲话还眉飞色舞的，今天就不行了，气息奄奄，不想讲话，讲不出话，很辛苦，心烦心跳，脉散乱，中医如果见到这种脉，不是好现象，但是西医已经处理过心衰，房颤还是很严重。这个时候心动悸当然比脉结代更严重。后来我就开了一个炙甘草汤。我当时是跟我一个同学去的，一起去的那个同学说现在还可以开桂枝吗？我说怎么不可以，炙甘草汤是三分阳药七分阴药，不怕的。结果吃了 1 剂炙甘草汤，第二天他的心悸、气喘总体都改善了，可以讲讲话，可以坐轮椅到花园里面去散心了。

为什么明显的阴虚还要用这个方？仲景已经考虑过了，阴虚本来就是可以用这个方的，他就是根据阴虚来设计这个方的，但是《温病条辨》自出心裁地把桂枝去掉，那怎么成方？一堆的养阴药，怎么治病？不行的。所以我觉得不要独出心裁。下面我就讲几个方吧。

我先讲麻黄汤。广安门医院的一个主任，我把他的课件拿过来了，里面的一个病例是我跟他一起商量的，二型呼衰，用了麻黄汤。这个病人原来就有慢阻肺，82 岁，吃安眠药自杀。我跟这个主任讲了一个我的经历：我们医院的一个副院长的母亲，也是 80 岁了，有抑郁症，一个礼拜之前自杀未遂。这个病人是晚上 8 点多就进房间睡觉了，第二天 8 点多的时候还没醒，家人以为她经常失眠，就说不要叫醒她，让她睡吧。再过一段时间还不醒，进去一看，病人口吐白沫，昏迷不醒，看到旁边的药盒，知道她吃了 4 种安眠药，单是阿普唑仑就有 120 颗，就马上打了 120 去广东省人民医院抢救，后来转到了 ICU，跟我通电话的时候已经是第二天了，星期六，我说我在珠海回不了。我星期天下午回来看她的时候她还没醒，ICU 的一个医生跟我说，这个病人可能醒不了了，我就说可不可以用一些中药啊？他同意了，我开了麻黄汤，麻黄 30 克，桂枝 30 克，杏仁 15 克，甘草 30 克，但要到第二天才能配药。第二天 4 点钟的时候 ICU 才能探病，结果 4 点钟吃药，5 点钟她就睁开眼，她家人打电话给我说病人当时有点汗出，我让他们赶紧再煎服 1 剂，我 8 点多去的时候病人已经能够坐起来跟我说话了，后来出了 3 天的汗，就完全苏醒了，抑郁症也好了，不用吃抗抑郁的药了，到现在差不多两年了。

为什么要用这个方？这个方是《金匮要略》后面的一首方，叫还魂汤，前面说的那个病人，那个主任也用了这个方，但他不敢重用麻黄，只用了 12 克，没效。病人已经抢救了几天，所有的苏醒药都用了，也不行。但这个麻黄汤他根据我说的去用，4 点钟灌药，7 点钟就睁眼了。

这个还魂汤是我们古代的一首方，《金匮要略》里面有记载，它其实就是麻黄汤，是治疗快要死的病人的一首方，麻黄在其中起了很大作用。后来病人醒了，但是还是有点烦躁，我就叫他改了方，用麻杏石甘汤，就好像我刚才说的，病人目中不了了，有球结膜水肿了，烦躁，所以用这个方，后来又出现心悸，心悸就用苓桂术甘汤，这个病人后来出院了。你说中医不能治重病，这是不对的，问题是怎么把握这个方证。

我下面再讲几个简单的方。一个就是甘麦大枣汤，很简单的一首方，但怎么用啊？按《金匮要略》里面的记载："妇人脏躁，喜悲伤欲哭，象如神灵所作，数欠伸，甘麦大枣汤主之。"这个方的组成就三味药，甘草三两，小麦一升，大枣十枚。这么简单的方，治这么怪的病，很多医生都不相信，但是，你只要碰到这个证，就尽管去用，肯定有效，因为我临床尝试过。喜悲伤欲哭，是这个方的主症，其他方没有，就是这个病人好端端的，没有太多的诱因或者是情感方面的问题，她自己就哭了，不一定跟性格有关，也没有其他的兼症，多见于妇人，女性情感要丰富一点，但是有时候不一定是妇人。我治过一个小孩，是我们小区保安的孙子，他跟我说他的孙子有自闭症，整天哭，打哈欠，问我用什么方，我就选了这三味药。后来他喝了十来天，那些症状没有了，当然自闭症可能就是另外的方证，另外一回事了，病虽然多见于妇人，但小孩也是可以用甘麦大枣汤的。

仲景《金匮要略》里的方证有几处是与神鬼有关的。比如如见鬼状，这个就有谵语、发热等症状。但是这个如神灵所作就不是见鬼了，而是好像有神灵附身，想哭。百合病是另外一个病，也是有精神症状的一类病，《金匮要略》记载："百合病者，百脉一宗，悉致其病也。意欲食，复不能食，常默默，欲卧不能卧，欲行不能行，饮食或有美时，或有不用闻食臭时，如寒无寒，如热无热。"这是什么症状？这种百合病就是什么病都像，又什么病都不像，百合病就是一种说不清症状的病。但如果还有口苦、小便赤、喜悲伤欲哭这些症状的，我临床上一般把百合地黄汤跟甘麦大枣汤一起用。《金匮要略》方后的解释是补脾的，跟我们后世的解释不一样，后世的解释是肝郁化火，认为抑郁症肯定是肝郁，肝郁的话就用柴胡，解郁理气，这个效果肯定是不行的。这里我引用许叔微《伤寒九十论》里的一个医案。有个妇人数欠伸，总是认为有鬼。然后许叔微就想起《金匮》里面的一个方证：妇人脏躁，喜悲伤欲哭，象如神灵所作，数欠伸，甘麦大枣汤主之。当时很多医生都不相信这个方，许叔微说试过就知道效果，不用说太多。如果你以为是肝郁，用解郁的药，比如郁金、柴胡等，那肯定是不行的。

再说一个类似的病例。一个姓刘的病人，平常比较开朗，2013 年的时候，开始情不自禁地悲伤流泪，尤其是看情感电视剧的时候，一个人在办公室的时候，就哭得更厉害，遇到不如意的事也哭得很厉害，有口干的症状。七八月起病，到十一月才看病，其他没什么，我就开了甘麦大枣汤合百合地黄汤，后来病人就好了。还有一个姓高的病人，跟男朋友分手后，她就开始频繁做噩梦，喜悲伤欲哭，哈欠频频，后来又跟男朋友复合了，但是症状不减，还是经常喜悲伤欲哭，然后她的男朋友就带她来找我看病，但她说有口苦口干、小便黄，我也是用百合地黄汤合甘麦大枣汤，9 月 15 日服药后没有再发，就好了。还有一个姓李的病人，开始心慌胸闷、口苦，我就用柴胡加龙骨牡蛎汤。柴胡加龙骨牡蛎汤治什么？胸满烦惊，一身尽重，所以当时用柴胡加龙骨牡蛎汤，但是不行，病情改善不大。复诊的时候，她先生才说她经常在家里哭，发作的时候手捉着床，很烦躁，家里的人比较多，她不想回家，觉得人太多，所以租了一个旅店住，已经有半年了，然后我说这不是柴胡加龙骨牡蛎汤证，这是甘麦大枣汤证了，后来吃了药这个病人就好了。

我上个月去参观了一个全国较大的药材交易市场，我看到一个老板有一大袋大麦，我问小麦是不是药？他说大麦才是药，小麦不是药。我说我们《金匮要略》里面用的都是小麦，我们广东人说的小麦是没有壳的，去粮店买了小麦，回家就可以煮来喝了，但是我们药房里的小麦是浮小麦，是没有肉的，到底用哪一种呢？我一般都叫病人去粮店买没壳的小麦，再从药房里面开一点浮小麦，因为仲景用的小麦肯定不是浮小麦，也不是我们粮店里脱了壳的小麦。

另外一首方，黄连阿胶汤，为什么讲这首方？一是这首方临床上经常用，二是怎么理解这些方证的问题。这个方证是“少阴病，得之二三日以上，心中烦，不得卧，黄连阿胶汤主之”。黄连阿胶汤又叫黄连阿胶鸡子黄汤，黄连四两，黄芩二两，芍药二两，鸡子黄二枚，阿胶三两。怎么煮啊？先煮三物，去滓，纳胶烊尽，小冷，纳鸡子黄，搅令相得。怎么理解这个方证呢？仲景说的“心中烦，不得卧”，是心中真烦得很厉害，烦到不能躺到床上，不是我们说的躺在床上没有合眼，静静躺着，那是不得眠，但是不得卧是辗转反侧，甚至要坐起来，这个形容是形象的。这个时候我们就应该跟酸枣仁汤证鉴别，酸枣仁汤证是怎样的？是虚劳虚烦不得眠。这个虚劳是病因病机，虚烦这种烦不是黄连阿胶汤证那个心中烦闷，就是微微有点烦，不是实实在在烦得很厉害的那种，不得眠就是合不上眼睛，这个时候，你就用酸枣仁汤，但是如果是不得卧的话，你就用黄连阿胶汤。这种病人很多，我有一个病人，他家里有五个房间都空着，每天晚上睡觉的时候，在这个房间睡不着，又到下个房间去躺一躺也不行，很烦躁，这个时候，用黄连阿胶汤，效果肯定好。但是也要跟栀子豉汤证鉴别，栀子豉汤证是怎么说的？“发汗吐下后，虚烦不得眠。”跟酸枣仁汤证相像，但是它跟酸枣仁汤证的虚烦不一样，栀子豉汤证虚烦得厉害的时候是“反复颠倒”，反复颠倒就是不能卧，但是它主要的症状是心中懊侬，这个是黄连阿胶汤证和酸枣仁汤证都没有的症状，这个是鉴别要点。所以这个时候就用栀子豉汤。什么是心中懊侬？心中懊侬是心里有一种说不出的、闷闷的感觉，或者说是一种烧心的感觉，也可以说是嘈杂，这个时候就用栀子豉汤，不是黄连阿胶汤。这个懊侬是虚烦，不是我们说的胃中有燥屎的实邪，需要泻实。但有时候又要跟痰饮相鉴别，痰饮的不得卧是喘而不得卧，所以是不一样的。我们用黄连阿胶汤的时候，虚烦这个症状表现得越严重越典型，疗效就越好，最好还有一些热的症状，比如唇红舌绛、口干，但是没有也没问题，你不要以为热就一定是唇红，唇红就一定是热，比如反酸，反酸是热，并不一定要唇红。《内经》说：“诸呕吐酸，暴注下迫，皆属于热。”没有说诸呕吐酸而舌红皆属于热，所以我们不要中了讲义的圈套，死记硬背地认为舌红口干就是热。仲景有时候讲舌象，有时候不讲，而有时候又讲脉象，就是这个道理。

所以凡是见到烦躁得很厉害的，那你就可以用黄连阿胶汤。黄连阿胶汤的主药是黄连，用四两，很重，是仲景所有用黄连的方里面最重的一首，用黄连命名。仲景的方凡是第一位药的一般是主药，刚才说的麻杏甘石汤就是以麻黄为主药的，但是我们知道麻黄是用来解表的，麻杏甘石汤证是无大热的，这怎么去理解？麻黄在这里是用来平喘的，麻黄是这个方的主药，当然还要配合其他的药，例如石膏。黄连阿胶汤这首方的主药是黄连，是所有黄连方里用黄连最重的一首方。你看泻心汤用一两，白头翁汤里用三两。另外一个，阿胶、鸡子黄也是重药。阿胶后世解释说是养阴药，阴亏阳盛，水亏火旺，泻南补北，都可以用，但是现在阿胶都比较贵，我现在一般用地黄代替，也有一些效果，但比不了阿胶。我们经方里凡是用地黄的都有神这方面的症状，你观察一下看看，比如百合地黄汤、炙甘草汤都是用地黄。防己地黄汤“治病如狂状，妄行，独语不休”。用地黄的经方大多是有神方面的症状，所以我用地黄和阿胶的道理，不是养不养阴的问题。另外一个，鸡子黄也是这个方的特色，没有用黄芩和芍药命名，而是用黄连阿胶鸡子黄命名，可见鸡子黄不是可有可无的，原方用两枚，可能古代的鸡蛋小一点，我们现在用一个就够了，但是是用鸡蛋黄，不要用蛋白，不要过熟。

这个方证有一个特点，不要加减方也不要合方，现在很多人用经方都喜欢合方，我就不喜欢合方，尤其是小方，如果合起来就不是原来的方了。比如说甘麦大枣汤，《伤寒论》很多方都有甘麦、大枣，那是甘麦大枣汤吗？不是的。经方一加减就不是原方了，所以经方尽量原方用，加一二味药可以，但不要随随便便加。

我曾经治疗过一个病人，被失眠困扰了十多年，口干，舌燥舌红，烦躁不安，我给他开了 7 剂黄连阿胶汤，没有吃完 7 剂，他睡眠就改善了，自己又配了 15 剂。后来再来找我的时候找不到，就找了我的一个同学，我那个同学就在我的方下面又加了酸枣仁、远志，十几味药，结果吃了没效。那个同学打电话问我：你那个病人吃了你开的药，效果很好哦，但是一味安神的药都没有，怎么可以啊？我说仲景没有说要用安神的药啊，黄连就是安神的，所以黄连要重用，加了几味药反而没有疗效。后来我又把他的远志、酸枣仁去掉，这个病人就好了。

另外有一个病人在荷兰，开始的时候她父亲找我看胃病，胃病好了。后来她父亲因为另外一个病，又从荷兰回来，她就跟她父亲过来，她父亲看病的时候她就顺便说她经常口腔溃疡，牙龈出血，口干舌燥，但是她没说失眠，我后来就开了黄连阿胶汤给她，黄连阿胶汤的黄连量又重，黄芩、黄连都很苦，所以我就加点甘草，再加上鸡蛋，病人还可以接受，不觉得很苦。你知道黄连、黄芩、甘草是什么方？甘草泻心汤的一半。她本来是口腔溃疡，但是她没有寒热错杂，所以我就用黄连阿胶汤，因为她还有很明显的口干舌燥、牙龈出血，阿胶也是止血的。为什么我不用甘草泻心汤就是这个道理，但是甘草泻心汤也不一定有寒热的症状。我看过一些书，甘草泻心汤的舌是一边是黄的一边是白的，我说哪有这样的舌头，仲景没说舌是怎样的，但是如果有也可以，比如黄连阿胶汤有口干舌燥也可以。后来她回荷兰了，过了半年，她回家探亲，我问她上次在广州吃了那个药怎样了，她说好了，中药真的很神奇，不单口腔溃疡、牙龈出血好了，多年的失眠也好了。这是很典型的一个病例。

另外一个就是泽泻汤，也是小方，我今天晚上都是讲小方，大家容易记。泽泻汤证的条文："心下有支饮，其人苦冒眩，泽泻汤主之。"泽泻五两，白术二两，这个条文仅用10个字，就把病机方证都说了。心下有支饮是病机，对心下有支饮的理解就好像我刚才说的其形如肿，再加上这个方证；苦冒眩，怎么理解？苦就是很厉害、很严重的意思，冒就是好像头肿胀，像戴着帽子一样，所以这个苦冒眩就是首如裹，两眼发黑，头晕很厉害，简单地说这个方就是治头晕的。这个方我注意到的时候大概是20世纪70年代，我看到刘渡舟写的一个医案，这个病例的辨证要点是舌胖大，但仲景没说，后来我在一篇文章中帮刘老注解，为什么舌胖大？其实就是其形如肿，不是一般的阴虚风动、气血不荣、阳气不足，如果临床上排除了这几种，眩晕就可以用这个方，不一定要舌胖大，有胖大（舌）更好，更说明是饮邪，但是我们临床上用它时不一定有，反正苦冒眩都可以用。泽泻用五两，是仲景用泽泻的方中用量最重的一首方，五两大概是现在的75克，我早年泽泻一般用45～60克，有效但是不见得很理想，后来我就慢慢加量，现在有时候用120克，对很多严重的眩晕立竿见影，症状很快就改善了，长时间使用也没有什么副作用。

我曾治一个脑动脉硬化的病人，经常眩晕，我就用五苓散。我开泽泻汤一般都是开五苓散的，有两个原因：一是泽泻汤只有两味药，你开给病人，病人有时候不相信，觉得自己病得这么厉害，两味药行不行？其实，仲景的小方大多是两味药，大多是急性病、重病，才用小方。小方都有什么方？泽泻汤、芍药甘草汤、四逆汤，都是两到三味药，不多的，所以这是仲景用药的规律，但是我们到临床上给开两味药，病人会怀疑两味药有没有用？有时候有些病人在里面不出声，到门口就把你的方丢了。另外一个原因，我们现在医保很奇怪，两味药不算方。所以我就只好开五苓散，但现在猪苓太贵了，就没有开猪苓，病人没意见了，我开四味他都可以接受。

还有一个眩晕病人，我开了 3 个月的药给他，他要到澳大利亚探亲，吃了 3 个月的药后一点眩晕的表现都没有了，也没有副作用，可见泽泻是一味很安全的药。泽泻利水通淋，能够补阴不足，补阴不足在肾气丸中能够体现，泽泻在里面起利水不伤阴的作用，现在的药理研究也没有见到很明显的肝肾毒性，当然有个别人说有，其实没有，所以我们可以把泽泻作为治眩晕的专药，除了治心下有支饮之外，不管眩晕是什么原因引起的，都可以加泽泻减轻这个症状。后世说眩晕有几个病机，张景岳说“无虚不作眩”还有“无风不作眩”“无痰不作眩”，无痰不作眩的代表方是半夏白术天麻汤，半夏白术天麻汤是二陈汤加天麻、白术而成。泽泻汤只有两味药，也是治痰涎、痰饮的。

所以我就觉得仲景组方比起我们后世的人高明多了，他一种药就已经包括了病机、包括了症状。这个半夏天麻白术汤，二陈汤是祛痰的，不加天麻能治头晕吗？不行的，所有古人都是又祛痰又治眩晕，但是我们这个泽泻比天麻效果还好，只要你放心去用，所以我说泽泻可以当作一种治眩晕的药，但是我们现在凡是头晕都用天麻。

我这里有两个病例，都晕得很厉害。一个病人是我朋友的先生，我朋友去年 8 月在美国打电话给我，说她的先生一早起床头晕得厉害，以前有一只耳朵是听不见的，有糖尿病史，在当地的医院看了，效果不好，每天早晨起床头晕发作的时候天旋地转，大汗出，想吐，心慌心悸，心率每分钟110次，大概半小时之后自己慢慢缓解，但是发作的时候非常恐怖，所以打电话给我，说她已经买了10月的飞机票回来找我看病。我说10月才能回来的话，现在还有两个月，不如现在开点药，如果不好到时候再回来也可以。后来我就开了泽泻汤，但是他喝了6剂没效，为什么呢？因为我没有考虑到其他兼症，只顾着眩晕，其实他这时候大汗出、心慌心悸、手足冷、口干，这是二加龙骨汤证，二加龙骨汤再加上泽泻、吴茱萸。结果我就开了这个方，二加龙骨汤没有桂枝，它是桂枝加龙骨牡蛎汤下面的一个附方，加上附子、白薇，但要注意白薇，我们广东用的白薇可能是另外一种，服后没有什么反应，但是我在微信上看到外省的医生用15克都呕吐，想吐的反应很大，有毒的。但是我们广东的白薇就没事，所以我用30克。后来病人服药5天，眩晕就好了一大半，没有想吐了，后来就继续用，这个病人后来好了，他回来都不用看病了，只是聊聊天。

所以今天晚上我们主要是说明怎么选方，应该根据条文的方证，就是经典的方证，但是到临床的时候，是不是一定要按原文去用？也不一定，小柴胡汤证后面不是说“但见一证便是”，抓住一两个主证就可以了，但具体的当然还有学问。另外就是怎么理解方证的条文，真的要咬文嚼字吗？有人说读仲景书，从无字处求之，我说不是，要从有字处求之才行。比如不得卧和不得眠是不一样的，从无字处求之就是自己想出来，仲景书中有文字的地方都弄不清楚，那就不行，不是我们所要求的。简简单单地说，我们辨证论治另外一个思维是方证辨证，方证辨证是我们用经方很重要的临床思维。

主持人： 谢谢黄仕沛教授为我们带来的精彩讲座。今天晚上黄教授主要说了三个问题：一个是经方运用的思维，是我们准确运用经方的一个路径；第二个就是方证的背后是病机，我们知常达变，掌握了这种策略性的方证，知道了常用方、单纯方，这些是我们解决疑难重病的基础和前提；第三个是对于类似方证的鉴别，是准确运用经方的基础。我相信今天在座的各位同道与各位同学，听了黄教授的讲座之后，一定对学经典、做临床的过程有很大的启发，我们也期待有更多的临床家把他们各种不同的临证思维方式和辨证体系一一呈现给我们，让大家开启更多的运用经方解决临床问题的路径、方法。让我们再次用热烈的掌声谢谢黄老师的精彩讲座。

第六讲·危病顽疾看经方

讲者：许家栋教授[1]

时间：2017 年 6 月 12 日 18：30—20：30

地点：广东省中医院研修楼 15 楼学术报告厅

许家栋教授：各位老师，各位同人，大家好，非常荣幸来到广东省中医院，在这样一所业界威名赫赫、全国名列前茅的中医教研和传播基地，跟大家交流、汇报，分享我对《伤寒》《金匮》经典经方的研究心得和临床医案，请大家多多指教，谢谢大家。

这一次我给大家准备了 6 个医案，从医案中看理法，看经典经方的体系结构，看理法方药的层次。前面两个医案是这两三天才整理出来的，因为想让大家更好地了解中医在危重急症上怎么去抽丝剥茧地辨治，让病人转危为安。

第一个是最近治疗的医案。这是一个 73 岁的女性心梗患者，主诉是胸前区绞痛伴右侧肢体乏力 7 天。病史简要：1 周前患者因心绞痛入当地县医院治疗，第二天出现右侧肢体乏力，神志昏昧，诊断为急性心梗合并脑梗。因为县医院水平有限，建议转上级医院治疗。转入市级医院治疗后，症状缓解不明显，仍然有剧烈的心绞痛，曾使用西药注射治疗（具体不详），5 天后告病危，让患者准备出院回家。

[1] 许家栋，著名经方家，经典经方学术体系带头人，广东省中医院“许家栋名医工作室”学术指导老师，浙江中医药大学中医临床基础教研室特聘教授。多年来挖掘、还原张仲景经方医学体系，形成“病机解伤寒”的独到心法，探明《伤寒论》六病开篇“辨”之玄机，形成严谨而丰满的经方病机方机辨证学术体系。代表著作《经方探源——经典经方医学概述》。

这里有个小插曲，因为这个患者的儿子是一个中医爱好者，他的家人，包括他自己和他的母亲以前都找我看过病，因此他特别希望用中医的方法，看能不能把母亲的生命挽救回来，于是患者儿子决定带母亲回家用中药进行治疗。患者的哥哥，那个中医爱好者的舅舅，主张即使死也要死在医院里，这样才能算是尽孝。经过沟通以后，患者儿子终于把母亲带回家接受纯中医治疗。

刻诊：神志昏昧，神色躁动，呼之可应，可言苦楚，右侧肢体瘫痪。阵发性心绞痛，疼痛彻背，胃疼。（大家看当时的照片，面如死灰，神志昏昧，一派濒临死亡的感觉。）伴随症状是口干口渴，饮多饮温，喉中有痰黏滞，时时呛咳。因为她是从医院出院的，还是鼻饲流食，留置导尿管，尿液深黄有酸臭味；大便数日不行，需要服用泻药。腹痛，周身疼痛。一会冷一会热，夜间烦躁、难眠，躁动不安，而白天又身冷，腹背无汗。目睛少神，面容暗红晦腻，整个面部是油垢垢的，泛着一种非常暗的、不好的光泽，这是一种败色的征象。唇色青紫，腹满压疼，手足摸起来是冷的，手背黝黑削减，脉弦迟缓，舌紫红，苔黄厚干裂，下眼睑暗红，边是红鲜的，下肢肌肤甲错，血络浮露。

这个病用六经辨证的话是类厥阴病。厥阴病在原文中分两种，“此蛔厥也，非脏厥”，也就是说在仲景的体系中，厥阴的厥，一种是脏厥，另一种是蛔厥。脏厥就是人体的阴阳要离决了，要阻断，这就是一种真厥阴的现象。还有一种厥是“蛔厥”，“蛔厥”并不一定是蛔虫阻碍，“蛔”是代称邪气，是有余的东西。寒邪、水邪、瘀血、气滞一样可以阻滞而形成类厥阴病。所以这个“蛔厥”大家一定要辩证地看，就是其内有邪气的阻碍，形成一种类似于阴阳阻断的症候群，表现为厥冷的现象或是厥热往复的现象。为了便于理解，我们把它叫作类厥阴病。真厥阴就是脏厥，类厥阴就是蛔厥。蛔厥在症候群上非常类似于真厥阴，但是绝对不能用纯热的，以附子、干姜为主的方子，因为它里面有有余的东西，有余的风寒湿燥火或者是蛔虫，或者是一些邪气积聚。而类厥阴虽然证候凶险，但从中医的角度看，还是有很大生机的，所以我们给患者做了一个系统的治疗。

这个病人的病机：

表的层面

第一个层面是表束。凡是人体的四肢百骸的失调，不安不合就叫表束。经方最讲表里观，比如说伤寒中风，都是一些有表的现象的概念。表束又是分层面的，它分为三个层面：第一个层面叫作有表证有表邪。比如说麻黄汤证，患者可以身体疼痛，可以发热恶寒，这是有表证；又有风寒凝滞于表，卫气营血凝滞于表的邪气，所以说它是有表证有表邪。那么怎么办？用攻表的方法，用汗法，把津血邪气散掉，病就可以好了。第二个层面叫作有表证无表邪。比如说苓桂术甘汤证，它既可以出现身体沉重疼痛，也可以出现头晕目眩，以表位和上焦为所急所苦，但是它的病是因为里面水饮的冲逆引起的，所以它是以治饮为主的，以茯苓、白术利小便，是一个苓术剂、苓甘剂、苓桂剂，以里为主兼顾表证，这就叫有表证无表邪。第三个层面是外证。比如说《伤寒论》的29条："伤寒，脉浮，自汗出，小便数，心烦，微恶寒，脚挛急，反与桂枝欲攻其表，此误也，得之便厥，咽中干，烦躁吐逆者，作甘草干姜汤与之。"我们知道甘草、干姜是温里的，这个层面就叫外证。经方的言辞风格和我们后世有非常大的不同，比如在《金匮》中有一种水叫作里水，按照我们后世的语言习惯，里水肯定是以里的表现为主，但是它恰恰相反，用的是甘草麻黄汤。里水是什么？是人体表上的水邪往里走，影响里，叫里水。比如说，防己茯苓汤治的是皮水，我们认为肯定表的问题是引起人体症候群的原因，但是方中却是用茯苓配防己利小便。为什么叫皮水？因为里的水饮冲逆影响了表。那么外证，就是人因为身体内部的失调影响外部，它以里为主要病机，而症候群在表上。所以经方的概念、名词、言语的风格，我们需要去了解。

第二个层面是表寒。表寒就是人体的表面有一些医者觉得或者患者自觉的风冷现象，比如怕风、恶寒、手脚摸起来是凉的等，都是表寒。

第三个层面是伤营，是营血不能温煦和濡养人体，会出现四肢冰冷，或者是出现肢体麻木，甚至会出现失眠、神志不安等症候群。病机体系有个什么特点呢？就是后一层病机总能包含前一层病机，所以说伤营可以包含表寒，表寒又是统摄在表束之下的。

太阴层面

伤血：凡是血的不和，不管是血虚、血实、血热、血寒，血的可见性的伤损，或者是医者他觉性的患者面色萎黄、下眼睑淡白，都是伤血的层面。

水饮：有溢饮，有支饮，有悬饮，有痰饮。《金匮》中有一个明确的概念，问曰："四饮何以为异？"师曰："其人素盛今瘦，水走肠间，沥沥有声，谓之痰饮；饮后水流在胁下，咳唾引痛，谓之悬饮；饮水流行，归于四肢，当汗出而不汗出，身体疼痛重，谓之溢饮；咳逆倚息，短气不得卧，其形如肿，谓之支饮。"

阳明层面

里热、里结、里燥、水热、外燥，这是它的基础病机。

为什么我们把它们叫作基础病机呢？因为《伤寒论》里的结构是这样的，叫作辨太阳病脉证并治，辨某某病脉证并治，它是先有辨的过程，然后再出来病的概念。这个辨就是辨基础的东西，也就是刚才讲的太阴、太阳层面的病机分析。那么辨出来以后，才能上升到六病的层面，我们有了基础病机分析以后，才知道这个病是类厥阴病，因为它有表里的失和、有表里的寒热、有阴阳的夹杂，而且整体偏阴、偏虚、偏里。那么方药是什么？我用的是桃核承气汤，大黄 24 克，芒硝 12 克，炒甘草 12 克，桂枝 12 克，桃仁 24 克，共 6 剂。据我们考证，其实汉代的 1 两，用在药上是折合 6 克的，1 升折合 60 毫升，这是比较符合经方原貌的。我们是原方原量不加不减地去运用经方，这样应用了好多年，临床疗效还是可观的。所以我建议，大家如果想从经典入手的话，就要遵守这一点，不要做加减，遵循它本来的法度，不要楷法入隶。

二诊，目睛已经有神了，精神已经好转了，心绞痛大减，在服药期间发生过心前区及心下不适感数次，服药 6 天已经可以从容翻身，尚不能自行坐起，也不能出去活动。现在的症候群是口干饮多饮温，喉中有痰黏滞，时时呛咳，鼻饲流食，留置导尿管，尿液深黄味重，大便四五日一次，便燥，腹痛身痛已减，阵发性烦躁有加重现象。时冷时热，时烦躁兼备，无汗。大家说这种烦躁加重现象是什么引起的？是疾病加重吗？不是的。这就是厥阴病的厥热胜复。热盛则生，寒盛则死，这个患者非常典型地体现了病传的过程。所以说这个病案非常宝贵，它体现了仲景的厥阴法度是真实存在的，体现了厥热胜复是经方非常宝贵的理法，也体现了我们提出的概念：凡病，都是阴病转阳、里邪出表而向愈，反之则死。下眼睑是暗红、边是红鲜的，目睛已经有神了，面容微红，已经不是晦腻感了。面色对照第一次完全不一样。腹满压疼，下肢肌肤甲错，血络肤露。手背黝黑，不容易渗血。脉弦缓，舌淡紫红、苔黄厚、舌质润。第二诊整个面色眼睑的状态、眼睛的神气，还有伸舌的幅度比第一诊有明显提高。原方续进 6 剂。

三诊，舌苔、面色进一步改善，心绞痛已基本不发作，肢体功能明显进步，可以在家人的牵引下走 20 米，已经拔除了鼻饲管和导尿管，烦躁大减。服二诊方期间，曾经因为夜间烦躁谵语，加服过两剂的调胃承气汤。吃完这两剂调胃承气汤以后烦躁就好多了，现症见：口干，饮水饮少，咽痛，喉中痰滞、咳吐不利，时时呛咳，大便时软时溏、色绿，拔除导尿管后小便不利，需要分数次才能排净。近日身疼加重，肚皮时疼，腹痛拒按，时冷时热，无汗眠差，下眼睑暗红、边红鲜，面容微红，已无晦腻感，腹满压疼，下肢肌肤甲错、血络肤露，手凉，脉弦缓，舌淡紫红、苔薄黄白腻。注意患者出现了什么？身疼明显加重，肚皮疼。大家说这是什么现象？里邪出表。非常好，身疼这些都不要紧，这都是表证，死不了人。这是非常典型的里邪出表，所以这是个非常宝贵的医案。它非常典型地、客观地还原了如果用纯中药去救治患者的话，患者会出现什么反应？比如说这个患者如果一边输液，一边吃中药的话，有可能邪气要发出去的时候又被输液压进去了，一边输着水一边去发表，肯定发不出来。那就有可能出现不了这么典型的阴病转阳、里邪出表的过程，也不会出现明显的厥热胜复。有可能刚热起来，西医西药一退热又进去了。所以说，当我们忠于原著、忠于原文、忠于仲景原方去用的话，病情就可以按照他老人家说的那样一步步好起来，疗效非常神奇。

这次的处方是柴胡加芒硝汤：柴胡 16 克，黄芩 6 克，人参 6 克，炒甘草 6

克，生姜6克，大枣8克，芒硝18克（冲入）。水煎服6剂，吃完第一个方子以后，再吃第二个方子：柴胡去半夏加栝楼根汤。这个方是小柴胡汤去掉半夏，然后加了24克的天花粉。为什么会一下子出两个方子呢？如果研究经方的话，你会发现，仲景的体系其实是有三个层次的。在仲景的书中本来就有初级班、中级班、高级班。在初级班的时候，他要求大家"随症治之"，出来什么症状，我们就对应什么症状。那么到中级班的时候，他要求大家"依法治之"，比如说坏病的时候。到了高级班的时候，他要求大家怎么办呢？"依病传治之。"所以我们读《伤寒论》29条，从开始的桂枝汤到中间救逆的甘草干姜汤，到后来的芍药甘草汤，到调胃承气汤，到四逆汤，是一个病传观，比如《伤寒论》的100条："伤寒，阳脉涩，阴脉弦，法当腹中急痛，先与小建中汤，不瘥者，小柴胡汤主之。"这是不是病传观？一次性地出两个方，并不是说仲景他老人家辨证不精细，用了小建中汤没有效果才用小柴胡汤，而是因为在仲景的体系中有病传观，他把津液分成两个层面，第一个是濡润，第二个是温煦。"伤寒"是有表束，"阳脉涩"证明是表上津血不足，不能输布，"阴脉弦"是里边有饮。表上津血不能输布就需要用阳旦法则去补津液而解表，但并不是有表证就用桂枝法；当里边有水饮的时候就用阴旦法中的柴胡法去水饮，因为小柴胡汤里面含有一个完整的生姜甘草汤，可以化饮。那么"伤寒，阳脉涩，阴脉弦，法当腹中急痛"，既有表，又有里，既有经血不得温煦濡润，又有水饮的阻碍。为什么先与小建中汤？先解表。先把表散出去，给邪气出路，就是给自己生路。有表先解表，这是《伤寒》的法则。服完这个方子以后，因为津液温煦起来了，腹痛自然会减轻。当有不了了的时候，是因为水饮还没有化解，那么后续的方子不能效不更方，要有病传观，那就是用小柴胡汤来收尾。这个病案也是一样的，先用柴胡加芒硝汤，因为有里结；当里结去了以后，再用柴胡去半夏加栝楼根汤，以病传观去对治。这个病传观非常好用，我目前的记录是可以给患者开六诊的方子，患者依法治之，效果非常理想。

我曾经在病房查房的时候，跟大家讲过一个病例。这个患者也是我一个老患者，化学博士，在香港读书的时候，因为摔倒了导致小产，然后受风冷导致不孕。刚开始找我治疗过程比较曲折，对我的信任也有一个磨合的过程。当她完全信任我之后，终于可以开始正儿八经地治病了。我给她按照病传观去治疗，一次性开6个方子，服完以后第二个月复诊又开了5个方子。服药共两个月，10年的不孕症得愈，两个月前顺产一男婴。近期因为乳汁不足复诊，见人就说我是“活菩萨”。患者的心情我们能理解，但是我们医者的成就感来自哪里？来自我们按照仲景的原文、仲景的思维、仲景的原方把疑难病、顽固病、看起来非常复杂的疾病，用非常简单的方法解决，这就是我们医者的成就感。

四诊时患者心绞痛已基本消失，肢体功能进步明显，已可自主步行。来诊时卧床不起，生命垂危，现在可以自行前来就诊。仲景在《伤寒论》的序言中告诉我们，上以疗君亲之疾，下以救贫贱之厄，中以保身长全、以养其生。我们医者的追求就是这样的。患者的儿子能通过对中医的爱好和医生及时沟通，有效地救治，把自己的母亲从死亡线上拉回来，这种感觉肯定不一样。当然我也很高兴，和这位老人家合了个影。这个小伙子一定要跟我学医，我也是被他的决心打动了，就把他收入门下。患者现症是怕热口干已减，饮水宜少，时时呛咳，咳则耸肩、面红，甚至汗出，汗后不凉，纳可，大便每天1～2次，里急后重，小便混浊，夜尿1～3次，小便还有微微不利的感觉，身痛已减，皮肤疼痛，腹满眠差，下眼睑暗红、边是红鲜的，面容微红、已不晦腻；腹满，下肢肌肤甲错，血络浮露，有轻微的水气，手已不凉，脉弦缓、略有结代，舌淡紫红，苔黄白腻水滑。原来干燥的苔，津液来复了才水滑起来。有津液则生，无津液则死。这一诊的处方是枳实栀子豉汤，枳壳36克，栀子12克，淡豆豉48克，清浆水240毫升。现在还在继续调理巩固，但是已经没有生命危险了。患者从肢体瘫痪、卧床不起，到现在活动自如，从生命垂危到自行来诊，是不是一个阴病转阳的过程？是不是大病顽疾得到了很好的解决？是不是我们中医应该追求的效果呢？在《伤寒》《金匮》中用枳实的地方都是枳壳。因为《别录》说采之于八九月，那时候是成熟的果实，并不是现在的枳实。古人“枳实”的意思就是枳树的果实。比如说物美才叫美食。

第二个医案也是最近的，是一个肠梗阻的患者。这个患者也是高龄的患者，83岁的女性，主诉呕吐伴有腹胀疼20天。病史简要：患者淋巴癌术后两年，20天前因剧烈呕吐，腹痛腹胀，阵发加重，诊断为不完全性肠梗阻，收入院治疗。治疗20多天呕吐未见缓解。刻下症：进食4小时后呕吐，吐出大量的黄绿色痰涎，痰涎量为进食、进水量的数倍，大便数日一行，成条偏软，或有稀水样便，排不尽，稍微进食流质食物则腹胀满，偶尔肠鸣，无怕风怕冷，夜间时有盗汗，汗后不凉，无头晕头疼，无口干口苦，饮水不多，小便正常，没有夜尿，腰酸多年，夜间肢烦，手心热，睡眠不好。脉弦滑，舌紫红嫩、舌质厚、苔黄厚浊腻，下眼睑淡紫红，目下卧蚕，腹满，下肢袜痕，手热。

基础病机：①表束，就是患者有表位的问题，比如说盗汗、腰酸、肢烦，都是表的问题。②中风，津液外泄而有表证就是中风。我们读《伤寒论》，只要看到“伤寒”这两个字，就知道不离表束的三个层面；只要读到“中风”两个字，就知道都是表里合病而以表为所急所苦。这就是解读《伤寒论》的密码。③在太阴层面是太阴的水饮，表现为呕吐痰涎。④阳明有里结和外热，里结是腹满，外热是手足温热。那么方证就是厚朴三物汤证。这是一个非常典型的阳明的水热病，因此用厚朴三物汤，大黄24克，厚朴48克，枳壳60克，水煎服，7剂。这个患者好得很快，喝完之后就不吐了，继续治疗后肠梗阻的症状消失了，至于后续癌症的调理就要另行辨治了。

第三个医案，是一个胸腺瘤的患者，是我们山东济南的一个领导。他是因为胸闷心痛两个月，做检查发现双肺动脉分支内肺栓塞，并部分肺梗死，右侧胸腔少量积液，并右下肺部分不张；胸腺区占位病变，考虑胸腺瘤。因为没办法手术，他就来看诊吃中药。

患者男性，65岁。刻诊：胸闷心痛，上睑浮肿，左下肢水肿，没有头晕头疼，多饮饮热，纳可，易饥，无腹胀腹痛，大便是两天一次，着凉易腹泻，小便正常，夜尿一次。头汗多，汗后不凉，怕吹空调，眠可，面部有多个黑色扁平疣，下眼睑淡白、边红鲜，目下卧蚕。腹按满，下肢按肿，血络浮露，手微凉，脉弦细浮。舌淡紫红、舌质厚、边有齿痕，苔白微厚。

基础病机：

表束：有四肢百骸的疼痛，只是表的层面；

表寒：手凉；

中风：有汗出；

太阴水饮：下肢冒汗、下肢按肿；

（太阴）伤血：血络浮露，是医者的他觉症状，有血的失和也是伤血；

阳明里热：口渴易饥；

里结：腹满；

外结：面部黑色扁平疣。

这是太阴水血同病，选方桂枝茯苓丸：桂枝 12 克，白芍 12 克，茯苓 12 克，牡丹皮 12 克，桃仁 12 克，蜂蜜 20 克，水煎服，15 剂。汤剂配合散剂服用，每天 3 克散剂。服完 15 剂后效果明显，胸闷心痛完全消失，腿肿减轻，上睑浮肿减轻，偶有口干口苦，饮水已少，已无易饥感，纳可，无腹痛腹胀，大便 1 ～ 2 天一次，不软也不硬。小便正常，无怕风怕冷，无四肢凉、麻，怕热，容易出汗，汗后不凉，面部仍有黑色扁平疣。当然扁平疣也不是患者所急所苦，但是它提示其内有结。右下眼睑淡白边红，左下睑是红鲜的，目下卧蚕，腹按满，下肢按之有轻微水气（较前减轻），血络浮露，手微凉。脉弦略浮，舌淡紫红嫩，舌质厚，苔白微腻，齿痕已减轻。齿痕减轻，代表水气减轻。原方续进 15 剂。

患者症状稳定，守方 20 剂，原发病无症状，仅有颈部不适。这其实也是里邪出表，往表上走。患者因为拔牙引发口腔溃疡数日，看诊时已愈，微有口干口苦，饮少，纳可，微有腹胀，大便略散，每天 1 ～ 2 次，小便正常，面部黑色扁平疣，下眼睑淡白、边红鲜，目下卧蚕。淡白代表血不足，不能濡养；红鲜代表有热或有表束；目下卧蚕代表水饮；腹按满代表里结；下肢已经完全不肿；血络浮露，是还有伤血的层面；手凉已经减轻了，脉象同前，齿痕也减轻了。原方续服30剂。因为患者是济南的，我在日照，距离比较远，一个是鲁西北，一个是鲁东南，所以每次拿的药比较多一些。服完药之后已无症状，复查发现肺栓塞、肺梗死、胸腔积液、部分肺不张已消失，仅有胸腺区低密度灶，考虑囊肿。过去考虑是胸腺瘤，现在考虑是囊肿。当然这个到底是检查的问题，还是中药把它的性质转变了，我们也不去探讨，反正患者诸症改善了。其他CT检查表现包括慢性支气管炎、局部性肺气肿、双肺炎性改变。我给他使用了桂枝茯苓丸，打成散剂，共1500克，每天服3克，巩固疗效。因为把患者认为的大病变成小病，患者对疗效还是挺满意的。

经方首先辨"证"，这个"证"并不是症候群的症。胸闷心疼是表卫和上焦的异常，属于表束证，但是又没有表邪侵袭的表现，因此属于表束的第二个层面——有表证无表邪。眼睑浮肿、目下卧蚕、腹泻，这是太阴水饮中的支饮。支饮就是表里都有水饮，并且往往虚实寒热夹杂，也符合这个患者太阴与阳明合病的特点。下眼睑淡白、血络浮露、手冷是营血不足，不能温煦所致的伤血、血少。太阴的津血不能温煦，就会形成表寒证。这个表寒是因里面的津血失常，不能温煦引起表的不能温煦，并不是表邪引起的反应，所以患者以里的水病和血病为主。多饮易饥、腹满头汗、汗后不冷、下眼睑边红鲜、大便垢迟、面部赘疣，这是阳明的结和热，但是阳明中伴有太阴证：虽然渴，却是喜热饮。真正的阳明病，应该喜冷饮。渴喜热饮说明里位营血不能温煦，导致营血在表上也不能温煦，引起怕冷、怕吹空调。这属于表束的第二层面，我们选的方是桂枝茯苓丸。这个方子是苓芍剂和苓桂剂的合方，它有茯苓配桂枝、茯苓配芍药的法则，再加上里面有牡丹皮，可以攻下阳明。

症候群分析完之后，我们再来辨脉。脉弦在这里提示水饮，在《金匮要略》痰饮咳嗽篇就提到"……脉弦，为有水。"脉浮提示病在表，如《伤寒论》的51条"脉浮者，病在表"，这类提法在《伤寒论》中比比皆是。细脉主诸不足。什么叫诸不足？卫气营血，包括里面的胃气都亏损，叫诸不足。如《伤寒论》的60条："下之后，复发汗，必恶寒，脉微细，所以然者，以内外俱虚故也。"里面的胃气和外面的营血都虚，内外俱不足。其中一项不足就可以出现脉细；几项一起不足，脉更细或更弱。虽说脉细主诸不足，但是它最能代表的是营血的不足，因为“脉者血之府”也。如《伤寒论》的351条：“手足厥寒，脉细欲绝者，当归四逆汤主之。”这是营血不足非常典型的表现，也启示我们当归四逆汤是养营的方子。我们说过后一层病机总能包含前一层病机，所以伤营包含表寒，是不是伤营以后导致了手脚的厥寒？这是表寒吧？又如《金匮》中“少阴脉细”，女子“经水不通”，这就是营血病，脉细是营血不足，月事就不能应时而下。

我们辨完了脉以后，再辨舌。舌是有齿痕、淡红嫩的，这是太阴水饮病常见的舌象；舌质厚、苔白厚，是阳明瘀滞有余的现象。患者不仅有虚有寒，还有阳明的瘀热，有里结、外结这些层面，所以说是一个虚实夹杂的情况。

施治法则：这是表束的第二个层面，必须要治里为主而兼顾表证。因为在里是太阴的水血同病，我们必须要水血同治，在治水的同时配伍血药。水血同治最常用的方子是茯苓配芍药，常用当归芍药散、真武汤、桂枝茯苓丸等一系列方子。水病兼表，仲景是怎么配伍的呢？最常用的是茯苓配桂枝，用茯苓治饮，用桂枝解表，如五苓散、苓桂术甘汤，以及茯苓桂枝汤。血病、水病导致的阳明瘀滞，最常用的药是牡丹皮。比如血病兼阳明瘀滞，见于鳖甲煎丸、大黄牡丹皮汤、温经汤；水病或者水血同病，兼阳明瘀滞，见于桂枝茯苓丸、八味丸，它们都是用茯苓配牡丹皮的。因为选的方子能够水血同治，去实解表，药势与病势相侔，所以能挽狂澜、起沉疴。

我们再分析一下方机。病有病机，方有方机，病机和方机相应才是完整的、完善的、完美的临床辨证的过程。这个方子是诸药等份，然后用蜂蜜炼蜜和丸，用的是丸剂。我们临床发现，用汤剂和散剂，不用丸剂，效果也非常理想。为什么古人用丸剂呢？

我们都知道经方叫汤液医家，或者是汤液学派，因为汤剂最能有效地呈现出经方的四气五味。经方就是用气味的化合来治病，并不单凭药物的功效来治病。所以我们读《汉书·艺文志》，对经方的定义：“经方者，本草石之寒温，量疾病之浅深，假药味之滋，因气感之宜，辨五苦六辛，致水火之剂，以通闭解结，反之于平。”经方是用本草药势的四气五味，来对应人体的阴阳、表里、虚实、寒热，让人体达到“阴阳自和”的状态，以治病疗疾、养生，所以非常注重气味的配伍和化合。这也是不能随便加减合方的原因，加减会改变方子原来的方势，改变原有的气味，使方子达不到应该有的疗效。有的同学会问，为什么合方加减效果也不错？我们研究发现，临床治病只要针对了一部分病机，就可以做到有效，但是有效不等于治愈，有效更不等于正确。如果要完整地继承和弘扬仲景的学术思想，一定要原方原量，尊崇原著。

气味化合和汤液有什么关系呢？其实我们中医最基础的一个药就是汤。汤，古代是热水的代称。《伤寒论》中认为五苓散轻证“多饮暖水，汗出愈”，喝热水就能好。热汤在古代叫作太和汤，它可以调和里病、寒病、水病，可以补充津液，可以让人的津血重新恢复输布。所以说热水就是一个药，把中药放在热水中煎煮的话，还会发生气味的化合。当用麻黄加桂枝的时候，如果打散合用，患者吃的只是麻黄加桂枝的成分而已。若煎煮化合，它会形成一种非麻黄非桂枝的成分，达到麻黄和桂枝气味化合以后形成的药势。这种药势恰恰就是经方效如桴鼓的基础。为什么经方用寻常的药能达到这么好的效果，就是因为它化合了。麻黄与桂枝合，可以解表；麻黄与芍药合，可以养血；麻黄与石膏合，可以治饮；麻黄与茯苓合，也可以治饮，比如说麻黄升麻汤。气味的化合就是经方能够有效、速效甚至有奇效的基础，所以古人是用汤化合以后服用的。

后来使用丸剂和散剂，是因为汉末、魏晋三国、金元时期都发生了战乱，导致交通闭塞、药物运输不易，所以医者特别珍惜药材，想用更少的药材发挥更大的作用，就把药材打成散剂服用。大家都逃难逃荒，医生也得随着逃难的人群颠沛流离，把药材背在身上，才能够做到随处行医。背的东西不能太多，除了药还得背点衣服、背点粮食，还得扶老携幼，携带的药材肯定是有限的。战乱期间病人更多，医生每个病人都想救治，只好把药材打成散，用更少的药来救治更多的病人，这就是丸散剂的起源之一。我们临床只要有条件，还是尽量使用汤剂。因为汤剂的药势是化合的，而散剂的气味是重叠的，药势也只是重叠而不是化合。

桂枝茯苓丸的方干是茯苓配桂枝，是水病兼表的治法；茯苓配芍药是水血同病的治法；茯苓配牡丹皮是水病兼实的治法；山药配牡丹皮是血病兼实、兼结的治法；芍药配桃仁是一个血病兼实兼结的治法。这些就是经方的最小单位——方干，是药物配伍的道理所在。任何一个方子，只要含有这些方干，都有这种作用。这是不可更改的基础。

我们把方机分为三个层面：①方干，就是构成这个方子的最小单位。②方眼，就是方子最重要的方向。我们把方子比喻成一把枪，有枪托、扳机、枪管、准心，缺一不可。方眼就是准心，这把枪再华丽再结实，没有准心就打不准。桂枝茯苓丸的方眼是茯苓配芍药和茯苓配桂枝。它有两个方眼：一个治水血同病，另一个治水病兼表。③方势，就是这把枪的弹道，就是它全部功效的体现。这个方子的全部功效是解表、利湿、养血、逐瘀。以上就是桂枝茯苓丸的方干、方眼、方势。从这里我们看到，方证其实是多维的。单一的方证对应是线性思维，不能从多个层面理解这个方子，临床用方会受到限制。所以我们要从方证层面走入病机层面，走入方机层面，达到以理法的高度去行医道救人的目的。

第四个医案，是一个年轻的女性患者，27 岁，主诉是发现卵巢不均质结节。这个患者备孕未果，因为脘腹疼痛，查彩超发现左侧卵巢有个 2.4 厘米 ×1.3 厘米 ×2.2 厘米不均质的结节。接诊的妇科医生告知患者，凡是不均质的结节都有恶变的可能，嘱患者立即手术。患者担心手术影响受孕，于是前来寻求中医治疗。

刻诊：脘腹胀疼，嗳气打嗝，口干饮多，纳呆，大便 1 ～ 2 天一次，微结不畅，小便正常；白带正常，月经周期 30 天，经期 1 周，月经量正常，色深红有血块，经期腰部不适，小腹不凉；手足不凉，无汗，头晕头涨头疼，心慌，眠差。查体：下眼睑淡红，目眶暗黑，腹按硬满压疼，手潮、手热，下肢血络浮露，脉细浮，舌淡红嫩，苔黄白厚。患者有表的所急所苦（腰疼），所以有表束；有血病层面（月经血块）；有阳明的里热（口渴消水）；有阳明的里结（腹满疼痛压疼）。

我选的方子是土瓜根散（土瓜根、芍药、桂枝、䗪虫各三两……杵为散，酒服方寸匕，日三服）。这个方子医家用得不多，更多是被用在皮肤科来美容祛斑。方中的清酒是经方中常用的一味药，现代医家往往认为是白酒，其实不对。白酒是蒸馏酒，是元代以后才有的。元代蒙古族征战欧洲，南下中原，带入了欧洲的蒸馏酒技术，中原才有了蒸馏酒。在元代之前，只有黄酒和清酒，在汉代的时候只有清酒而没有黄酒。黄酒在宋代才逐渐普及。不管是黄酒还是清酒，都不是蒸馏酒，而是发酵的产物。发酵的东西都有滋养的作用。我们知道女同志坐月子可以用黄酒煮鸡、猪脚来补一下，养一下血脉。

我们怎么发现这个“酒”不是蒸馏酒呢？我们读《水浒传》，武松喝了18碗酒，如果喝白酒的话早被放倒了。另一个线索是过去的发酵酒都是混浊的，所以古诗就说“浊酒一杯家万里，燕然未勒归无计”，喝的都是浊酒。此外我们读《水浒传》，那些好汉们到了小酒馆，非常霸气地说：“小二，筛一碗酒来。”为什么叫筛一碗酒？因为发酵酒上面漂了一层酵母，不筛的话没法喝。还有诗曰：“绿蚁新醅酒，红泥小火炉。晚来天欲雪，能饮一杯无？”为什么叫绿蚁？因为酒上漂了一层酒糟或者酵母，就叫绿蚁酒，也就是我们说的黄酒或清酒。所以经方中的酒都要用清酒。我们过去用黄酒入药，但黄酒也不符合经方的性味。因为经方的“酒”是养营血的，比如炙甘草汤、当归四逆加吴茱萸生姜汤，都用大量的清酒来养营血、通血脉。而黄酒偏于发散，发散太过不利于养血。这个患者是2015年看诊的，我们的清酒是2016年复原的。我有一个学生是食品工程学的硕士，为了让我们还原经方，把很多古法发酵的药都复原了，包括酸浆水、清酒、饴糖等。所以说经方要达到好的疗效，必须有好的药材，要有一个很好的药材供应商，或者是药材的监管机制。

初诊给患者开了12剂药。二诊的时候，患者脘腹胀疼已经减轻，腹部按起来不硬了，但是还有满的感觉。嗳气打嗝减轻，食后肠鸣，药后数日大便稀溏，近日大便不成形、每天一次，有白带，头晕头疼减轻，口干已解，饮食也增加了。服药后，患者左侧手腕血管有微疼的感觉，这是方子通血脉的表现。舌脉：脉细浮，舌淡红嫩，苔黄白腻。因为里结的层面已经减轻，再用土瓜根散攻下就过于猛烈了，我们选了一个缓和的方子，就是前面讲过的桂枝茯苓丸。二诊处方12剂，服完后脘腹胀疼基本消失，复查彩超卵巢结节已经消失。后续再给患者调理备孕，又产一女。

第五个医案是一名癫痫患者，是我一个学生的邻居。患者女性，54岁，主诉是“发作性肢体抽搐15年，加重半年”，外院诊断为不典型癫痫。患者近半年来发作程度加重、频率增加，从每月发作一次增加到5～6天一次，最近是每天一次，越来越频繁，于是找我治疗。刻诊：发作性四肢抽搐，心慌心悸，最近几次发作伴有面部烘热，胸闷失眠，右侧头疼；长期口苦，发作时口干，饮不多，纳可，无腹痛腹胀，大便每日一次，时干结，小便正常，夜尿1～2次；无怕风怕冷，发作时腿冷，伴有肢体麻木，无汗；舌淡红嫩，苔薄润，下眼睑红鲜，腹按薄拘（腹肌按起来薄弱而紧绷的感觉，是一种虚中夹实的现象），下肢肌肤甲错、脱屑、血络浮露，手温。右脉斜飞，脉浮滑，左脉沉弱结代，三五不调。因为斜飞脉不能很好地感觉脉象，所以以左脉为主。

这个患者四肢抽搐是表束，手足凉是表寒，失眠是伤营，这是患者表的问题。卫气昼行于阳而夜行于阴，人体才能够昼精夜寐；营受到损伤不能涵养卫气就会导致失眠。所以说失眠最重要的病机是营卫失调，后世时方恰恰忽略了这一点，治疗失眠经常用镇静的药、安神的药、养血的药，包括石类的药，往往效果不理想。而经方治失眠效果非常理想，因为我们是立足于调和营卫去治疗的。太阴有伤血，阳明有热、燥，包括里燥和外燥（肌肤甲错是外燥，大便干燥是里燥），这是患者里的问题。那么这个病是一个类厥阴病。此蛔厥也，非脏厥。也就是说这个厥是因为里面有邪气的阻碍引起的，并不是真正的阴阳要断绝，并非死症。

我们选的方子是四逆散：柴胡、枳壳、芍药、炙甘草，水煎服15剂，汤散结合。二诊反馈，患者从吃第一剂药开始就没再发作，腿已不凉，面已不热，睡眠时好时坏，口苦，纳饮正常，大小便都正常。下肢虽有甲错但已不脱屑，舌淡红嫩，苔薄润，下眼睑淡白边红，腹按薄拘，手温，右脉斜飞、浮滑，左脉沉弱结代，比三五不调改善了。原方续进20剂。三诊效果依然非常理想，癫痫未再发作，仍有口苦，大便偶尔偏干，每天一次，余症同前，脉结代感觉继续减弱。随后患者因故未规律复诊，陆续服用四逆散50剂，巩固疗效。去年整理医案的时候，我让学生联系患者，患者反馈癫痫未再发作，请我的学生表达谢意。从2014年到2016年随访期间，这个15年的不典型癫痫未再发作，可以说经方的疗效是非常独特、非常好的。

第六个医案很有故事性。这是一个9岁的小女孩，非常可爱，患儿的爸爸也是医生。患儿因“反复感冒发热咳嗽半年”来诊，出生时为低体重儿，先心病，房间隔缺损，动脉导管未闭，双肺静脉狭窄，左肺动脉导管未闭，隐存左上腔。3岁半手术治疗后房间隔关闭，动脉导管残留漏；5岁行介入封堵术失败，3毫米导丝堵在左肺中无法取出。刻诊：身体瘦弱，四肢消瘦，皮肤干燥，面色㿠白，嘴唇紫红；反复低热，体温在37～38℃；咳嗽，流黄绿涕，喉中痰鸣，难以咯吐。患儿非常虚弱，咯痰很吃力，无怕风怕冷，无汗；家人诉手时凉时热，手足心温热、潮热有汗，额触热，肢体触碰即疼，颈部酸累难伸；近半个月听力减退，睡眠差；晨起口气臭秽明显，饮水一般，食少，无腹痛腹胀，大便2天一次，初干燥后成形，小便顺畅、色偏黄；下眼睑淡红，腹按薄拘，下肢轻度甲错、血络浮露，脉沉细弱，重按不及。当时我也比较担心，这个孩子脉沉按没有胃气的感觉，非常弱，舌红、尖面红绛，苔白厚腻，既有很虚的脉象，又有很实的舌象，非常纠结。

基础病机：

表束（四肢百骸不适），中风（手潮），伤营（眠差）；

太阴里虚（纳呆），水饮（咯痰），伤血（血络）；

阳明里热（口渴口干），里结（腹按薄拘），里燥轻证（大便轻微干燥），外燥（肌肤甲错）。

上升到六病，这就是少阳病的中风证。少阳病并不是我们想象的以表病为主，而是里病为主，这需要仔细鉴别。在少阳病篇有一个提示："此属胃，胃和则愈，胃不和，烦而悸"，经方中"胃"是里的代称。我选的方是柴胡桂枝汤（黑柴胡24克，黄芩9克，生旱半夏12克，党参3克，北沙参3克，生晒参3克，生姜9克，炒甘草6克，大枣12克，桂枝9克，黑皮白芍9克）5剂，水煎服。吃完药以后患儿就退热了，症状明显减轻。因为是外地患者，坚持线上复诊了一年，患儿状态越来越好。一年后患儿到北京检查，发现动脉导管已经闭合，肺静脉流速好转，心室壁正常。疗效出乎意料，患儿的爸爸非常高兴，带着孩子送锦旗、放鞭炮，我们也非常开心。

在整理这个医案的时候，我又随访了患儿的家长，家长把治疗的经过用短信编辑发给我。他说在来我这治疗之前，自己研究了一下解剖，认为女儿是没救了，情绪非常低落，曾想放弃治疗。后来因为女儿发热，就想带着女儿找我退退热，改善免疫力，再后来发现服药效果不错，所以坚持吃了一年多的中药。服用中药前动脉导管残留漏、肺动脉轻度高压，服用中药18个月，以后超声复查上述情况均消失了。最初柴胡桂枝汤用全量（使用代煎汤剂，每天3次，每次1袋），症状好转后每日2/3量（每天2次，每次1袋），其间调整处方，曾用桂枝二越婢一汤、黄芩汤、黄芩加半夏生姜汤、小建中汤等。每次复查彩超都是在北京同一家医院找同一位医生。

很多人认为《伤寒论》好像是治感冒、发热的，并没有描述这些皮肤病的症状，那能不能治皮肤病呢？我就带着这个问题，给大家整理一部分我们在临床中治愈的皮肤病，有寻常型银屑病、红皮型银屑病、脓疱型银屑病、特应性皮炎等。因为时间有限，不能逐一展开为大家分析。

今天的课讲到这里，谢谢大家。

第七讲·沉思经方

07

讲者：冯世纶教授[1]

时间：2017年6月21日18：30—20：30

地点：广东省中医院研修楼15楼学术报告厅

冯世纶教授： 各位同学、各位老师、各位张仲景晚上好，非常高兴有幸来到咱们广东省中医院一块学习经方。广州中医药大学我来过几次，与广州中医药大学有缘，经常和同道切磋中医。咱们老师交给我一个题目，我当时领会得不深，到了医院以后，杨院长、高主任来了以后才知道是中医思维系列讲座，才知道咱们医院意识超前，对于中医的思维进行了专门的研究，这种研究是首创的。

应该对中医思维进行研究。我也是初步进入这个领域，我接到任务以后就在想要怎么完成？这个作业我们讨论了好长时间，大家都知道中医思维是一个重要的课题，但是怎么讲呢？怎么改善呢？目前的中医思维有些乱象，派系很多，扶阳派、运气派、体质派、滋阴派、补土派、温病派、伤寒派，还有湿温病派、孟河派、建安派。最近我在报纸上看到一个叫中和派的，都在“发明创造”，不断更新，不断出现。不同派别的中医思维是怎样的？不清楚；理论体系也是大不相同。有的说中医是产生于中医文化，中医是哲学，还有运气理论，还有中西结合理论，还有以脉为主的中医，还有以腹诊为主的中医，还有望诊，就是望而知之

---

[1] 冯世纶，首都国医名师，胡希恕名家研究室和冯世纶名医传承工作站首席指导专家，北京中医药大学师承博士后导师，广州中医药大学经典临床研究所客座教授，加拿大中医经典学会名誉会长。代表著作《经方传真》《张仲景用方解析》《中国汤液经方》等。

的中医，好多的理论体系。在社会上是怎样的呢？对于中医的思维更是迷茫，我们经常碰到好多病人拿着西医的检查结果来找中医调理，在病人眼里中医不是用来治病的。所以这也引起我的思考，中医到底是干什么的？是治病，还是调理？我们中医是治病的，这是肯定的。近年来有一个好的现象，很多人治病找经方大夫，我们最近几年经常碰到开完处方以后，走了又回来问："你给我开的是经方还是普通药方？"患者认为开的普通中药不能治病，经方才治病，这说明通过一些经验教训，人们认识了经方，开始关注经方。所以我由这些社会现象想到：人们在思考着怎样认识、学习、发展中医。山西的傅山中医学院的院长高建忠写了一本书，这里头写了学习中医、发展中医、应用中医需要思考，中医药需要传承和弘扬。读书、临证、思考，这是中医成才的三要素。还有河南的毛进军，也写了本书，说多读书还要学会勤思考，思考才能得智慧。他的父亲常教导只有去独立思考才能获得真正的知识和智慧，才能不断进步。所以学中医和发展中医离不开思考。中医需要思考的东西是很多的，从何谈起，我已经想了好长时间，我这个讲座怎么讲？给老师、给在座的各位如何交卷？

近来出现了经方热，但是什么是经方？北京电视台《养生堂》最近也讲经方，其中讲到柴胡疏肝散是经方。到底什么是经方，值得沉思。怎样认识中医，怎样认识经方，这里头，我想到了思考中医，思考什么呢？当前应该思考的是中医的理论，毛进军的一本书叫作《思考经方》，于是今天就想了个"沉思经方"的题目。下面从六个大题，谈谈我对中医经方的思考。

第一个大题：中医经方是否是科学的？

现在来看，总的趋势就像章太炎说的"中国医药来自实验，信而有征，皆合乎科学"，大体上得到了肯定。国内外曾极度怀疑中医的科学性，如日本的明治维新，提出要消灭汉方（咱们叫中医，他们叫汉方），汉方医通过临床实践、不断学习经方，使经方在日本重整旗鼓而没有被消灭掉。国民党政府 1929 年立案要取缔中医。1926 年章太炎、张赞臣等以经方治好了霍乱 26 例，因而提出了"中医胜于西医者，大抵《伤寒论》为独甚"，凸显了经方的科学性，捍卫了中医的科学性，中医是科学的。21 世纪初有个方舟子曾挑战说中医不科学，被批得体无完肤。《思考中医》等大论频出，好像是尘埃落定了，但是中医不科学的想法仍根深蒂固，潜移默化，常以不同的形式宣扬。一个中西医结合者在《华夏医药》(我国香港的一个杂志) 2012 年第 6 期发表了一篇《中西医结合 50 年思考》的文章，他也在思考，思考中医，中西结合的思维，他也在谈思维。但是他怎么思考的呢？其中说："中医学的取类比象思路多为主观臆测推理，是否反映了主观客观一致，仍需进行实验研究和临床实践，才能去伪存真。而在当代必须利用现代科学技术去研究，促进中医现代化，才能使中医学与现代科学同步发展。"什么叫同步发展？病毒性感冒西医会治吗？病毒性乙型脑炎西医会治吗？肝炎西医会治吗？肾炎西医会治吗？我们中医能治。根据同步发展，我们再回到不会治的地步去？又说："几千年来的中医事件中，或许存在有效的药物和方法。"你看看他用的词：或许。他经过思考了才在杂志上发表，又说"但这些必须经过严格的科学检验才能成立"，中医有效，不是科学的？西医学没解决，中医治好了脑炎，西医学没检测，那不算数。书中还有一句话："中医是经验，是自然科学，正如钱学森所说中医不是现代科学，是经验。"意思是什么？中医不科学。关于科学的定义，我最近看到一个材料，中国科学院国家天文台空间科学部首席科学家张双南说什么叫科学，科学的定义是什么？科学就是刨根问底，科学的目的就是发现、归类。这里他提了科学的三个要素，主要是说中医一些规律性东西真的是科学。章太炎说："中国医药，来自实验，信而有征，皆合乎科学。"这个有规律性可循，那就是科学，我们中医经方之所以科学是因为有科学的理论体系，是经过几千年临床试验的规律总结，临床实践能够验证前人的经验，这个规律是科学的，我们中医治病不仅是靠几个方，靠几个药、秘方，我们靠的是一个理论体系，科学的理论体系，尤其是经方有理论体系。

第二个大题：沉思怎样发展中医经方。

这里也有几种意见。有些人觉得怎么能发展中医，刚才那一位中西结合的专家说："用现代的科学技术和方法进行中医研究，才能得到发展。而当代必须利用现代科学技术去研究，促进中医现代化，才能使中医学与现代科学同步发展。”怎么发展，用现在的西医指导中医发展？以前我们中医没有现代科技，形成了科学理论体系。现在就是说发展必须要跟现代结合，发展中医必须用现代科学技术去指导吗？要结合吗？怎样结合呢？这是个问题。所以实际上这些中医西化的观点，早有人进行了批判，我们看一看。不少人对于中医现状进行了沉思。李致重有一篇文章叫《拯救中医之魂的战略沉思》(《中医药通报》2016 年第 3 期第 1 页)，其中说：“半个世纪以来，中医一直挣扎在自相矛盾的困境中，造成这种困境的核心是中医西医到底是一个医学科学体系呢？还是两个完全不同的医学科学体系，而造成这种困境的真正症结，在于不论坚持中西医结合，还是坚持中医西化，都是站在西医一家的学术立场上讲的。更为离奇的是：从来没有人就‘中医我是谁’‘我是怎么来的’这两个事关中医科学定位的、根本性学术问题，交出合格的答案。”中医是什么？你是个中医吗？你每天开的冠心病药，冠心一号、冠心二号等一大堆药，这属于中医还是西医？应该思考思考。人感冒了，一来就是板蓝根清热解毒一大堆药，不开汤药。你开的是中药吗？更不是经方。中医是怎么来的？中医是怎么形成的？经方起源于哪里？怎么发展的？理论是什么呢？都没有认识到。

李致重又说：“长期以来发生在中医领域和中西医结合名义下中医西化，对中医犹如温水煮青蛙，貌似温情，实是绞杀。”把你放到温水里去，慢慢地加温给你煮死，你挺舒服地死了。他又说：“而以现代化、规范化、科技创新名义包装的中西医结合，实际是‘在没有黑猫的黑屋子里找黑猫……’”

20 世纪 80 年代联邦德国慕尼黑大学东方系的一个教授到中国参观了西苑医院，还有上海和北京的其他医院也都参观了。他的印象是什么？看到西苑的病历是什么样的？80% 都是西医的病名，西医的东西。实际这就是中医西化。李致重还有两篇文章，发表于《中华中药杂志》，一个是 2016 年第 11 期，还有第 10 期和第 12 期，在论述西化是中医科研的致命误区，里面写道：“不论是创造中西医结合的西医医学，还是两种医学进行临床，都不应该成为中医西化的借口或理由。当中西医结合的高层代表者，认识到中医西化这条路确实走不通了的时候，需要对长期以来对中西医结合名义下的中医西化进行实事求是的理性反思。肾的研究是中医西化的早期代表课题之一。在学术管理行政化的大环境下，这一课题研究长期作为中医研究的样板，误导学术，殃及池鱼。”谁提出过批评呢？老中医任继学就曾经质疑说：“你研究的肾是中医的肾吗？”这就是中医西化。李致重提出这么尖锐的意见，认为这是中医西化，这不是发展中医了，对发展中医不利，这也是他的中医思维。《中国中医药报》也经常登“中西医结合是中医发展必由之路”，但是现在《中医药法》明确规定了中西并重。7 月 1 日就执行，这是个好消息。这个登了以后我当时也没太注意，后来我关注了一下。还是《中国中医药报》，2011 年，再一查报社的老社长退休了，他 2011 年就写了一篇报告，中西并重的报告。2017 年 2 月 13 日他又写这篇文章，老社长写这两篇文章，原先认为中西并重是很平常的事。但是我看了这两篇文章以后，感到我们的前辈和我们的中医捍卫者付出了好大的心血。因为老社长 2011 年 6 月 22 日上午写过一篇文章，关于争取做到中西并重的过程很费劲。原先不让提中西并重，中西结合就是西医领导为主，永远西医是正的，中医是副的。争取提案的时候许多代表都让他别提了，已经定了。他不服气，找了许多代表签字、写提案、收集证据，经过几十年的抗争，终于争取到了“并重”这两个字。我们不注意，好像一看并重跟中西结合差不多，其实不一样！提出并重这是我们中医费了好大力气争取来的。并重是什么？是一个同西医平起平坐，要让中医按照自己的科学规律，要发展中医的思维。所以“中国医药，来自实验，信而有征，皆合乎科学”。这个科学并非是空想推论的，是按照自己的原有的思维发展而来的。

第三个大题：中医有两大理论体系。

毛进军的大作叫《思考经方》，内容都是在临证中不断地学习和思考《伤寒论》以及对经方的体悟。他语重心长地指出，要当好一名真正的中医，就必须抓住中医的根，就是经典，就是仲景经方临床学术，没有根基，临证功底就不会牢固，并在书中反复强调，学中医必须追根溯源。他指出经方与医经是两大学派，指出读书无止境，思考无止境，并举胡希恕先生多次回答弟子要求出书一直说还没考虑好，这个考虑就是一种思考。所以胡希恕先生是一位很善于思考的学者，尽管他对《伤寒论》《金匮要略》等经典著作理解得已经相当深刻了，并且在应用六经、方证辨证论治上疗效卓著，但他自己还是不断地认真考证、探究和反复验证。这里面他举了胡希恕先生的例子，胡希恕先生有什么思维特点呢？他率先提出了“仲景书本与《内经》无关”，探讨的是学术的病，最先提出仲景书与《内经》无关，因此思考中医必须正本清源，纠正误读传统尤为重要。下面我们说一说误读传统。

误读传统是怎么形成的呢？是王叔和以《内经》解释仲景书，造成了误读传统，是中医史上最大的雾霾，陈亦人称之为禁锢。误导的核心是什么呢？是以岐黄代表中医，误导的核心是说张仲景根据《内经》撰写了《伤寒论》,《伤寒论》是治疗外感病的，这是一个非常大的误导。我们说中医起源于神农时代，史书里明确记载了两大医学体系（《汉书·艺文志》)，但由于误读传统，长期以来未能认识经方。所以中医界有些怪事：千余年来都说张仲景是医圣，称《伤寒论》为圣贤，一代一代前赴后继，研究《伤寒论》，都在说好，这本书好，学了却没有读懂《伤寒论》。原因何在呢？李心机近几年做出了回答，怎么回答的？说：“业内的人士都在说着《伤寒论》，但是未必都认真地读过和读懂《伤寒论》，这是因为《伤寒论》研究史上的误读传统。”误读传统这四个字是他提出来了，但是这并不是他一个人发现的，只是他先提出来，实际这是我们的业内人士长期认识的结果。我们认识经方必须要先知道中医有两大理论体系：一个是医经，以《内经》为代表的，以脏腑经络、五运六气为主的理论体系；第二个就是经方，以《伤寒论》为代表的、以八纲六经为主要理论的体系。

第四个大题：什么是经方。

今天我们得认识一下经方，谈一谈什么是经方？刚才说了柴胡疏肝散也叫经方。什么叫经方？两种认识。目前来说有一个误读传统，我们举几个：“经方者，在经典著作中的方药也。经，常也；经方者乃医家常用之药方也。”经方第二个认识是“汉代以前的方药，即《内经》《伤寒论》《金匮要略》里的代表方剂”，“一般来说，《伤寒论》《金匮要略》记载方剂为多，占多数”。再一个有权威性的就是《辞海》谓：“经方，中医学名词，古代方书的统称，后世称汉张仲景的《伤寒论》《金匮要略》等书中的方剂为经方，与宋元以后的时方相对而言。”它指的是方剂。我们说这个是不对的。《汉书·艺文志》已经明确定义了经方的原创思维：“经方者，本草石之寒温，量疾病之浅深，假药味之滋，因气感之宜，辨五苦六辛，致水火之齐，以通闭解结，反之于平。”什么叫经方？它是用药治病的，这什么理论呀？这里的“本草石之寒温，量疾病之浅深”是八纲概念。所以什么叫经方呢？现在来说就是：以中药治病，理论用八纲的医药学理论体系。关于什么叫经方？我们遇到的问题也不少，所以做了一些探讨。我做了个小动漫给大家放，一块讨论讨论。

注：以下为动画内容（来自网络）。

中医学源远流长，是5000多年华夏文明的瑰宝。经方作为其中一支重要的理论体系，备受推崇。但自西晋的王叔和用《黄帝内经》注释《伤寒论》后，经方的理解和临床受到影响。随着西医学的发展，经方逐渐淡出了人们的视线。近年来，随着业内人士的弘扬和学术界的大力倡导，经方又焕发出新的活力，出现了经方热潮。老百姓相传有病找经方，但问题是何为经方，即便是业内人士，也很难说得清楚经方的概念和定义，古今文献也都莫衷一是，到底什么是经方呢？让我们跟随冯教授来认识经方吧。

1. 经方的起源。

通过文献及考古考证，经方起源于距今10000年到5000年的上古神农时代。20世纪80年代在河北省蔚县遗址的考古发掘资料中，可以了解到我们的祖先已经在适应自然、认识大自然的过程中，应用八纲概念，阴阳寒热虚实表里，体会并领悟到“人法地，地法天，天法道，道法自然”之理，自然有白天、黑夜，有四季。寒热、温凉的不同，其实就是阴阳的变换。人体也有相应的变化：冬季为了防寒，人们会把房屋建成坐北朝南的，并在屋内新建火炉取暖；夏季为了防暑，会把房屋建成半地穴式的。显然当时的人们已经认识到了“寒者热之，热者寒之”的寒热阴阳之理，其基础理论就是八纲。渐渐的人们发现这种理论同样适用于对疾病的治疗，如着凉淋雨后，出现头痛恶寒发热等症状，可以通过某些治疗方法得到缓解。比如火烤、熏烤或热熨皮肤，喝热汤或热粥，并盖上棉被，或用生姜葱等煎汤热服，或煎汤熏洗等方法使皮肤出汗，从而治愈疾病。病位分表里：外感疾病初起多在表，可以采用发汗的方法，如生姜、葱白、麻黄、桂枝等来发汗解表。但是人们会观察到，病由表入里后，不能再用发汗来治疗，而应该用治里的方法。从八纲来看，里证分阴阳、寒热、虚实。里实热者用清里热药，如黄芩、石膏、大黄等；里虚寒者用温补药，如干姜、人参、附子等。在长期和疾病斗争的治疗过程中，人们逐渐总结了经验，代代相传，直至夏商时代，有了文字才以文字记载的形式出现。《神农本草经》就是其中的代表，并在汉代得到补充完善而成书，也代表了经方单方方证的形成。《汉书・艺文志》已明确了中国有两大医学体系，即医经和经方，并对经方做了精当阐述：“经方者，本草石之寒温，量疾病之浅深，假药味之滋，因气感之宜，辨五苦六辛，致水火之齐，以通闭解结，反之于平。及失其宜者，以热益热，以寒增寒，精气内伤，不见于外，是所独失也。”这段话实际标明了经方医学的特点：经方用八纲认识疾病和药物，有什么样的症就用什么药来治疗，具备了疾病的症和相对应单味药物治疗的临床经验——单方方证经验，其代表著作为《神农本草经》。在单方方证临床治疗中，古人渐渐发现，有的病只用一味药治疗不利，渐渐摸索了两味三味药物协同来治疗，甚至更多，这就组成了复方，并逐渐积累了许多复方方证经验，其代表著作为《汤液经法》，相传为商代宰相伊尹所著。从传承来讲，其与《神农本草经》一样，上继神农，下承夏商。复方方证经验形成于这个时代，其完善成熟于汉代，即《汤液经法》32 卷。

2. 理论体系的形成。

历经几十代人的单方、复方方证经验的积累，推动了经方理论的发展。据《汉书・艺文志》记载，经方发展至汉代时的主要理论是八纲，病位也只有表和里。而经张仲景论广的《汤液经》及《伤寒论》的成书，有了重大变化，病位增加了半表半里，因而使八纲辨证发展为辨证，也标志着经方体系的形成。由经方的起源和发展形成史来看，可以给经方下一个明确的定义：经方是以八纲六经方证理论制定的医药学体系，其特点是先辨六经，继辨方证，求得方证对应，治愈疾病。其代表著作是《神农本草经》《汤液经法》,《伤寒论》是不同于《黄帝内经》的医学理论体系。

短篇的动画片，对于什么叫经方做了概念的一个解说。什么叫经方呢？很明确经方指的是一个理论体系，不是指一个方药。经方是什么？治病用八纲辨证论治的理论体系，在汉代由八纲发展为六经辨证论治的理论体系。所以很显然《辞海》的定义是不正确、不完善的，今天我们在概念上再强调一下：经方是以方证理论为主体的医药学体系。这里要强调什么？所谓经方方证理论是指六经辨证理论体系，是说《伤寒论》的主要组成是诸多的方证，其理论是八纲六经。理论特点是什么？根据症状反应先辨六经，继辨方证，求得方证对应，治愈疾病。其代表著作是《神农本草经》《汤液经法》。《伤寒论》是不同于《黄帝内经》的医药学理论。在这里注意经方的定义和概念与《汉书·艺文志》有相同之处，也有不相同的地方，相同的都是八纲，而不同的是我们这个定义强调了八纲，更强调了六经，汉代发展为六经辨证理论体系。这里概念要明确，凡是提经方不仅是指《伤寒论》等书中的方剂，而且包含方证的理论体系，即六经辨证理论体系。所谓经方家，不是指治病用《伤寒论》《金匮要略》中的方药方剂就行了，更重要的是用其方证理论。严格来说只用其方剂不用其理论不能称为经方家。凡是经方家用方证理论治病所用的方药方剂，不局限于《伤寒论》《金匮要略》《千金要方》《千金翼方》等所记载的方药方剂。根据症状特点，用时方来治病，或者是自拟方，方证对应治病，也属于经方，也叫经方家。胡希恕先生经常用桑杏汤治疗太阳阳明合病中的咳嗽者，就是一个范例，所以这里我们要思考：用《伤寒论》《金匮要略》当中的方，用脏腑经络辨证属于经方吗？大家要思考思考，这就是回答“中医我是谁”？你是经方者还是医经者了？

第五个大题：走出误读传统，认识经方。

李心机教授6月2日在第七届国际经方学术会议上作了大会讲演，题目叫《从〈伤寒论〉误读传统中走出来》，讲了一些误读传统。误读传统是多方面的，以下从6个方面讲讲，事关中医的主要理论。

误读传统之一：《伤寒》的六经即《内经》的六经。这是错误的，但是我们的大学教材已用了60年，正确的应该怎么说?《伤寒论》六经与《内经》迥异，根本是两码事。误读传统的形成有历史的原因，在汉代医经和经方都发展到一定的水平，医经著作流传得比较广泛，著作多，而经方作为方技，流传非常匮乏。所以杨绍伊据考证，1948年写了一本《伊尹汤液经》，他在书中说："《汤液经》为方技家言，不通行民间。唯汤液经家授受相承，非执业此经者不能得有其书。医师而异派者，无从得睹其书。汉世岐黄家言最盛，汤液经学最微，以是传者盖寡。"经方传播遇到了困难有多种原因。比如大家都知道的王叔和，王叔和以医经解释《伤寒论》、解释仲景书，后来他自己改名为《伤寒论》，误认为《伤寒论》的六经就是《内经》的六经，对解读仲景医学造成了不良影响，使后世医家走了不少弯路。我们的5版教材上写《伤寒论》的六经就是经络脏腑是有其历史原因的。在经方会上我们才知道，李心机等人都参加了5版教材的编写，对这个情况有所了解。

现在我们有所体会，写文章纪念章太炎。章太炎主要是批判王叔和强引《内经》，《伤寒论》的六经就是《内经》的六经是错误的。李心机呼吁我们的教材进行改革，现在没改。不过时至近代，经几代多方思维考证、临床研究渐渐拨开其迷雾、探明其实质，我们的前贤有许多的研究和论证。第一个就是章太炎，他说"《伤寒论》的六经，不同于《内经》的十二经脉之含义……王叔和对《伤寒论》传经，强引《内经》一日传一经，误也。因仲景并无是言。"山田正珍谓：盖《伤寒论》以六经言之，古来医家相传之说……仲景氏亦不得已而袭用其旧名，实则非经络之谓也。"喜多村直宽曰："本经（是指的《伤寒论》），无六经字面，所谓三阴三阳不过以表里寒热，虚实之义，故非经络脏腑之谓也。"陆渊雷说：

“六经之名，其源甚古，而其意所指，递有不同。最初盖指经络……本论（《伤寒论》）六经之名，譬犹人之姓名，不可以表示其人之行为品性。”它是一个代名词而已。这个人取名叫大河，这个人就是河吗？一个人叫二狗子就是二狗子吗？不是。这是个代名词。岳美中都明确指出：“《伤寒论》中的六经与《内经》迥异，强合一起只会越读越糊涂，于读书临证毫无益处。”

以上注家明确了两个六经根本不同。但是谁明确了六经的实质？在不同杂志、不同书上记载了41种说法。胡希恕先生集众贤研究成果，并结合临床研究，进一步明确了六经实质，指出“仲景书本与《内经》无关，六经来自八纲”，六经的实质是由八纲变来的，这才是经方的原创思维。

误读传统之二：张仲景据《内经》撰写了《伤寒论》。这是错误的，正确地说：“仲景书本与《内经》无关。”王叔和把仲景书改为《伤寒论》，仲景书来自上古神农时代至汉代用方证治病的经验总结，是自成体系的经方医学体系。最近邓杨春发表了一篇文章，这里面考证杨上善所编的《黄帝内经太素》是《黄帝内经》的最早版本。也就是说我们看到的《黄帝内经》成书于隋朝后期，至王冰时期才正式成熟，而其主要内容形成于南北朝。《长沙汉墓马王堆的医书》里头，经络是多少条？不是十二经是十一经，说明经络在张仲景以前还没有十二经。那张仲景怎么能够根据南北朝的书来写《伤寒论》呢？这不符合历史发展。所以稍微了解一下中医发展史，就可以明白造成误读传承的原因之一是《伤寒论》的序，后世不少人认为张仲景是根据《内经》撰写的《伤寒论》，其最主要的依据是《伤寒论》的序，但《伤寒论》的序根本不是张仲景写的。这个内容最早出现在成无已所著的《注解伤寒论》，还有一个版本叫《仲景全书》也不是张仲景写的。他这个序叫《伤寒卒病论集》，本没有序，但是后世慢慢就传成了张仲景序、张仲景自序。重庆中医学会的版本叫张仲景原序，而我国台湾的版本根本没有序。所以稍微有点知识的人仔细读《伤寒论》后也能发现这不是张仲景的自序，所以自序出来以后，就备受质疑，因为漏洞百出，序中的“撰用《素问》《九卷》《八十一难》《阴阳大论》《胎胪药录》，并平脉辨证”这23个字，经过考证，是后人所加的。1948年版《伊尹汤液经》有一个专门考证序的文章，好长好长，这本出版的时候正是解放战争时期，买到的人不多，胡希恕看到后给我们讲过课。1966年，在雍和宫东边的小平房，他讲仲景书本与《内经》无关，指出："仲景书序言有撰用《素问》《九卷》《八十一难》《阴阳大论》《胎胪药录》，并平脉辨证等为文，遂使注家大多走向附会《内经》的迷途，影响后世甚大。其实细按序文，绝非出自一人手笔，历来识者多疑这是晋人作伪，近世杨绍伊辨之尤精。"这里所举杨绍伊之辨，是指扬绍伊1948年所著《伊尹汤液经》一书。书中"考次汤液经序"专门考证了"《伤寒论》序"之伪，其中写道："知者以此篇序文，读其前半，韵虽不高而清，调虽不古而雅，非骈非散，的是建安（就是汉朝的文字）。天布五行，与省疾问病二段，则笔调句律，节款声响，均属晋音（就是王叔和写的晋朝的文字），试以《伤寒例》中词句，滴血验之，即知其是一家骨肉……"《伤寒例》已明确是王叔和所撰写，用"亲子鉴定之法"，有力说明后世见到的"《伤寒论》序"不是张仲景所写。这个序是王叔和写的。钱超尘、李茂如等根据康平本《伤寒论》排版的格式考证，"天布五行"的一两段为后人所加。这里刚才还举了一个非常典型的例子，就是考证《伤寒论》的序也不是仲景所写，有这么几句话说："且仲景为医中之汤液家，汤液家举书，不举《汤液经》而举《素问》，不数伊尹而数岐黄，何异家乘中不系祖祢而谱牒东邻也？"意思是树碑立传写的不是自家的事，写的都是东邻家的事，漏洞百出。

误读传统之三：特别强调，把《伤寒论》的"伤寒"解释成"伤于寒"。正确地说，《伤寒论》的伤寒是以症状名证，《内经》是以病因名病。"伤寒"这两个字在《内经》和《伤寒论》中多次出现，如果仔细读两书，再结合临床，就不难发现两者的理念根本不同。《伤寒论》怎么说？经方的理念是什么？是症状反应的证名。《伤寒论》的第3条：太阳病，或已发热，或未发热，必恶寒体痛呕逆，脉阴阳俱紧者，名为"伤寒"。这个证就是伤寒，这是表实证、表阳证、表实热证。而《内经》的"伤寒"以病因名病："今夫热病者皆伤寒之类也。"所以姜春华在《上海中医杂志》中说："《内经》伤寒就是热病，热病就是伤寒，没有区别。”《内经》的伤寒本身有广义和狭义的不同，广义的伤寒是指《难经》记载的“伤寒有五，有中风，有伤寒，有湿温，有热病，有温病”。不论是狭义的伤寒还是广义的伤寒，这个概念都不同于仲景书，都不同于经方，都不是经方的概念。由于王叔和定名为《伤寒论》，从而认为仲景书是一部讨论多种外感病、热病的专著了。由于概念的混淆，后世会认为《伤寒论》成书是因为当时发生了伤寒病，而促使张仲景挂官为民，不当太守了，发奋写成《伤寒论》，明显远离了历史事实和经方发展史。所以混淆概念是读不懂《伤寒论》的。

误读传统之四：把经方代表著作起名为《伤寒论》，把仲景书改名叫《伤寒论》。正确地说，经方代表著作是《汤液经法》。王叔和起名为《伤寒论》造成了误读传统。张仲景在世的时候没有《伤寒论》这个书名，《汉书·艺文志》有《汤液经法》32卷，没有《伤寒论》书名，后汉书也没有《伤寒论》这个书名。就是说汉代没有见过《伤寒论》的书名，一些考证资料更证实，张仲景在世时，不曾用过《伤寒论》书名。因为皇甫谧出生在张仲景时代，在《甲乙经》序里面写道：“伊尹以亚圣之才，撰用《神农本草》。仲景《论广伊尹汤液》为十数卷，用之多验。”称其书为《论广汤液》。后世也没见到《伤寒论》的书名，书名起了很大的误导作用。所以陈亦人感叹：视《伤寒论》为外感病专著由来已久，何以会长期沿误而得不到纠正呢？囿于书名。就是书名给起的作用，至今仍有不少人认为《伤寒论》是主治外感伤寒病，《金匮要略》治内伤杂病！由于误读传统，后世出现了温病学、伤寒学，出现了把《伤寒论》改成伤寒学，这是沿用了医经的思维，不是经方，离开了经方的思维，融入了医经的思维，远离了经方医学。张仲景《论广汤液经》本是经方，而王叔和使用医经病名来命名书了，故造成了误读传统概念的混乱。

误读传统之五：《伤寒论》的撰成，因为伤寒病。这是错误的，正确来说，仲景书是整理历代用方证治疗常见病的经验总结，造成误读传统最严重的莫过于序了，我们看序有这么一段：“余宗族素多，向余二百。建安纪年以来，犹未十稔，其死亡者，三分有二，伤寒（讲稿此二字为蓝字）十居其七。”注意，这个伤寒为什么弄成蓝色？是让大家注意，伤寒是什么？是张仲景所说的伤寒吗？不是吧。这个伤寒死人，这里的伤寒指什么？热病，疫病。所以张仲景在天上提出抗议了："你们造假！我说了伤寒不死人。"显而易见的证据：第一，《伤寒论》用"伤寒"冠首的条文有97个之多，实际不冠首的也很多。第36条麻黄汤证实际是讲伤寒证，表阳证冠首的有97个，但它的概念是什么？是伤寒的第3条所述的表阳证，这经不会致人死亡，而序却称死于伤寒十居其七，显然写序者和写书者不是一个人。其二，《伤寒论》的成书不可能起于一人之手，一个人发奋完成，仲景书总计有260多个方证，有效方证不可能只有伤寒病，不可能一个人一生经验所为，而是几代人、几十代人、无数经方家的经验所得。故认为是一个人能完成是不对的。

误读传统之六：《伤寒论》治外感，《金匮》治杂病。这也是错误的，正确地说《伤寒》《金匮》都是以八纲六经理论来治病的，是用八纲六经来指导方证，里面的病是各种常见病，并不分内伤杂病、外感杂病。整理为《伤寒论》和《金匮要略》两书是王叔和所为，张仲景整理的经方著作为《论广汤液》，是不分内伤外感的。经方没有外感、内伤的概念，经方的主要理论是八纲六经方证。大道至简，不少人认为：中医的基础理论是五行六气、脏腑经络。这个错误观点遭到了章太炎的批判，他说"金元诸家及明清诸家，文章开头即以五行、运气论述"（显得多有才），"假借运气，附会岁露，以实效之书变为玄谈。"胡希恕也提过这事儿，他认为辨证论治叫辨证施治为好。辨出证施治就行了，为什么有的医家还要论述一下，是为了显得自己有才吗？所以认为唯有五行六气、脏腑经络才是正确的，这是不对的。中医有两大理论体系：医经理论是五运六气、脏腑经络，经方的理论是六经、八纲辨证。认为经方不用五运六气、脏腑经络就没有理论，这是对经方缺乏认识。

误读传统当然还有很多，我就举这六个方面谈一谈。就我们思维而言，思考中医的时候尤其是思考经方的时候，要认识到这些误读传统，之后才能够读懂《伤寒论》。

第六个大题：经方是原创思维理论体系。

胡希恕先生认为“仲景书本与《内经》无关”，是基于仲景书的内容研究和临床实践，同时考证了《内经》才提出来的。仲景书代表经方医学，是原创思维理论体系，是原本自成体系的。后世注家说，到了春秋战国时候才有了理论体系，这个理论体系形成了以后，张仲景在这个理论体系基础上才撰写了《伤寒论》，这不是历史，这是误读传统。对张仲景其人及其医学的认识，中外有关人士在不断探讨，历来是疑难重重。关于张仲景的生平都是扑朔迷离。

张仲景，名机，南郡涅阳人，今邓州人。生于 150 ～ 121 年，是大概的数，不精确。还有人说他当过长沙太守，都是传说。传说他做过太守，有根据吗？有好多关于探讨张仲景的生平，其中有两个代表，一个叫作廖国玉的，是河南省南阳地区中医研究所的，他考证：张仲景做过太守，仅在 184 年有可能。还有河南的一个中医研究所的刘道清考证：张仲景是一位实践经验十分丰富的医学家，不像做过长沙太守后又转入学医。他认为张仲景没做过太守。还有传说张仲景给人看病用五石散，日本人大冢敬节考证南北朝时候才出现五石散。可见有些传说张冠李戴。《金匮要略》或者《伤寒论》中也没有五石散。还传说张仲景发明了辨证论治，我们已知上古神农时代用单方方证的时候就有辨证论治，哪是张仲景发明的？这个一定要搞清楚。还有人说张仲景发明了饺子。过年了，有人就做文章了，编一个故事说张仲景发明了饺子，啥意思？再就是有人说张仲景发明了山药。一个青年人，他妈妈病重，他到山里采药，走到深山又饿又困，忽然看见个老头来了，指着旁边蔓状植物说：这是山药，你挖去，治你母亲的病，醒来后发现老人不见了。他据老人的指点挖出山药，回去治好了妈妈的病。还有人说张仲景发明了坐堂行医，张仲景做过太守吗？没做过太守，怎么坐堂行医？ 2017 年 2 月 23 日，《中国中医药报》登载，张仲景坐堂行医或为避嫌。可是他没做太守，还避什么嫌？所以一个传说接一个传说，光靠传说行吗？

胡希恕先生通过仲景书和临床研究，破除了误读传统。20 世纪 60 年代，他提出了“仲景书本与《内经》无关”，指出：仲景序言，(《伤寒论》序言）中有撰用《素问》《九卷》《八十一难》《阴阳大论》《胎胪药录》，并《平脉辨证》等为文，遂使注家大多走向附会《内经》的迷途，后来影响甚大。晋·皇甫谧于《甲乙经·序》中说："仲景《论广汤液》为十数卷，用之多验。"可见仲景著作大多取材于《汤液经》。谓"论广"者当不外以其个人经验学识或兼有博采增益之处，后人用之多验，《汤液经》有十数卷，所以多误认为张是独出心裁的创作。因有方剂之祖，医中之圣，过于推崇。医圣发明了饺子、山药，这些大帽子扣在张仲景头上，是对他的尊重吗？不是。怎样评价张仲景呢？胡希恕先生对张仲景提出了自己的评价：张仲景是经方的杰出传人。胡老对仲景的研究成果是多方面的，以下做一个简单的说明。

可以说胡希恕先生开启了读懂《伤寒论》之路，他率先提出了这么几点：

第一，仲景书本与《内经》无关，六经来自八纲，这是非常关键的。

第二，根据症状反应辨证。中医辨证根据什么呢？医经是根据病因，诸如邪、伤寒、伤热、肾虚、脾虚，这是病因辨证。经方不是病因辨证，是根据症状反应辨证，不管伤了寒还是伤了热，出现了在表的症状就解表，在里面就攻下或者是温补，经方是根据症状反应辨证。

第三，他率先提出方证是辨证的尖端。

第四，他率先明确了中医辨证施治的实质。什么实质？他用一句话概括了，就是"于患病机体的一般的规律反应基础上，讲究疾病的通治方法"，用这一句话概括了中医辨证论治的实质。

第五，他率先阐明了经方脉诊。胡希恕提出来的脉诊很简单，即二十六脉。跟王叔和的《脉经》，还有李时珍的《濒湖脉学》是不一样的，那是脏腑经络辨证。胡希恕提出反映《伤寒论》辨证论治的实质，就是脉诊。

第六，他率先提出《伤寒论》中的"阳""阳气"不是指的阳热，是指的津液，这对我们读懂《伤寒论》很有帮助。

以上是关键的六点。

这里简单说一下经方的起源，即源自上古神农时代，初期提出先用单方、单药治病，其理论是八纲，做到方证对应。单味药也是要辨证的，用麻黄、用大葱发汗治表证。表是什么？是八纲。发汗治表，那是八纲对应发汗。所以单味药也是辨证论治。方证对应治愈疾病，在上古神农时代的经方就已经是应用辨证论治了，并不是张仲景才发明的辨证论治，一定要认清楚这一点。产生单方方证的代表著作就是《神农本草经》。其后用两味药、三味药、四味药直接产生了复方方证，其理论仍是八纲，其代表著作是《汤液经法》。到了汉以后，方证治病经验的丰富积累促使了理论的发展，由八纲发展为六经辨证论治，在病位有表里的基础上增加了半表半里病位。原先是两个病位，现在增加了半表半里，成了三个病位，每个病位分阴阳两种病情，临床见证即有六证，这就是六经的实质。所以张仲景论广《汤液经》就产生了六经辨证理论体系。

这里要特别说明一下辨证施治，也叫辨证论治，其产生于上古神农时代，不是张仲景的时候才发明的，这个概念一定要清楚。一个老中医在《中国中医药报》曾刊出一篇文章，说："《内经》没有辨证论治，到张仲景才有了辨证论治。"这是对辨证论治的概念不清楚，我们说用八纲辨证也是辨证论治，六经辨证也是辨证论治。给张仲景戴过多的高帽子，既不能维护经方的尊严，也不能维护仲景的尊严，反而搅乱了经方的原创思维，不能正确认识经方。

六经的产生，是经方医学用方证治病经验的总结，是因八纲中的病位概念出现了半表半里。半表半里概念仍是八纲病位概念，是表和里的衍生概念，产生于仲景书（王叔和改名《伤寒论》)。一个病位有两种病情，故三个病位则有六种病情，六种病情即六证、六经，在《伤寒论》又称三阳三阴，如图3所示。

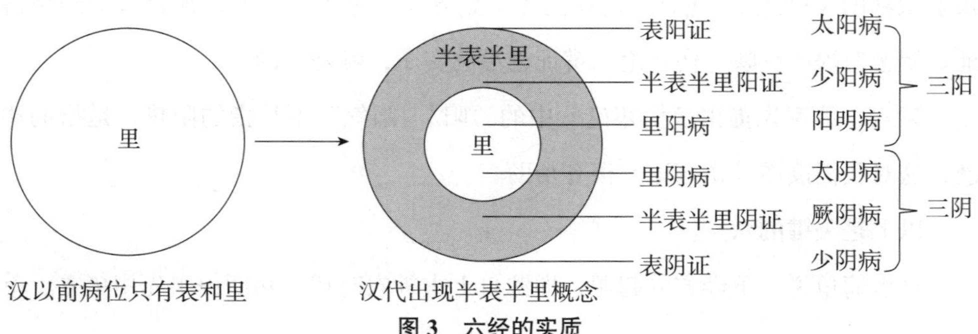

图3　六经的实质

图3中的圆线代表人体的体表，在这外围是表，在里就是人体的里边，是症状反应在人体的表和里，这在汉以前就是一个表里的概念。到了汉代出现了半表半里，这样就在表和里之间出现了个半表半里，亦是代表症状反应的部位。这样三个病位，两种病情，在表的阳证，那就是太阳，表的阴证就是少阴，是这么回事。里的阳证就是阳明，里的阴证就是太阴。半表半里的阳证是少阳，半表半里的阴证是厥阴，这就是三阴三阳。这才是六经的实质。

我们几代人都在思考中医，尤其是经方，其思维方法极为重要，要认识经方的原创思维，不能沿袭误读传统，由于历史的种种原因，千余年来形成了误读传统，读不懂《伤寒论》。经几代人的艰苦努力，人们排除误读传统，开启了读懂《伤寒论》的历程。经方是指一个医学理论体系，代表著作是《伤寒论》，其主要的内容是八纲六经和方证理论，是不同于《内经》的原创思维理论体系，用经方继承弘扬经方，其思维要用经方的原创思维，不能用《内经》的思维。

我今天就讲这么多，不知道正确与否，希望大家提出批评。我这个作业做得很不好，因为没体会老师给我布置的作业精神，很不成熟，希望大家批评指正。

第八讲·从“但见一症便是”探讨中医理论与临床的直觉思维

08

讲者：李心机教授[1]

时间：2017 年 9 月 20 日 18：30—20：30

地点：广东省中医院研修楼 15 楼学术报告厅

李心机教授：感谢高燕翔主任的盛情邀请，使我有机会与在座的各位同仁交流。我就围绕着中医临床思维的特点这个问题与各位交流汇报，欢迎各位学术同仁批评指正。

我读《黄仕沛经方亦步亦趋录》学习了不少东西，下面结合其中的病案，与我的老师李克绍先生的医案以及我个人的临床体会谈谈中医学的直觉思维这个问题。

中医学中的直觉思维不是在课堂上能学得到的，而是在临证的过程中磨砺出来的。《黄仕沛经方亦步亦趋录》书中有一案例：一位何姓女病人，2009 年某日清晨，用短信向黄仕沛老先生诉说，某天晨起，在毫无不适的情况下突然大便水泻量多，自用黄连素不效。半小时后，大便失禁。急去医院，诊断为“应激性肠炎”，遵嘱服药后，仍腹泻五六次，症状如前。向黄老求方，黄老问其舌苔，曰：“苔白、口不渴。”随诊的学生认为是半夏泻心汤证，黄老曰：“非也。”“此患者舌白、不渴，无腹痛腹胀，便如稀水，为太阴虚寒之象。”“自利不渴者，属太阴

---

[1] 李心机，山东省名中医，山东中医药大学教授。代表著作《伤寒论疑难解读》《伤寒论通释》《伤寒论图表解》等。

也，以其脏有寒故也，当温之，宜服四逆辈。”（277）本例虽然“便如稀水”，但在症状方面排除了“腹痛腹胀”，依据“舌白、不渴”，诊断为“属太阴也”，方用理中汤，服第1剂药后，腹泻只1次，不复再泻，继以四逆汤调治而愈。

本证虽然“主症”是“腹泻”，但却从“舌白、不渴”判断“腹泻”的病机性质，这在《伤寒论》中叫作“但见一症便是”。单从“舌白”上看，这属于“望而知之”，这是直觉，也就是“望而知之谓之神”。

我们来看看具体的例子，《伤寒论·辨太阴病脉证并治第十》：“自利不渴者，属太阴，以其脏有寒故也，当温之，宜服四逆辈。”这里面的“自利不渴”，属于问诊。这其中没有特别的分析，没有量化。从《伤寒论》的例子我们看出，直觉思维在中医学中占有重要的地位，从理论的构建到临床的具体应用，都是如此。

《难经·六十一难》里面提到“望而知之谓之神”。但其实在《难经》成书之前的数千年，自中医学的创生阶段开始，古代的医生们就已经在诊疗过程中实践着这种方法了。望，是我们诊断疾病最早使用的方法，从某种程度上它体现出中医学的思维方式。它是中国传统文化在医学领域中的体现，是古代整体观中的直觉思维。

《素问·八正神明论》里提道：“神乎神，耳不闻，目明心开而志先，慧然独悟，口弗能言，俱视独见，适若昏，昭然独明，若风吹云。”正因为它是与中医学创生相伴而来的，同根同源，所以它是中医学所固有的思维方法，也正因为这样，在今天的临床工作中，我们仍然离不开这种思维方法。这是前人试图运用形象的语言来表达他们自身对于某种事物的体验，以及感受到的“难以语人”的直觉思维过程。这里是只能意会难以言传的感受，这种不具有清晰的逻辑形式的直觉过程，成了我们中医学思维方式的一个特点。

《伤寒论》中提到“但见一症便是”，那么我们怎么在临床中捕捉这“一症”呢？

总结千年来的经验，可以看出主要靠的是直觉、顿悟。这是一个需要知识丰富与经验丰富，需要去刻意学习的潜移默化的渐进过程，这不是一天的工夫就能练就的。这不仅仅是知识，更多的是智慧，知识是可以学来的，而智慧只能靠体验获得。

我的导师李克绍老先生治疗过一位女性病人，42岁，是个会计，1984年3月5日初诊，每晚7点左右出现嗜睡症状，不能自制，沉睡1小时后即醒，醒后一切如常。每次嗜睡都是和衣坐位。患病两个多月，几次治疗都没有效果。病人形体略胖，肤色无异，舌淡红、瘦瘪，脉沉细微数，大便干燥，除了几个月前有一段时间感到胸闷外，就没其他什么不舒服的地方了。乍看起来，一派阴虚有热之象。

我想请问大家，本证的主症是什么？

李克绍先生仔细问诊过后，但见大便干燥，突然领悟到本证与大便秘结的关系，是与气机升降失调有关。

我们来看看治法，本例嗜睡，李克绍先生用方如下：

生地黄9克，熟地黄12克，当归9克，升麻9克，枳实9克，炒杏仁6克，陈皮9克，甘草6克，红花6克，白蔻仁6克，生姜3片。

服了1剂药以后，这个病人仅在当晚7点半稍有困意，但能自制。药服到第4剂，嗜睡延后到晚间9点左右，察舌质如前，脉滑稍数，效不更方，前方去白蔻仁，加白芍9克，细辛1克，服法如前。病人1984年3月15日复诊，自述服3剂后，嗜睡、困倦等症均已消失。患者诉以往大便不行，系无便意。胸部仍然时有满闷感，于是在方子里面加了理肺降气的药，一共服了4剂药，病好了。

我们来看看，这个例子中，“大便干燥”是主症吗？

《灵枢·大惑论》说：“人之多卧者，何气使然？岐伯曰：此人肠胃大而皮肤湿，其行迟。夫卫气者，昼行于阳，夜行于阴，故阳气尽则卧，阴气尽则寤。”

这个病的病机是营卫出入不和，卫气内陷。卫气本是昼行于阳，夜行于阴，由此可知，不管是脏腑还是皮肤分肉，只要卫气运行艰涩不流利，就可以改变卫气运行的常度。正常人的气机充沛，气道滑利，卫气的升降出入可以控制，所以既能晚睡，也能早起。而这个病人阴虚血燥，大便常秘，清者当升不升，故达到嗜睡之时即不可抗拒，浊者当降不降，卫气行阴之路也不通畅，因此倏地又醒。所以在这里李克绍老先生用通大便的方法，治好了这个病人。

前面第一例是从"苔白"断定腹泻的性质，第二例是从"大便干"断定嗜睡的病机，乍看起来有些突兀。但这些看起来有些突兀的断定，需要知识与经验的瞬间融合，这就是顿悟，就是灵感，就是直觉。

我们再来说说中医学的直觉思维。中医学的直觉思维是怎么回事？我与在座的各位同仁一样，都当过学生，当年老师在台上讲课，讲到"阴阳者，天地之道也，万物之纲纪，变化之父母，生杀之本始，神明之府也"，又讲到三焦、募原（膜原）、膻中这些术语。老师们一遍一遍地讲，学生们一遍一遍地听，结果就是不明白。为什么不明白？因为这些内容原本就是讲不明白的。经典中的许多道理，是用类比的方法来表达的。

比如《灵枢·邪客》中的这一段话："天圆地方，人头圆足方以应之。天有日月，人有两目；地有九州，人有九窍；天有风雨，人有喜怒；天有雷电，人有声音；天有四时，人有四肢；天有五音，人有五脏；天有六律，人有六腑；天有冬夏，人有寒热；天有十日，人有手十指；辰有十二，人有足十指，茎垂以应之，女子不足二节，以抱人形；天有阴阳，人有夫妻；岁有三百六十五日，人有三百六十五节；地有高山，人有肩膝；地有深谷，人有腋腘；地有十二经水，人有十二经脉；地有泉脉，人有卫气；地有草蓂，人有毫毛；天有昼夜，人有卧起；天有列星，人有牙齿；地有小山，人有小节；地有山石，人有高骨；地有林木，人有募筋；地有聚邑，人有䐃肉；岁有十二月，人有十二节；地有四时不生草，人有无子。此人与天地相应者也。"

这些内容是难以用逻辑的、清晰的语言表达出来的。这属于无类比附，具有难以言传的特点。

这种非逻辑论证的独断以及对根据不同类事物比附，从而将不同类的事物看作"同类"的方法，我们叫作无类比附。尽管在哲学家那里受到非议，但在中国传统文化中却是常见现象，这不必大惊小怪。在中医学中也是常用方法之一。这种比附之间没有所谓的“为什么”，所以学生问的“为什么”，与老师挖空心思解答的“因为什么”有很大的差距。这就像小时候妈妈为你搔痒一样，总是搔不到你最痒的那个地方。学生心中的那个“为什么”只能用琢磨的方法，慢慢地悟解。几年后、十几年后的今天，大家心里不是都明白了吗？但是一旦你明白之后，你就能给你的学生讲清楚、讲明白吗？这个过程、这种现象已经延续了几千年了。千年来，中医学就是以这样的方式传承下来的。

近代以来，人们热衷于讨论这些中医术语的“实质”，总想讲明白，比如学术界对三焦的讨论持续数百年，希望能够确切地、明了地找出三焦的具体部位和形态结构，其结果是众所周知的令人失望。

比如有一位老前辈曾经这么认识三焦：

上焦——肺毛细血管——交换氧气；

中焦——门静脉毛细血管——收集、输送营养物质；

下焦——肾毛细血管——过滤毒素。

这位老先生这么一讲，就把“三焦”原本的意蕴讲没了。而具有这种思维的人在中医学术界不是个别的，老中青三代都有。你说这样中医学还能继承、还能发展吗？有人把募原（膜原）讲成是“胸膜与膈肌之间的部位”，这不成了“肋膈角”了吗？这样就可以“看得见”了呀。但是这个“看得见”的“肋膈角”却不是募原（膜原）。在中医学里，“募原”是只能想象的，是看不见的。在中医学中“看不见”的“东西”太多了。

那些千方百计想看看“实质”的思路是错误的，显而易见，上面那些不伦不类的解释，只能使人更加糊涂。从我1962年上大学读本科开始，就有人研究脏腑、经络的“实质”，论文一篇一篇地发，科研项目一项一项地立，职称也提了，奖也获了，声望也有了。但是半个世纪都过去了，这些先生们也都进入耄耋之年了，耗费了一生的心血，最终也没找到所谓的“实质”。

这几年又流行一个新的词汇叫“基于”，“基于”的实质就是“根据”的意思，但是他们写论文的时候偏偏不叫“根据”。因为“基于”这个表达好听、新鲜，便于立项。

但50年的历史已经证明——你的方法论错了，思维方法错了，即使用上"基于"二字也是找不到实质的。因为这些术语，根本就没有什么"实质"。思维方式上的错误，使他们走进了死胡同。即使找到了根本不是"实质"的所谓"实质"，也纳不进中医学术固有的理论中去。

那些好不容易找到的"实质"，好看不中用。用不上，没法用。为什么呢？因为很多概念根本就没有所谓的"实质"。你找的根本就不是它们的"实质"。这种教学、科研、临床中探求"实质"的分析思路，悖逆了千年来传承下来的中医学术的"实际内容"！

中医学的创生背景，决定了中医学是中国传统文化的一个分支。中医学的这种只能意会难以言传的知识，只有靠反复地体味和琢磨，才有可能从模糊转向清晰，从误解转向理解，从肤浅走向深刻。这种只能意会难以言传的知识，一旦用确切的语言表达出来，就不可避免地要失去其本意，从而显得干瘪、苍白、毫无神韵。

为什么会产生这样让人失望的结果？这是因为在思维上用的是"以西解中"的方法。我们掉进了用还原论的思想与方法诠解中医学术的陷阱。中国象棋和国际象棋，虽然都叫"棋"，但规则不同，玩法不同，不能掺和。桥牌与斗地主都是扑克牌游戏，但却是两种玩法，规则也不同，同样不能混淆。中医学从理论到临床是整体观的直觉思维，不是还原思维。所谓直觉思维是以以往的知识和经验为基础，从整体上跳跃地、直接而迅速地把握事物本质的思维方法。这是一种建立在整体观基础上的思维方法。直觉思维在中国传统文化中，突出地表现为"悟"性。

比如，《伤寒论》第51条："脉浮者，病在表，可发汗，宜麻黄汤。"我们可以把这条条文看作一则医案，本例"脉浮"，仲景诊断为"太阳病"，用"麻黄汤"来治疗。

再来看看《伤寒论》第276条："太阴病，脉浮者，可发汗，宜桂枝汤。"这也是一则医案，也是“脉浮”，仲景为什么就诊断为“太阴病”呢？

这两例都是脉浮，一个是太阳病，一个是太阴病，是怎么区分的？首先是依据望诊，我们说望而知之谓之神。“神”在哪里？“神”在直觉上，这其中没有严密的推理。《伤寒论》第51条与第276条在书本中的“平面”上，只有“近似”的表述，但表现在具体病人身上的“立体”形象，却是大不一样的。在直觉上，第51条表述的病人是发热恶寒的太阳病，第276条表述的病人是无热恶寒的太阴病。纵观《伤寒论》，望诊占有很重要的地位。因为“望而知之谓之神”，所以，古人崇尚“望诊”。

《灵枢·九针十二原》有“粗守形，上守神”，从具体的用针之道，引出了“神”与“形”关系的大道理。这其中有一个关于“道”与“器”的古代哲学的古老学问。这是因为“形而上者谓之道”。“道”是无形的，指观念方面的东西，如规律、法则、理论、精神等，“器”是有形的、具体的。在古人那里，有一些重“道”而轻“器”的思想，形而下者谓之“器”，先“道”后“器”。所以才有“望而知之谓之神”“切而知之谓之巧”这种说法的存在。

在《伤寒论》中，“望而知之谓之神”也不是凭空就能“望”来的。这需要有一个基础。可以说望诊是逻辑与非逻辑的结合，其中也包含一些分析的步骤：分类、比较、排除。《伤寒论》里面仲景的辨证是从规律上抓住四个字、两个症状：一是发热，二是恶寒。通过对“发热恶寒”的观察，首先就对“伤寒”发病进行了阴、阳、表、里的四大区分。

比如《伤寒论》第7条：“发热恶寒者，发于阳也，无热恶寒者，发于阴也。”这条条文就把“发热”与“恶寒”关联了起来。“发热恶寒”提示阳证、表证，“无热恶寒”提示阴证、里证。而《伤寒论》第70条：“发汗后，恶寒者虚故也，不恶寒，但热者实也，当和胃气，与调胃承气汤。”这又把“发热”与“恶寒”对立起来了。“不发热但恶寒”提示虚证、寒证，“不恶寒但发热”提示实证、热证，而其中真寒假热证又是特例。仲景这样就把“伤寒”发病从两大类、八个方面进行了审视。

在《伤寒论》中，张仲景抓住“发热”与“恶寒”这个纲，举纲张目，“伤寒”发病的阴阳、表里、寒热、虚实一目了然。这是分类，是最基础的认识。有了分类，再比较，再排除，通过联想建立起联系。要达到这个境界，知识结构必须合理。所以《素问·示从容论》说：“诵书之外，杂观杂学，触类引申，而及于此类，贯通会悟，而合道理。”在今天，我们就需要读点与专业无关的书，知道一些与专业无关的知识。这样才能够思维活跃，领悟孤立症状之间的内在联系，才能实现“思维共振”。

前面讲过的医案——病人舌白不渴，无腹痛腹胀，便如稀水。这个无腹痛腹胀的水泻病人，舌白不渴，你说可能是什么病？不可能是阳证，只能是太阴病，而不可能是其他。做出这样的诊断需要依靠经验与知识的融合。会想象，会联想，更多的是需要“琢磨”。

20 世纪 70 年代初，我刚刚大学毕业没几年，谈不上有什么经验。曾治疗一位不到 20 岁的女性病人，病人突发迷蒙不省人事，双目紧闭。呼叫她，虽能应声，但声低气馁，四肢不能自主活动，面色苍白，心率在 120 次 / 分以上。上述症状，一日数发，或数日一发。未发病时，还能表达出感觉心慌不安，不能入睡。曾去某大医院就诊，诊断为“阵发性心动过速”，这个诊断对这位病人来说，毫无意义。这个病人此前曾来医院看过病，用过清解、柴胡之类，未能见效。某日病人病情加重，家人就慌慌张张地把病人送医院再次求诊，次日清晨，恰巧病人是未发病状态，神志还算清醒，我借机与她交谈，想进一步了解她现在的病情，主要是希望了解发病时她的感受。她说已经六七天未能大便了，胸内发热，心里不舒服，烦躁。病重的时候，喉咙发热，好像喷火。她的家人又说她病重的时候会扯掀衣服，用力捶胸。

我问她：“为什么总是闭着眼睛，好几天都不睁眼？”

她说：“睁开眼睛就害怕。”

我问：“为什么害怕？”

她说：“睁开眼睛看床边周围的人都是两个头。”

我听了这话之后，心中有些撞击，好像明白了一点什么，心中撞击就是思维共振。我突然想，病人所说的“床边周围的人都是两个头”，当属于幻视、幻觉现象，这不就是《伤寒论》中的“欲见鬼状”吗？后来我总结这一例，最终让我明确诊断的不是脉象与舌象，而是“如见鬼状”。思路厘清了之后，我运用下法，用了小承气汤合小陷胸汤，清理阳明里热里实，大便拉下来色黑、量多、臭秽，病人神清气爽了许多。

张仲景撰用《素问》《九卷》《八十一难》，结合自己对热病的理解，通过“琢磨”，撰写出的《伤寒杂病论》，文字虽似直白，但所蕴含的道理是深刻的。而要理解这些道理，后世人包括今人也只有通过“琢磨”的方法去理解，才能还原张仲景的想法，才能追寻到张仲景的理论思路。

“琢磨”的过程，可以说既包含逻辑的方法，也包含非逻辑的方法，而更多的是体现在非逻辑方面。我们来看看这张“飞天”图（图略）。

图中的仙女是处在什么状态呢？你又是怎么知道的呢？

要理解“飞天”是在“空中飞舞”，只需要通过“飘带”去想象。通过“飘带”而想象仙女在“空中飞舞”，这算是非逻辑的跳跃和联想；如果你问“飘带”是怎么飘起来的呢？为什么飘起来的“飘带”能让你知道仙女在“飞”呢？回答这个问题有一定的困难，你可能绕了一个大大的圈子，最终也讲不清楚。结果就是：你的回答，离学生渴望得到的答案，相差了很大的一段距离。所以我们说学习中医，需要观象，需要直觉，需要领悟。

我们再来看看西方天使的模样（图略）。

在西方还原的分析思维中，没有“翅膀”是飞不起来的；而带翅膀的“天使”在东方整体思维中，得出的结果往往是“这个‘人’是由鸟变来的”，或是“这个‘鸟’变成了人”。中医学学术概念中，有很多是没有“为什么”，只有“这个样”的表述。比如“东方生风，风生木，木生酸，酸生肝”。只能悟解，只能去“琢磨”。

关于“琢磨”，关于悟性，关于直觉，我从《黄仕沛经方亦步亦趋录》中得到很多的启发。下面我从黄仕沛老先生的一例医案说起。

男幼童，9岁，体胖，3个月前曾患发热、鼻塞、流涕，后来经常鼻塞，张口呼吸，睡眠鼾声呼呼，有时睡眠中呼吸暂停。五官科诊断为"腺样体肥大"。黄先生用半夏厚朴汤合泽泻汤——厚朴20克（后下），法半夏24克，茯苓24克，苏叶12克，泽泻60克，白术30克，生姜3片，效果很好。

这个医案提示我们，现代医疗器械延长了中医望诊的范围，既包括宏观上的，也包括微观上的。

这个小朋友的病，黄先生可能会怎么想呢——增殖腺堵塞了后鼻道，患儿睡眠中只能张口呼吸，所以清阳不升（缺氧），就被憋醒了——"眩冒"状态。《金匮要略》中有"妇人喉中如有炙脔"，指咽喉中有异物感，后人称它"梅核气"。为什么用泽泻汤呢？泽泻汤见于《金匮要略》痰饮咳嗽病篇："心下有支饮，其人苦眩冒。"什么叫支饮？《金匮要略》给我们做出了解答："咳逆倚息，短气不得卧，其形如肿，谓之支饮。""喉中如有炙脔""增殖腺肥大"，从"炙脔"与"肥大"中领悟——其形如肿。从"腺样体肥大"引发的鼻道堵塞、鼾声呼呼的症状，我们领悟到"炙脔"与"短气不得卧"，所以用半夏厚朴汤开结、化痰、降气以治"炙脔"之"肿"，用泽泻汤化饮利水，以治"眩冒"与"短气不得卧"之支饮之"肿"。刘渡舟老前辈也曾总结过泽泻汤证的舌体——特别肥大而异于寻常，并且具有质厚而宽的特点。实质上这也是突出支饮的"其形如肿"。本案从"增殖腺肥大""炙脔"、呼吸困难、鼾声呼呼中，抽取"象"——"其形如肿"。这个过程是直觉，在《伤寒论》中便称作"但见一症便是"。这种诊断方法是中医学特有的，从具体的症状中"观象"，通过知识与经验的融合而产生"直觉"，从直觉中领悟。这个过程体现出"书不尽言，言不尽意"的意蕴，课堂上学不到，要在实践中慢慢地体悟，学会"类比"与"类推"。

了解了中医学的思维特点也就明白了，中医学的辨证路径不是唯一的。根据医生的知识、经验、阅历，可以有不同的辨证路径，从不同的角度切入，像前面讲的水泄从舌苔切入、嗜睡从大便秘结切入、阳明里热从"如见鬼状"切入等。

而对于同样的疾病，也可以有不同的治疗原则。如表证兼里实，在《伤寒论》中是先解表后攻里，而后世则可以表里同治，比如防风通圣散。表证兼里虚，在《伤寒论》中是先温里后解表，而在后世是可以温里解表同治，比如五积散。同样的原则，可用不同的方剂，所以近两千年来保留下来的方剂汗牛充栋，仅《中医方剂大辞典》就收载 96592 首。可以看出中医的辨证路径、治疗原则、选方用药丰富多彩，与医生个人的素养、知识、阅历、经验、智慧有密切的关系。而这一切都与医生的直觉与领悟水平相关联。

不当之处，请批评指正，谢谢大家！

第九讲·中医临床思维浅析

09

讲者：禤国维教授[1]

时间：2017 年 10 月 25 日 18：30—20：30

地点：广东省中医院研修楼 15 楼学术报告厅

禤国维教授：中医学和思维学各自属于两种不同的学科体系，中医学属于理论实践的范畴，思维学归属于逻辑哲学的范畴。在理论及临床研究过程中，中医学与思维学常出现多重学术关系的交叉和统一。在人类文明的发展过程中，包含在哲学体系的思维学对人类的进化及生产实践活动，从思想的高度，发挥认识、指导、发现规律，应用创新等作用，从这一方面讲，起指导实践作用的思维学与以临床实践为目的的中医学的交融是必然的。实际上，中医学从创立之初，就内蕴自身独特的思维逻辑方式，如阴阳论、五行论、天人一体观等，这种思维建立并根源于中国古代朴素的哲学基础上。随着时代生产力的变革和文化的繁荣，中医思维也得到了逐步的丰富与完善，其思想光辉一直蕴藏在浩瀚的中医典籍之中，并传承至今。

近年来，中医思维学的概念愈发在各种学术场合及被各种期刊提及，成为中医学术研究者的共识专业概念，并在不断地研究中，演变成为一门融合中医学、中国古代哲学、中国传统文化等多学科精粹的新的独立学科。探微中医思维，特别是中医临证思维，对中医未来的发展有重要指导价值，中医临证思维实际上就

---

[1] 禤国维，国医大师，广州中医药大学首席教授，博士研究生导师，当代中医皮肤病学大家，被称为“皮肤圣手”。

是指中医对生命和疾病的认知方式，概括起来其纲领性可包括整体思维、辨证思维、平衡思维、共性思维、模式思维。这五种思维虽然各有内涵，但又相互联系。下面结合行医体会，就本人理解的中医临证思维与同道共鉴，以期共鸣。

一、整体思维

中医是一门系统的科学，在其起源至发展的每个阶段，都以整体思维认识人体，认为人与天地万物存在细微紧密的联系与沟通。整体就是统一性和完整性。人类社会及科学技术发展到今天，系统、可持续、整合、集成、组织等概念方兴未艾，大到世界政治经济、国家管理，小到企业组织运作、医学保健，对整体的认识和把握总是解决问题的焦点。

中医自始至终将人体置身于天地宇宙之间，认为人与自然相互统一，《素问·宝命全形论》曰“人以天地之气生，四时之法成”“天地合气，命之曰人”。人在社会中，人体的变化同样与社会人文环境密切相关，中医主张“中知人事”“治病亦不失人情”，《黄帝内经》中讲的“凡欲诊病者，必问饮食居处，暴乐暴苦，始乐后苦，皆伤精气，精气竭绝，形体毁沮”即是体现，这种宏观思维决定了中医独特的诊治疾病思路。中医重视机体表现于外的异常征象，运用望闻问切合参，把分散的表征与病机组合成具有整体联系的综合证候，从总体把握病情，进而系统指导治疗。中医养生讲顺应自然，兼顾形神一体，形成了独具特色的养生观。正如《素问·四气调神大论》所言：“夫四时阴阳者，万物之根本也。所以圣人春夏养阳，秋冬养阴，以从其根，故与万物沉浮于生长之门。”又如《灵枢·本神》：“故智者之养生也，必顺四时而适寒暑，和喜怒而安居处，节阴阳而调刚柔。如是则辟邪不至，长生久视。”作为中医思维的主要组成，整体观对中医基础理论的建构起到了主导的作用。

在西方医学中，随着显微镜的出现，人们开始逐渐把视野深入到更微观的结构中，生物及细胞之间的个性差异特征愈来愈被放大，各个病种及病理之间的细微差别逐渐被探明，这些极大地促进了生物及其他学科的进步。现代中医也开始探究中医、中药在现代生命科学中的依据，亦取得了部分研究成果。中医的“微观”研究为其适应现代临床发展提供了切入点，也在一定程度上促进了中医药的现代化、国际化进展，获得了多方面的支持和持久发展的可能。另外，过于重视微观研究，忽视中医整体思维，也会使中医的发展缺少特色。

整体观是中医理论的基础，是古代唯物论和自然辩证法思想的体现，它贯穿于中医生理、病理、诊法、辨证、治疗、预防、养生等各个理论体系中。

二、辨证思维

辨证思维是中医的另一纲领性思维，体现了中医在整体认识下又注重具体的、个体化差异的观念，关注人体的复杂性、非线性特点。

中医十分重视自身的理论体系在个体化中的应用，中医的思维逻辑丰富，蕴含在解决各种具体问题的过程中。在长期的临床实践中，逐渐形成了基于四诊基础上的辨证论治的诊疗思想，探索出辨证的概念、判断及推理模式，构建了矛盾分析式的逻辑体系。在科技欠发达的古代，人类对自身的组织结构了解甚微，中医即在实践中运用矛盾分析方法，在对立统一中把握生命在不同层次、方面、阶段的运动变化规律。六经辨证、八纲辨证、三焦及卫气营血辨证等均是其具体问题具体分析的智慧体现。

中医辨证思维以“阴阳”为总纲和逻辑开端，以阴阳学说的对立制约、依存互根、消长转化、动态平衡观作为对立统一思维规律。《易经·系辞》曰“一阴一阳之谓道”，认为整个世界由阴阳两大势力组成，二者对立又统一，是构成世间一切事物的两种基本因素，《黄帝内经》及后世医家典籍均借助了阴阳这一概念和命题来认识及说明人体的生理与病理，并不断充实，成为后世各种中医辨证学说创立的思想基础。在阴阳理论指导下的中医辨证分型论治，可全面把握病人的机体特性，掌握疾病的发展规律，选择适当的治疗时机和方法。中医的辨证思维建立在整体观上，统一人体与自然的关系，在明辨脏腑、经络、七情等因人制宜的要素基础上，因时制宜、因地制宜，如“春生、夏长、秋收、冬藏，是气之常也，人亦应之”（《灵枢·顺气一日分为四时》），“西北之气，散而寒之，东南之气，收而温之”“是以地有高下，气有温凉，高者气寒，下者气热”（《素问·五常政大论》）皆是中医辨证思维广泛而具体的体现。

传统中医的辨证思维主要是辨证论治，即在结合四诊八纲的基础上，收集患者各种表观病理征象，司外揣内，审证求因，综合分析判断，来总体把握疾病本质，指导运用理、法、方、药对疾病进行诊疗。随着时代的变迁，中医的辨证思维也在与时俱进，在传统诊疗的基础上，不断融合现代循证医学的方法提高辨证论治水平，亦借助实验研究使临床有效经验和成果得到客观量化的数据证明，这些成果促进了临床实践的应用和推广继承。中医的传统四诊也结合了日益发达的现代检测技术和手段，拓展了传统中医诊疗的视野和思路，改变了传统辨证的主观化不足，实现精准化、规范化辨证。众多现代先进生物技术，如病理生理学、细胞生物学和分子生物学等微观诊疗技术的不断完善和发展，加之患者对自身机体日益重视关注和对精细化、直观化的诊疗要求，也使中医不断改进传统模糊的辨证诊疗模式，将辨证与辨病相结合，实现在整体辨证的基础上，有针对性地治疗，使辨证论治有更加明确的目标，制订更加可行的个性化治疗方案，获得更好的临床疗效和预期。

三、平衡思维

阴阳是中医辨证的总纲，是中医对人体的生理状态和病理状态的认识。“以平为期”“阴平阳秘”是中医平衡思维的代表。调和阴阳是中医治疗的基本原则。《素问·生气通天论》曰“阴平阳秘，精神乃治；阴阳离决，精气乃绝”“凡阴阳之要，阳密乃固，两者不和，若春无秋，若冬无夏，因而和之，是谓圣度”。阴阳调和，则“正气存内，邪不可干”；阴阳不和，则引起人体气血运行紊乱，脏腑经络功能失调而百病丛生。《素问·至真要大论》提出“谨察阴阳所在而调之，以平为期”，目的是根据正邪的盛衰、阴阳的虚实，用相应的方法调整人体功能，以达到平和、协调、稳定的状态。中医的平衡思维并非一成不变的僵化平衡，中医从来没有孤立静止地看问题，中医认为的人体平衡是一种动态的平衡。《道德经》提出“万物负阴而抱阳，冲气以为和”，指出阴阳在动态平衡中衍生万物。不论是中医阴阳平衡还是现代的“内环境稳态”，都是一种动态的平衡。动态平衡性是所有系统的基本特征。

另有医家指出，人体的动态平衡仅处于理想状态下，现实生活中，人体受多种因素影响，常处于非平衡状态。如朱丹溪提出了“阳常有余”“阴常不足”的理论，认为阴、阳是动态增减的；张介宾则提出“阳非有余”“真阴不足”论。这种非平衡态并不是病理表现，而是一种使人体趋向于某种病理反应的生理状态。“天人相应”认为人体的系统处于开放状态，故人体内环境会随年龄、地域及社会关系的不同而有所偏颇。如中医体质学说即根据年龄、性别等因素，将人分为多种体质类型：小儿多为纯阳之体，女性多为血虚体质；岭南之人，多为阴虚火旺体质；西北之人，多为燥盛体质；富贵之人易生痰湿，贫苦之人多为虚弱，皆是此例。

无论是生理性的不平衡，还是病理上的不平衡，中医平衡思维皆对其发挥指导作用。灵活运用理、法、方、药辨证辨病施治，用药物偏性纠正机体之偏性，使“寒者热之”“热者寒之”“虚则补之”“实则泻之”等，调整“太过”与“不及”，从而逐步实现阴阳平衡。中医的优势就在于调整阴阳而不破坏人体正常平衡，具有双向调节作用，故只要辨证用药得当，就不会出现温阳而伤阴，补阴则损阳的现象。

对皮肤病来说，大部分疾患是由于外邪侵袭加之正气内虚所致，故祛邪扶正是治疗疾病的首要任务，但在不同疾病的不同时期，正邪所占主导地位有所区别，这就要求我们在临床中要根据不同疾病所处的阶段进行恰当调整。

对于一些结缔组织病、免疫性疾病，由于长期或不恰当使用激素及免疫抑制剂，患者可能出现免疫功能、代谢功能及自主神经功能的变化和紊乱。从中医辨证看，多属阴阳失调，采用补益肺脾肾、调和阴阳的方法，利用补阴药的气化和补阳药的生化功能，对机体阴阳调节起协同作用，实现阴阳动态平衡的重建，往往可改善病情。

中药的四气五味、升降沉浮等理论，是体现中药药效作用的重要方面，药物的偏性可推动机体的阴阳自和机制，从而产生治疗效应，故在遣方用药方面，既要重视整剂中药君臣佐使关系的调和，又要注意药味和剂量的配比，以免纠偏太过。

四、共性思维

能够体现中医共性思维的就是证候理论，异病同治则是以此思维为基础的特色治疗方法。

中医是一门经验科学，其理论随着社会和实践的不断发展进步而逐步创新提高。中医一开始就是从整体观的角度看待事物，随着临床经验的增多及认识的加深，逐步演变出辨证论治的思维认识。共性思维则是以整体、宏观的视角，辅以辨证论治的理论依据，从具有千差万别特征的事物中，总结临床相似事件，发现共同特征和特性，从而用某种类似的方法来帮助指导这类事件处理的思维方法。

证候是中医在长久的临床实践中对疾病的生理病理变化进行整体性的概括，并可随着机体的功能改变而呈动态变化。中医证候从宏观表征对机体状态进行认知和分类，注重整体把握人体功能状态，因而有其共性的内在基础。根据望闻问切所获得的临床资料，提炼其总属性、病理部位、疾病性质、正邪力量对比等共性特征，概括为阴阳、表里、虚实、寒热八纲，结合脏腑辨证、六经辨证、卫气营血辨证等，形成证候，并作为依据指导临床疾病的诊断、治疗、预防。

长期临床实践发现，许多疾病往往具有相似的病因病机，故在辨证的基础上，可将其划分为同一证候类型，即异病同治。许多皮肤病，如湿疹、荨麻疹、银屑病等多为风湿热毒郁结肌肤而发病，临床多辨证为风湿热证，治以解毒化瘀、利湿通络；痤疮、脂溢性皮炎等多由肾阴不足、相火过旺引起，多归于肾阴虚证，治以滋肾泻火、凉血解毒；斑秃、产后脱发等多伴有腰膝酸软、耳鸣目眩、遗精滑泄、失眠多梦等症状，多属肾气不足证，治以益气固肾养血；难治性免疫性皮肤病，如红斑狼疮、硬皮病、皮肌炎等病程长、反复发作、耗竭肾元，往往导致肾阳亏虚证、肾阳虚水泛证，治以温阳补肾；另有部分病人精神压力大、忧思过度，郁久化火，暗耗阴精，发为阴虚内热证，治以滋阴降火。

五、模式思维

历代医家总结出丰富的临证经验，在模式思维的指导下，对零散的、无序的经验智慧知识片段进行抽象化、框架化、标准化、系统化，通过反复地实践形成了固定的思维格式，且被后人不断改造发展，形成知识链，使之能够被后世准确学习、长久传承。

中医主张以灵动、发展的眼光来看待和解决问题，但并不否认和排斥模式思维的作用。模式是人类学习知识的途径，是人类思维在长久进化中的结果。中医作为一门经验学科，数千年的经验积累必然要求其探索出一套适合自己的理论的模式结构。

中医模式思维的产生，是一个从低级到高级的过程。中医十分擅长利用模式框架来解释说明其理论。最初中医的模式结构为阴阳这一简单矛盾框架，后来发展为木火土金水五行理论，再后来形成脏腑、气血津液、经络穴位等模式，将复杂凌乱的临床诊疗论述精练成条理清晰的纲要性指南。辨证论治是模式思维的突出体现，它根植于中医诸多学说，融合汇通临床四诊所见，形成一套完整的诊疗模式体系，使其思维逻辑更加清晰，促进了中医的发展。给模式命名或口诀化，是形成模式思维的一种有效办法。《药性赋》《汤头歌诀》等中医典籍，化繁为简，利用歌诀的形式使数千种中药及复方能被轻易及精确地掌握。这种模式思维同其他学科思维有极大不同，很大程度上简化了理论知识，促进了其理论知识的结构优化、促成传授方式的转变，丰富了中医的内容，为中医的发展和广泛传播奠定了坚实基础。

模式思维在中医的广泛应用。一方面，学习者可借助既成模板来帮助理解中医理论，并以此为基板来加工新的临床认识，使已学到的知识和临床思维得到序贯联结；另一方面，过于依赖模式思维，必然使思维陷于定式，遇到问题，总是试图将其纳入某个模式，如所遇问题为非常规问题，则往往思路凝滞，不知所措。这也是今天中医教育的一个弊端，受应试教育影响，日常中医教学活动重教材而轻经典、轻临床，忽略对学生中医临证思维的培养，妨碍认识活动与思考的灵活性和创新性，缺乏具体问题具体分析的能力和打破常规的勇气，从而使临床思维趋向僵化与保守，极大阻碍了中医人才的培养。

目前，中医学正处于既要保持传统特色又要现代化的境遇之中，通过“形而下”式的临床实践及试验研究已取得许多突破性进展，但对中医现代化之精髓内核，仍需继续深入探索，用一些数据和公式来阐释中医学的博大内涵仍感不足。作为中医理论中“形而上”的中医思维，能否帮助中医在现代化的进程中，以新的视角展现其古老的思想精神，获得更有力的发展动力和更明确的未来走向，仍需更多的探索。

第十讲·中医人学思维与危重疑难病证治

10

讲者：刘方柏教授[1]

时间：2018年4月18日18：30—20：00

地点：广东省中医院研修楼15楼学术报告厅

刘方柏教授：广东省中医院年接诊量连续多年居全国中医院的第一位，很不容易，可以讲广东省中医院继承了中医文化的精髓。中医先有以张仲景、皇甫谧、孙思邈为代表的一个高峰，然后是长江文化当中的中医高峰，以李时珍、叶天士、吴鞠通为代表，广东省中医院可以说是珠江流域的一个高峰。如果说前面的高峰铸就了我们的历史，那这一个高峰，它登上了时代的台阶。所以我讲广东省中医院是当代中医药发展的潮头，并且使中医事业越过海洋，走向世界，处于桥头堡地位。因此能在这里和大家探讨这个问题我感到很高兴。几年前正因为对广东省中医药的发展有着非常敬佩的想法，我当时就填了首词，词牌是杏园春，我在这里就不贻笑大方了。这首词表达了我对广东省中医药发展和广东省中医院以及广东省广大中医同人的羡慕。

中医学的本质就是人学。我们这样说的原因是基于以下四点：第一点，中医研究的是人的生老病死，而并不只是人生命进程当中的一个部分，这就是说中医是把疾病放在人的总体上进行研究和认识的。第二点，中医研究人的时候，从

[1] 刘方柏，全国老中医药专家学术经验继承工作指导老师，四川省第二届“十大名中医”，北京中医药大学临床特聘专家，南京中医药大学国际经方学院客座教授，伤寒三江流派学术代表性传承人。代表著作《刘方柏重急奇顽证治实》《刘方柏疑难证治二十法——如何把“临床思维”落到实处》等。

来不撇开社会。第三点，中医研究人的时候从来不脱离大自然，而是把人当作一小天，与大自然一大天相结合，加以调护。第四点，中医学以哲学为理论构建基础。这种人学的特质决定了中医学的思维方式和思维体系都具有人文的特点。而正是因为这点，挖掘并且发挥人文思维，不仅是对中医传统思维的尊崇和深化，更是对疑难病症临床救治方法创新的保障。从思维角度，怎样突破我们的瓶颈？一个研究的落脚点，是临证思维。临证思维至今为止仍是中医和西医都没有引起应有重视的人学。因此我把它比喻成一片亟待开垦的沃土，我们有志青年可以从事这方面的研究，会有新的收获。尤其是中医学，它有人学的特征，它具有自然学科、生命学科、社会学科相结合的特点，更需要思维，不是很直观、很图像的，因此思维在中医学里面尤其重要。

我们先讲第一个大问题：把握好临证思维的三个要点。

临证思维首要的是确立中医思维。我们讲中医和西医的区别在哪？就是思维。我们从精神文化而论，中医具有高度的思辨性，西医具有严密的逻辑性。我们从思维的特点看，中医具有深邃性，西医具有直观的图像性。我们从世界总体的认识来看，中医是元气论，西医是原子论。我们就物质观而言，中医重功能与作用，西医重结构与成分。我们从认识方法来讲，中医是把握总体，西医研究具体。我们从应用原则来讲，中医是以不变应万变，西医是以变应变。这些都有它的哲学根源。我们从具体措施而言，中医是总体调节，西医重靶向、重针对。我们从行为方式来看，中医针对个体，西医是标准规范。我们从总体要求来讲，中医是力求全面，西医是力求精准。我们从临床的体现来看，中医是治生病的人，西医是治人的病。这样我们就可以厘清中医和西医的本质区别究竟是什么，谁优谁劣。有的人没有文化自信，我觉得很可笑，我从来都是信心满满。这种差异是在东西方不同的文化土壤当中诞生的，这就决定了每一个人，必须寻找你的科学体系，必须根据你的科学体系。我们面临着一个很瘦的病人，如果不是精确辨证，精准选方，精心挑选药物，而是在那里研究是细菌感染还是病毒感染，是球菌感染还是杆菌感染，你这样子能治好病吗？如果这样我要问：哪一个中药能够跟西药的抗生素比杀菌作用？哪一种中药能够跟人血白蛋白比立竿见影的补益作用？哪一种中药能够与吗啡比止痛作用？如果能够这样比，那中医不就根本没有存在的价值了？但是事实是，我们不用抗感染的药，可以使感染很快得到控制；我们根本不止咳，可以使这个病人咳嗽马上停止；我们根本不用挂吊瓶而使病人的水肿消除。而且我们最大的好处是不反弹，不像西医药一停就要反弹。我们不能做那种一见咳嗽，不是去考虑它是外感咳嗽还是内伤咳嗽，是风寒犯肺还是风热犯肺，而首先考虑是支气管炎还是肺炎，是变异哮喘还是慢阻肺（慢性阻塞性肺疾病），是肺水肿还是肺结核的中医，这样你能治得了病吗？我们不是说这些没有作用，我们也要考虑这些，但是它仅仅是参考，它绝不能指导辨证论治，这是肺癌病人，我们可以参考，但是不能够说我用什么中药去治疗他的肺癌。所以中医思维一定要建立起来，我们可以肯定地讲：一个没有运用中医思维而治疗的医生，他可能也是一个好医生，也许他能够治好很多病人，也许他的医德也很好。但是他绝对治不好真正的中医临床要治的那些病，这就是差异。

我举一个很简单的例子。我治疗过一个老太太，很奇怪的病，在成都治疗没有好转，然后来找我治疗。老太太手掌面全部裂开，有着深深的裂纹，裂开之后就增生，手掌长着很粗糙的裂痕。然后我就想肺主皮毛、脾主肌肉，手掌裂开的原因是精血亏损，于是我就用了一个四物汤加减，给她补血养血。她还有手癣，就给她加了祛风的乌梢蛇、蜈蚣、防风、乌梅、首乌、黑麻仁、黄精。奇迹出现了，第二次来复诊时说她多年来就没有感到手上这么濡润过。这个病人吃了12剂药后裂痕全消。我当时很感慨，这么简单的病，成都那么多医院怎么就治不了呢？我得出一个结论：中医思维在临床中完全被抛弃了，他们根本没有用中医思维去考虑问题。我们试问一下谁不知道要补血？平民百姓都知道，我们医生怎么就想不到呢？这就是一些所谓的疑难病症，实际上有很大的相对性。

我给疑难病下了一个定义：病因不明、病机难辨、病情复杂、症状罕见、表现怪异，辗转治疗无效和公认的难治性疾病！这其中除了后一条以外，其他都具有相对性。病因不明，在你这个医生病因不明，在别的医生那里一下子就清楚了；病机难辨，你辨不清，别的医生一下子就辨别出来了；症状罕见，你没见过，人家见过；表现怪异，再怪异的病，也有人见过。我前天来的时候，有个患者脚臭，臭到鞋子都是味道，周围也是，然后他就辞职在家里待着，根本不敢出去了。他说实在没有办法了，结果在我这看三诊过后脚臭完全消失。所以疑难病具有很大的相对性。这种相对性为我们治疗提供了很大的空间。

临证思维的第二个要点就是必须极大地激发思维能力。我 2008 年治疗一个六七十岁的病人，在成都多次化疗后，全身瘙痒，痒得非常厉害。开始用激素，大量用激素，没有好转，然后请皮肤科的专家会诊说是皮肤转移，用了药之后还是不能止痒，全身皮肤都被抓破了，于是就来找我治疗。我一看这个病人精神相当萎靡，他因为长时间瘙痒，痒起来用手到处抓，身上完全没有好的皮肤。既烦躁又疲倦，淋巴结肿大，体温 38.5℃，一直不退。我就分析，那么奇痒久治无效，一般不是风邪，奇痒发生在多次化疗过后，化疗就是药毒，长期发热不退的人也是邪毒壅盛。淋巴结肿大是由于邪毒盘踞，壅集成形。可见关键就是抓住一个毒字，而不是风。轻的毒，我们可以清毒、可以排毒，但是重的（毒），那就必须要攻毒，这三种解毒方法有着本质上的区别。于是我用大量的蜂房、蜈蚣等，力求以毒攻毒。这种毒实际上具有很准确的靶向作用，为什么这个毒药用多了就会出现问题，用少了效果就差强人意呢？就是因为它具有靶向性。吃了药之后，病人的症状就好多了，痒也减轻了。特别是吃了 3 次过后，长期的淋巴结肿大和体温升高也完全消失了，病人高兴极了，感到特别神奇。所以要激发我们的思维，治疗疑难病症，不是墨守成规，而是一定要想办法去攻克它。

临证思维的第三个要点是克服思维惰性。凡是具有惰性思维的医生，遇到被其他医生治疗过的病人，就根本不能够另辟蹊径寻找治疗方法，总感觉别的专家都治不好，我能治好吗？于是思维就处于惰性，他找到了一种解释，就不再去探索另外的解释了。正所谓尺有所短、寸有所长，任何专家他都有知识的盲点，他的盲点也许正是你的长处，为什么就不敢发挥呢？我治疗过一个严重的哮喘病人，哮喘一发作，他马上就坐在地上，不能动，一发作就完全不能动，在各大医院治疗完全无效，花两万块钱买了一个呼吸机，在家里长期用也没效果，于是就来找我治疗。我观察患者很胖，舌苔水滑，舌体有瘀斑，两尺脉弱不可及。我当时就想到了一个问题，哮和喘两者之间是有区别的。这个病人是虚实夹杂，他的虚责之于肾虚，他的实责之于肺实。因为这个病人本身既有伏邪，又常常受到外邪侵袭，所以治疗的时候我们要把这些病因全部统一起来分析、治疗。于是我仅仅给他用了桂枝加厚朴杏子汤。熟悉《伤寒论》的朋友都知道"喘家，加厚朴杏子佳"，这是张仲景的原话。《伤寒论》里面专门描写喘证的条文只有太阳中风的时候，于是我在这个方的基础上再加15克附子、15克五味子、15克乌梅等药。这个病人吃了七剂以后来复诊，哮喘完全停止，并且原来畏寒多汗的全身症状也减轻了，很高兴地又吃了15剂。这个病人后来又来吃药巩固。几年过后，跟我说他的哮喘完全好了，病人为了验证好没好，还专门跑到青海去，才确信哮喘真的完全好了。你们觉得这个方是个很神奇的方吗？当然不是，其实就是想不到用这个方来治疗这个病。

接下来讲第二个大问题：运用好思维的几个法则。

第一，创造性思维。首先我们讲一个病案，我称为"行走跑窜"。病人是一个60岁的老人，来的时候就头昏头痛近30年了，渐进性加重。4年前出现口眼㖞斜，半个月前开始感到行动飘浮，并出现行走窜跑状。经核磁共振脑部检查，发现左侧小脑角桥区实性占位，考虑听神经瘤压迫脑干及四脑室，伴幕上脑积水，脑室周间质水肿。推测听神经瘤渐性生长了30年左右。这个病人经过中药治疗已经一年多，治疗后口眼㖞斜好转，但是泪流不止，一直跑窜，头痛也没缓解。当时我分析其病程长达30年，逐渐加重，是由于有形之物结留脑中形成瘤体，并阻滞脑之络丛，影响脑中髓海循行，渐致瘤体周围浊液潴留，浸淫边周，这是本证的病理。而脑系髓海，为五脏六腑之精上奉而成，其凝结物多为痰浊。由痰浊凝结而成之瘤体阻于脑中，随着瘤周浊液不断增多，挤压髓质，扰乱清宫，失于宰控，逐渐导致口眼㖞斜、行走飘浮、走时跑窜等诸多见症。

本证纵然瘤质难消，而瘤周浊液应当是能够消减乃至化解的。可以设想，渐生之症状皆由渐增之浊液所导致，浊液若得化解，则诸症自可被遏止，甚至被消除。因此，将其辨为痰浊滞脑，结而成瘤，瘤阻脑海，浊液复生而致的痰浊上蒙、清阳不升证。处以礞石滚痰丸合半夏白术天麻汤、小续命汤加减：礞石15克，沉香10克，黄芩10克，半夏15克，白术15克，天麻15克，茯苓15克，胆南星10克，地龙10克，生白附子10克，川芎12克，桂枝10克，炮附片20克，麻黄10克，白参10克，炙甘草10克。病人服药6剂之后，行走不跑窜了，头痛也大减，前方再加水蛭，又服用6剂后头昏全止，头痛全止，行走不再有飘浮感。这是我的亲身经历，大家想一想，30年的疾病啊，跟西医相比我们优势太大了，10万块钱治不好的病，我们几千块钱就给他治好了。尤其有趣的是，这个病人后来症状好了，就停药了。停药之后出现双下肢软弱无力，睡眠差，遂改用地黄饮子加味，不料吃了地黄饮子之后，以前的症状又开始发作了，但不是很严重。于是让他女儿来找我索要原来的药方，我就在以前药方的基础上加了白芥子，吃了6剂药之后，症状就消失了，然后又吃了30剂药就好了，症状也没有反复。可见辨证差之毫厘，失之千里。本案治疗成功的关键在于一开始即撇开怪异的临床症状，剖析出了痰浊凝滞于脑的证候实质。痰之为患，虽然《黄帝内经》《神农本草经》等汉代以前典籍均未论及，即使延至仲景在《金匮要略》立痰饮咳嗽篇，仍只言饮而未及痰，但由于其既为致病之因，又为多病之果，影响广泛，发病率高，因而后世研究颇为深入。如元代王隐君在其所著的《泰定养生主论》中罗列了近50种与痰相关的疾病。对这类邪实胶结的患者，既需针锋相对，不能游移，又需守方积累药效，分磨毫削地消除病灶。对于这类病人，万万不可采用“中病即止”之法，否则，即使眼前症状消失，不久也可能复发。

第二，统摄思维活动的能力。思维活动是人的生命活动和社会活动的核心，人的每一个想法都可以成为大脑加工的一个信息产品。它以信息的方式，支配肢体产生一系列的行动，因而思维是一个复杂而非单一、变幻莫测而非一成不变的过程。那么由此就决定了思维方式的多样性。思维运转时，多种思维方式有混合性和叠加性，统摄这些思维的能力就是一大关键。

第三，转移经验的能力。经验要加以转移，病人来了说我吃不下饭，什么都不想吃，人也是不舒服，喉咙也干。这是什么病？如果没有思维转化的能力就不知道是什么病，如果能够转化，你就会知道这就是《伤寒论》里的“往来寒热，胸胁苦满，默默不欲饮食，心烦喜呕，口苦，咽干，目眩”，但见一症便是。不想吃东西不就是默默不欲饮食？他喉咙有点干这不就是咽干吗？问题就是思维转移不过来，不能认识到这就是小柴胡汤证。我们需要把书本的知识转化为应用，这个转化过程非常重要。病人是不会按照书本上的症状来生病的，我们需要的就是抓住病人的主症跟书本上的知识联系起来。我治病的时候，病人描述他的症状之后，我再问几个问题然后方子就出来了。这就是在类方之间进行鉴别。我常说有的医生一辈子问诊都没有学会，他不知道问哪些问题，也不知道问这些问题是为了什么。我们一定要紧贴主症，病人来了之后我们就要分析他的主证是什么？就像一棵树上的树枝有的从树干上面分出来，有的相互交叉，有的跟别的树上的树枝交叉，我们治病就是要把这些关系理清楚。转移经验的能力是临床中医极为重要的一种能力，常常通过类比、联想、借鉴、移用等加以实现。我们把麻黄用来治疗男性性交时不射精，把麻黄打粉填在肚脐眼上，这个思路是什么？身体健康的人他为什么性交的时候不射精？这不是由于精亏，这是由于精气阻滞导致了不能射精。麻黄正好有这个作用，麻黄能够通九窍，精窍就是九窍中的一窍，于是就将其覆于任脉通关开窍。这就是经验的转移，麻黄既然能够通九窍，就能够通精窍，不射精的就可以用麻黄来通，这就把它转移过来。

第四，侧向思维的能力。侧向思维常常是对某问题无法解决，或老方法只能低水平解决时，想到“能不能不这样”，并通过学习、借鉴和摄取其他方面知识及信息，从中悟出新的方法，用以解决问题的能力。这种能力的前提是较多地了解和掌握其他学科、其他方面的知识信息，并且具有活跃的思维。我们在解决难题时才能迅速借鉴其他学科的知识，类比相同的原理，从而获得解决难题的方法。

我治疗过一个泄泻的老人。虞某，男，80 岁。长期泄泻，每日 1 ～ 3 次，泄出物呈水样，时带黏液，腹鸣，矢气，每天早晨 5 点起床排便，如此已 52 年。多年来历经中西医多种方法治疗，总无效果。除了上述的症状外，还有倦怠、神疲、体欠温，还有右足中间 3 趾疼痛、强直，不能随意活动，舌苔黄厚。怎么治？我当时就考虑脾肾两亏，湿郁风乘。处方升阳益胃汤，人参 12 克，炒白术 12 克，黄芪 30 克，黄连 10 克，半夏 10 克，陈皮 10 克，茯苓 15 克，泽泻 30 克，防风 12 克，炙甘草 10 克，羌活 10 克，独活 20 克，柴胡 10 克，白芍 30 克，木瓜 10 克，干姜 10 克。这个病人吃了 20 剂药之后，过来复诊说 50 多年来大便第一次成形。腹鸣止，黄厚苔已大退。又吃了 20 剂药来复诊说大便成形，精神好转。于是我在原方的基础上加了肉桂、补骨脂。病人又吃了 20 多剂药，50 多年的泄泻就痊愈了。

何某，女，32 岁。阴道出血不止 1 周，昏迷 1 天。1 周前因负重用力导致 40 余日的妊娠流产，并开始阴道流血不止。就诊于西医妇产科，治疗后血不能止。又请中医以胶艾四物汤、少腹逐瘀汤治亦不见效。遂行刮宫，术后血仍有增无减，再次清宫，仍不能止血，于第 6 天决定切除子宫。但因地处边远山区，离血库有数日行程，加之人际关系疏远，根本没法解决血源，无法手术。此时患者日渐衰竭，已奄奄一息，该院医生再无良策，家属不得已将其抬回家中，准备后事。在这期间，她的家人就用红参熬药给她喝这才没有死，等到我去的时候已经是命悬一线了，身体冰冷，阴道还在流血，我看了之后就用了桃红四物汤加水蛭，嘱咐家人当晚用筷子撬开患者的嘴给其喂药，并且独参汤也一起投喂。第二天早上奇迹出现了，来人通知我说患者吃了我的药后，泻下一团黑色的东西，人也清醒了，想要吃东西，已经吃了三碗稀饭。然后又继续调养，病就好了，我叮嘱患者 3 年内不要怀孕。后来患者带着她的小孩来找我，感谢我治好了她的病。这当中也有一个思维：在中医里水蛭祛瘀而不伤正，一定要用生的，如果炒熟了，水蛭素被破坏（现代药理研究证明，水蛭中起主要作用的水蛭素遇热易破坏），效果就大打折扣了。

第五，移植思维。移植思维是人们受植物学的启发而总结出的一种思维方法。在植物学里，人们经常出于一定的目的，将植物从一处移到另一处，这种方法后来被用到更广阔的领域。如将已发明的某一事物、技术、原理等有意识地转用到新领域，以解决新的问题或创造新的发明方法，从而确立了一种思维方法，称为移植思维法。移植思维并不是一种机械搬用，它的前提是移植的“供体”和“受体”之间存在着一种共性。移植思维一般可分为以下几种：

一是直接移植，即两者的相似性非常大，直接搬用即可。在西医中这些比较多，比如说X线、超声波、激素、同位素等，当时发明的目的不是用来治病的，但西医就很快移植过来用于医疗，这是直接移植。现在中药成品药开得最多的是西医，琢磨一下，成品药开出来中医占不到20%，西医占80%或更多。因为很多西医就按说明书把这个东西拿来使用，当然他用得不准确，疗效有没有那是另外一回事，但是他可以把这个病人打发走。6年前我们中医学大量的语言被政治学引用，很值得我们骄傲。由于我们的语言精练准确，含义通俗易懂，政治学广泛引用，不断地采用中医的语言。如我们的扶正祛邪、正气存内、邪不可干、保护精气神、强筋壮骨、舒经活络、望闻问切、刮骨疗伤、治病求本。这也是一种直接引用（移植）。

二是间接移植。这种移植的基础是两者具有一定的相似性，但又不完全一样，于是便将这一事物的原理、方法等加以改造后，再应用到其他领域。这个在中医里面就很多了，我们的基础构建就是这样来的，提壶揭盖法、逆流挽舟法、培土生金法、生理上的“上焦如雾，中焦如沤，下焦如渎”、五行、阴阳、气机生化等都是通过间接移植得来的。这不仅使自己汲取了医学以外的多学科的精华，也使自己的思维方式得到了极大的丰富。

三是原理移植，即将一种宏观而基础性的原理应用到新的领域中。我们将阴阳的对立统一组成万物的数学原理，应用到了电子计算机技术。这个是原理移植。

移植思维的关键有两点：一是态度层面，需要处处留心，善于观察，勤于思考；二是操作层面，要对移植双方的相同和不同处进行认真分析，仔细比较。而移植的目的是创造，毫无创造价值的机械移植是没有任何实际意义的。

现在我们谈今天讲的第三个大问题：辨证思维。

讲一个医案：耿某，男，43岁。早年开始，一直盗汗，4年前某日突感心前区紧缩压迫难受，气难接续，急被送往医院。经查右冠状动脉中远段混合性斑块，血管腔狭窄约50%，左主干、左降（前）支中段管腔狭窄60%。诊为冠心病、急性心绞痛，通过紧急抢救后缓解。而自此后，白日开始大量出汗，汗出呈阵发性，每日数次。发时全身从头到足冷汗淋漓，不断淌滴，无奈，只得在办公室内放内衣、袜子数套，以便每次汗出后立即换穿。这个病人在重庆治疗完全没有疗效，经人介绍到我这里来就诊。来的时候恶风，口干渴，喜欢饮热水，易饥，腹胀，睡眠差，口中苦腻、麻、不适感，曾做血糖等检查无异。妻子由于受不了这种情况要离婚了。我给他辨证为营卫失调，湿邪蕴阻。所以我强调法随证出，方随法出。辨证必须落实在病机的层面。这样就可以一下子选择出用什么方。营卫不合就用桂枝汤，湿邪蕴阻就用三仁汤，加起来就是桂枝汤合三仁汤。桂枝12克，白芍30克，炙甘草10克，大枣20克，生姜12克，龙骨30克，牡蛎30克，炮附片18克，白豆蔻10克，杏仁10克，薏苡仁30克，厚朴12克，半夏12克，通草10克，藿梗12克。患者服用6剂药，感到夜间发热，嘱将桂枝、炮附片、生姜减半，继续服用。服完15剂后汗出明显减轻，睡眠较前好转。原方再服15剂，汗出基本得止，伴随症也同时消失。原方再给15剂，患者痊愈。这样就挽救了一个家庭。他妻子后来从一个纪委书记调到另一个大学去当党委书记，两个人专门来感谢我。这个病人就这样完全好了。

我们分析一下，这个病人病了4年多了，家里在重庆，经济没问题，地位也高，所请的医生也高明，怎么就治不好病呢？分析原因，西医可能除了集中关注其冠心病外，对于汗出淋漓既缺乏重视，也缺乏有效的治疗方法。而中医则可能是被汗出这一较为突出的主症锁定眼目，着眼于止汗、益气敛汗、固表收摄，总之，是力图将其淌流之汗立即止住。殊不知愈补而邪气愈实，愈塞而营卫愈不调，而遣用桂枝汤合三仁汤治疗，不仅数剂即开始见效，而且一方用到底，而病痊愈。是这两个方太冷僻吗？不是为此两方几乎每个医生天天都使用。是病机太难辨析吗？显然也不是，“阳浮者，热自发，阴弱者，汗自出，啬啬恶寒，淅淅恶风……桂枝汤主之”“病常自汗出者……宜桂枝汤”等，是谁都会背的条文，汗出是营卫不和的特征性症状，也是人所共知的。至于湿胜而致汗出，东垣等医家亦早有明论。可见，久治不效的原因，是陷入了见汗止汗的思维囿限，被大汗这一“叶障”遮蔽了视线。其实，临床只需轻轻一拨，就能获得正确判断，从而做出正确的治疗。

我们讲第四个大问题：借鉴和深化好人文概念。

这是今天讲得比较重要的一个问题。香山科学会议是国家最高科学会议，去年香山科学会议我去讲课，就讲了这个问题。借鉴和深化好人文概念，下面讲三个问题。

第一，移用社会学原理——乱世用重典。政治家在挽救一个社会形象的时候，绝对是直接采取极具拯救性的一招，而不会面面俱到。哪怕这一招对社会的其他部分会造成伤害也在所不惜。比如说一个新政权的取得，要杀很多个人，这在当时是必需的，否则就得不了政权。一个大厦将倾的时候，我们是拿出一个最有效的支点把它撑住，慢慢处理，而不是找力学家、数学家来计算某一个地点，要多少力才能够支撑，绝不是那样子，这是后来要做的。网上有个笑话讲，细水长流石也穿，那么说天上掉下的雨水如果砸到人的头上，头会不会被砸穿？有些人用重心的公式计算，怎么算也没计算出来。有一个人走来就讲，你们没淋过雨吗？就是这么简单的问题，你见过哪一次下雨把人砸伤了的？但是你把问题复杂化了，就像一座大厦将倾。那么我们乱世用重典，就是用一个支柱一下子把它支撑起来，这一点对我启发很大。

我用这一招治疗的一个患者王艳，30 多岁，有慢性肾功能衰竭的病史。她开始是反复发热，然后腹泻，腹泻之后便血，然后就送到省医院，到医院人就昏迷了，就送到ICU病房，通过输血、透析等各种治疗方法都没有好转，遂转院至华西的ICU病房，肛门大量流出粪液，就给她插管。固定了两个多月，每天流出两升到四升的粪液，病人完全昏迷，然后开始抽搐，高热，流血止不住，肛门周围溃烂，西医做了细菌培养，请了协和医院的专家来会诊也没治疗的方法，于是让其出院。患者出院后仍未断气，想到我们医院住院，科主任考虑过后觉得治不了，还是没有收治这个患者。患者家属就找到了我，让我去试一下，当时家属也没有抱很大的希望，只是想再治疗试试，不留遗憾，我就答应了。我去治疗这个病人的时候，她体重已经从180斤变为不到110斤，治病花费了80万到90万。病人肛门周围完全溃烂，从头部到脚都是压疮，我一生治病都没有看见过这么严重的。西医诊断为霍奇金淋巴瘤、多器官功能衰竭、慢性肾功能不全尿毒症期、消化道出血、消化道感染、肠道菌群失调、症状性癫痫、多重耐药性、2型糖尿病、高血压三级、剥脱性皮炎等。我看到的时候，她正在不断地抽搐，我仔细诊查过后辨为热毒攻肠，肠络受损，真阳衰微，阴寒内盛之脏寒肠热证，五脏六腑皆严重损伤，乱世用重典，治疗也是这样。如果我们稍有闪失并且面面俱到，能治得了这个病吗？根本治不了。我于是单刀直入用黄连40克，葛根40克，黄芩10克，炙甘草10克，柴胡10克，人参10克，附子10克，白芍40克，干姜40克，马齿苋10克，地榆15克，炒白术15克。嘱咐家属煮好药后，一半从管里面打进去，一半从肛门里面打进去，然后把管夹住。就这样这个病人两天过后，她的大便里面流的水从每天2000～4000毫升减到1300毫升，然后抽搐停止，高热也好了，但是皮肤黑，黑得完完全全。病人将近两个月滴水未进，我让家属将食物打进去。从口腔、食道再到肛门，长长的管道，两个月完全滴水未进，她的肠道还蠕动吗？不粘连吗？不感染吗？没有饮食的刺激，肠道是不蠕动的，干瘪后就会粘连，粘连过后就会感染，我就让家属将食物打进去。奇迹不断出现，于是继续服用原方，过几天这个病人越来越好。华西的医生就问家属病人现在怎样了，家属说现在好转了很多，医生觉得这是奇迹啊，这是怎么做到的？家属就说这个医院西医的水平跟华西根本没有可比性，华西治疗4个多月，宣布死亡的，现在能治好绝不是西医的功劳，全部是刘老开中药的功劳。这个病人我用8个字加以总结：西医是留人治病，中医是治病留人，因为没有西医前期的处理，输液、输血、输氧、床旁透析等，这个病人早就死了，等不及我治疗，但是西医治不了这个病，这是留人治病，我是治病留人，是真正治好了她的病，是我把她留在人间的。华西医生们很赞成这个话。

第二，深化传统理论中的人文概念——创新用枢机。2014年我治疗一个22岁的青年男子，他是周期性的瘫痪10个月，发作的时候突然全身除头部以外的地方全部瘫痪，完全不能动。一发作就持续半天到两天，然后慢慢地恢复。每次发作前都感觉双下肢酸软颤动，每个月发作一次，平时有阵发性的心悸、心慌，心率一般在170次/分以上。在北京诊断为甲亢，服用了很多中药也没有疗效，结果就来到我这里寻求治疗。这个病人怎么治疗？我突然想到了枢机理论，枢机理论是什么？枢机就是门扉的转轴，这个门打开和关上的时候，两种景象是完全不一样的。而这个病人发作前完全正常，突然发作后不就像门突然打开了之后一样吗？这就是运转枢机法，思路就是这么来的。运转枢机最好的办法就是小柴胡汤了。这个病人根本就没有小柴胡汤证中的任何一证，我就用小柴胡了。我治疗疾病的时候有一个特点，停用所有的西药，因为要是那些药有用也不会来找我治疗了。只有四类情况，我叫患者继续吃药：一个是高血压药，一个是糖尿病药，一个是用了很长时间的激素，一个是抗精神病药。这个病人服用我的药后没有发作过一次，心慌等症状也好转了，更主要的是检查指标血清游离三碘甲状腺原氨酸（FT_3）从123pmol/L降至80.7pmol/L，血清游离四碘甲状腺原氨酸（FT_4）从179pmol/L降至28.6pmol/L，促甲状腺素从0.007mIU/L升至0.02mIU/L。枢机理论在传统理论当中多用于《伤寒论》少阳病思辨思维，而对它原始含义进行追溯，我们可以发现这仅仅是启迪思维方面的一种继承和延伸，《伤寒论》当中没有枢机，这是我们研究《伤寒论》理论的一种继承和延伸。既然能够延伸我就又拓展了一下，这就是这个病人没有小柴胡汤证而我却用小柴胡汤，并且一方到底，能够解决患者问题的原因。

第三，从日常生活中感悟——拨叶除障。我们都有这种生活经历，就是当眼前有树枝挡着时，就看不到树枝后面的东西了，但是只要轻轻地拨开那个树枝，视野一下子开阔了。一叶障目不见泰山，我们医学上的疑难病其实并不是难以治疗的，很多病之所以成为疑难病是由于经历了很多医生治疗没有效，为什么没有效果呢？有的就是因为医生被一叶遮住了眼目，而且有的病机很常见，症状也很典型，但是治疗总是无效。那就是被常规这一叶遮住了眼目，忽略了病人当中有一种特殊性，又以某一个症状来治疗病人，没有考虑病机，而是被某一个症遮住了眼目。目前我们常用的很多方本来是对证的，但是就是没有效，这个时候我们不用改变整个方，只需要把个别药的剂量加以调整马上就会见效的。这个时候主要是被方证相应这一叶遮住了眼目。有些细微的个体的特殊性要加以认识，所以我们一定要注意一叶障目的危害性。临床上只有拨开了障目的一片叶，才能收到很好的效果。

我治疗一个小孩，他在两个月的时候胆总管出现病变，于是做了一个手术，半岁的时候这个小孩肝硬化，于是在 1 岁的时候做了肝移植手术，手术过后病人开始高热，之后哮喘、喘咳、高热不止，在很多医院治疗无效，于是就来找我治疗。来的时候正发热，我行医几十年，第一次见到指纹直通命关，哮喘，眼睛凸起，大汗淋漓，阴囊水肿甚，体温 40.5℃，极度消瘦。西医诊断为真菌感染性肺炎，运用了进口的抗真菌药物达半年之久还是没有效果，病情不断地加重。我诊断为肺经郁热，痰热闭肺，肾精亏耗，肾失摄纳之哮喘症。停用所有西药，痰热闭肺这是麻杏石甘汤证，肾精亏耗，肾失摄纳这是都气丸证，于是处方麻杏石甘汤合都气丸加减。患者服药 10 剂后来复诊，症状大大减轻，继续服用前方。患者家属询问我春节可以带着孩子回家看望爷爷奶奶吗？我说可以。过了一年三个月后又来复诊，我问他你的小孩呢？家属就对小孩说，快过来，刘爷爷喊你。我一看，一个胖嘟嘟的小朋友，在地上到处跑，就像一个健康的小孩。我就问他有没有吃别的药，他说我按照你的嘱咐其他药都停了，这一年内也就吃你的药，没有找其他医生看过，前几天去医院检查，全肺完全正常。这个病人是集重、急、奇、顽于一身，是当代极少出现的病例。究其原因，这个患儿诸多的急危重症都是继发的，并随着病情的发展不断加重，采用并非奇异之方就能够治疗好，就是因为拨开了急危疑难的表象。我们深入研究他的病机，采用了平淡中见神奇的药方，这就拨开了障目的一叶，如果稍有迟疑，稍有畏缩，这个病人情况的就不太妙了。

有一次跟香港中文大学的教授辩论证的问题，我讲到方证相对是治疗的大法，辨证论治是一举两得，教授讲方证相对，跟证根本无关，而只是病机，我当时看他这个文章存在很大的问题，就写了一篇文章来驳斥他，于是引起了广泛关注。方证相对的证绝对是最根本的，病机是证当中的一种，它们是从属关系，不是平等的。我们辨证是先有证，再在证的基础上分析病机。如果我们的文献研究者关在书斋当中，一味地在文字中自我陶醉，玩味文字，这对于临床是无补的，而我们广大的临床人员由于每天面对着大量的病人根本没时间查阅文献，因此如若文献研究者能够于临床提供一些有意义的东西，以跟紧时代的发展、丰富临床的治则，这样可以使广大的临床人员受益。辨证论治仲景并没有提，但是通篇完全反映了辨证论治和方证相对。我正在写本书，其中就讲到这个问题。辨证论治、汤证辨证、方证辨证，是省略了很多辨证的环节，指出这个病用这个方，看似省略了辨证的环节，实际上是经过古代医家千万次的重复，然后记录下来的，我们可以把它看成一个科研成果，这是在古人成果上的一种享用。因此我们采用头痛发热、身疼腰痛、骨节疼痛、恶风无汗而喘者，麻黄汤主之。我们是在分享仲景的科研成果，表面看来就是省去了很多很多的辨证环节。实际上这个环节是很深刻的，所以我们比较主张方证相对。关于这个问题有很多要讲的，方证相对的应用，只要我们能够有是证用是方，那一定会有效的。我们治疗过很多奇怪的病种。我有一个西安交大的学生、病理科的主任，有一个患者哪里都去治疗了，都没办法，天天用激素，他说我来试一下行不行？西医当然巴不得，基本上是一试就好。之后西医院里一有这个病就找他，一用就好。

谁说中医不能治病。你只要准确地辨证，真正地掌握辨证的精髓，一用肯定灵，所以我们首先要研究中医临证思维。我们很多人不能够治病就是由于思维方式没有真正转到中医轨道上，他才不能够用中医的思维去分析、去认识、去鉴别这些病症。今天晚上讲课的时间很快就到了，我们明天晚上、后天晚上还有两道题，接着再聊，谢谢大家。

第十一讲·水气病与五苓散类方的临床应用

11

讲者：傅延龄教授[1]

时间：2018年8月15日18：30—20：00

地点：广东省中医院研修楼15楼学术报告厅

傅延龄教授： 尊敬的杨院长，各位广东省中医院的同仁们，大家晚上好。

广东省中医院的学术报告厅是一个崇高的学术殿堂，广东省中医院在全国的学术地位是大家都认可的，所以今天在这个地方来跟大家进行分享和交流，我感到很荣幸，对我个人也是一次很好的学习机会。最初，我跟高燕翔讨论这个题目的时候，也知道这是属于中医临床思维的系列讲座，所以今天虽然是讲水气病，讲五苓散系列方，实际上也是以这个主题为基础来讨论中医的思维问题。我们应该怎么运用中医的思维？尤其是在当今现代科学、医学发展得突飞猛进，取得了很多成果的时候，我们如何去秉承、去发展中医的思维？这是我们每一个人都在思考的问题。下午与高燕翔主任和另外一位博士，我们仨在讨论，当时我说的是：中医是看待人体的一种综合的宏观方法，它是我们看人体这么一个复杂巨大系统所必需的一种方法。刚才杨院长介绍我的时候，我突然想到了一句话，习总书记曾经说过，太平洋足够大，能够让美国和中国都有发展的空间。原意是如此

---

[1] 傅延龄，医学博士，北京中医药大学教授，主任医师，博士生导师，当代中医泰斗刘渡舟教授学术继承人。主编《伤寒论研究大词典》《张仲景医学全集》，编著第一套全面论述方药量效的方药用量研究三书（《中药临床处方用量控制》《方药临床用量流域研究》《经方本原剂量问题研究》）等50多部学术著作。

啊。所以我想借这句话来说明，我们人体足够复杂，是一个复杂的巨系统。它需要、要求，也允许我们，借用分析还原的方法去认识它、去对待它、去处理它；同时，它也需要、也必须、也允许我们，用综合的、整体的方法去认识它，去把握、去处理一些健康的问题。

各位同仁，我跟大家的分享内容主要是下面这些。首先是引言，讲中医学思维及其他。引言之后，主要讲五苓散和水气病，内容分为五个单元：第一个是五苓散这个方子；第二个是张仲景如何使用五苓散；第三个是五苓散的证治功用发挥；第四个是水气病的诊断；第五个是水气病的五苓散类方治疗。下面我逐一展开讲解。

首先说引言。引言有几个问题。第一个问题，什么是中医？过去常有一些外国科学工作者到我们中医药大学访问，他们也会提这样的问题。有一次，土耳其第一夫人到我们大学里来，上头给我一个任务，要我用 10 分钟的时间告诉第一夫人中医是什么。涉及这样的问题，我们来看几种情况：第一种，开中药，包括开汤剂、开中成药的医生，是中医吗？大家肯定会回答“不一定”。因为现在国内开中成药的医生主要是西医，而不是中医。第二种，在中医院工作，包括在综合性医院的中医科工作的医生，是中医吗？我想，回答也应该是“不一定”。在中医院里面工作的人不一定就是中医，现在中医院里还有很多西医。第三种，中医讲究“望闻问切”搜集了解疾病信息，那么用望闻问切的人是中医吗？肯定不是。为什么？西医也望闻问切，但不用这个词，而是称之为视触叩听。现在西医视触叩听也很少，因为这部分个人技能已经交给一些辅助科室用仪器去检查了。所以用“望闻问切”诊病的医生不一定是中医。接下来还有一个非常尖锐的问题：中医学专业毕业的医生是中医吗？这个问题大家如何回答？我说它是一个尖锐的问题，为什么？从中医学院中医专业毕业的人可能后来已经变化了，不再是中医。所以真正的中医是什么？我觉得只有一个定义：具有中医思维的医生。不问出身，一个西医出身的人，如果能够用中医的思维去诊病、治病，那他就兼具中医的性质。这是我关于“谁是中医”这个问题的思考。

由此，我们把“什么是中医思维”这个话题引出来。什么是中医思维？我认为，思维的工具是语言，所以中医思维一定要用中医学的语言。如果不用中医学的语言，就不是中医的思维。除了用中医学语言，还必须基于中医学的理论、遵循中医学的原则，这样的思维才是中医的思维。在这种前提下，我们哪怕参考、借用部分西医语言，也无损于自身的中医思维。现在中医也应用西医的语言，这就不是中医了吗？不一定。很多人走向另外一个极端，要求一个西医的词都不能用，一句西医的话都不敢说，这是不对的。我们可以遵循中医学的原则，不违背中医学的理论，参考一些西医学，包括现代科学的语言，这是人们应该采用的一个开放的胸怀。

下面举两个医案，都是我的病人，借此讲解什么是中医的思维。第一个，是最近治疗的一个病人，我觉得有典型的意义，所以把它提出来。第二个，是10多年前治疗的一个病人。

第一个病人，女性，38岁，慢性溃疡性结肠炎。慢性溃疡性结肠炎的常见临床表现是腹痛、腹泻。这位病人的腹泻量比较少，病变部位主要是乙状结肠和直肠，靠近肛门的部位，因此病人总有便意，但每次排便的便量较少，且有脓血便。西医了解到此，临床信息便足矣，但如果用中医思维来看待并采取治疗，这信息显然不够。腹痛、腹泻、排便量少、有脓血便，到底是湿热还是寒湿，是脾虚不统血还是其他的原因，都判断不清楚。这时必须跳出局部症状去看待全身症状，这也是中医为什么要用整体观念的道理。有人提出可以观察排出来脓血便的颜色淡不淡、有没有臭味，这些性状也有助于辨证，但不是主要的。我认为主要的做法是必须跳出局部看全身，看其他症状，看饮食睡眠、看寒热、看脸色、看舌象、看脉象，这样做才能看这病到底发生在具体什么样的场地。我用“场地”这个词，指每一种病发生的场地不同，就是要求医者用不一样的眼光、用不一样的方法去处理。

这位病人自述恶寒，有寐差，睡觉睡不好。恶寒是怎样的症状呢？《伤寒论》很多地方提到“恶寒者，虚故也”。如果一个人正气很旺盛，受邪气侵犯时就会表现为发热。反之，如果人正气不足，受邪气侵犯时则表现为恶寒。生活中很多人也是如此，平常不恶寒，但有时候身体比他人更不耐寒。为什么？气虚，气不足便是寒。

继续往后面看，该病人舌淡，苔白，脉细缓。中医脉象里缓脉的“缓”字有两个意思：一是指次数，脉率约一息四次，是每分钟脉搏60多次，不超过66次、68次的一种脉象；二是指脉体缓，即脉管壁是迟缓的，也可叫缓脉。桂枝汤证中出现的脉缓，是脉体的迟缓，而不是脉率的缓。脉搏跟体温成正比，发热时不可能脉率每分钟才60多次（除非是伤寒，相对的缓脉）。所以桂枝汤证的脉体是缓的，即缓脉，同时它也是一个数脉，脉率快，数脉不一定影响它的脉体。缓脉的脉管壁的手按触感，类似一个里面充气不足的橡皮管。这种缓脉在我手下一判断，就能知道病人血压是多少。我告诉病人后，病人感到特别惊奇。我告诉病人她的血压高不过90毫米汞柱，约85毫米汞柱，低压勉强到60毫米汞柱。病人眼睛瞪大问我怎么知道的。这不是太简单的事情吗？我们平常讲的压力是动脉压，把脉摸的是桡动脉，桡动脉有多大的压力，摸不出来？摸不出来，是你的功夫不到。比如血压偏低，脉压就偏小一点，这是个气虚、虚证的脉。所以中医传统讲“形盛脉虚”。什么叫形盛脉虚？一个人形体长得壮，但脉是虚的，就叫“形盛脉虚”。不过我这医案里的女病人是“形气不足”。整个人的形不足，脉也不足，是虚脉，所以这就是个虚证。

该病人还有两手尺肤不温，两个手都是凉的。每位病人前来就诊，我都会摸一摸他们的手，对有些病人还会摸一摸手心和手背，这是我的一个习惯，是我认为必须要做的，这能够了解人体的气血阴阳寒热虚实。大家应该都有这样的经验，摸某些人的手心会感觉很热，甚至还没接触手心的时候，这热已经辐射到我们的手上来了。手心的热是体内有热，手背的热是表热，这就是中医讲的内容。

不要小瞧这些内容，它们有相当多的临床意义。大家看看张仲景有没有讲过面色寒、面有热色。既然张仲景讲面有热色，讲面有寒，就说明有些人的脸色就是寒的。现在我一眼看过去，就看到有些人的脸色就是寒，身体里就有寒，可见望诊很重要。综上所述，我的这位病人，她拉肚子，便脓血，腹痛，是一个虚证，那为什么会有血呢？脾不统血，寒湿也会损伤人体，导致渗血，不一定见血了就是热。现在中医治疗溃疡性结肠炎，很多人总想到用清热解毒的药物治疗，把人折腾坏了，而且越治疗越不好就越用大量的药，口服把胃也治坏了，最后不得不灌肠。这病人我一治，一吃药就改变了，这就是中医思维。脾胃虚寒，元气不振，脾不运化，不能统血，这样治疗的理法也就出来了。中医讲理法方药，理法一出来，药方也跟着出来了。所以，我用的是归脾汤合理中汤，很简单。虽然说合理中汤，实际上归脾汤如果把姜的用量加大一点，用干姜，它本身就包含理中汤了。

我曾经用六君子汤治好了一位河南郑州的男士，溃疡性结肠炎，我的学生都感到不可思议。我常有这样的体会：现在我们很多治不好的病是因为我们治得太复杂，走的路太远，简单的方法不用，反而用很复杂的方法，结果越治越不好。我用桂枝汤治疗很多小孩上呼吸道感染、迁延不愈的咳嗽，效果好极了。我的每个处方只用六七味药，并问小孩“爷爷开的药好不好吃”，小孩没有不点头的。为什么我这药好吃？桂枝、生姜、甘草、大枣。如果病人还伴有出汗较多，我会给他用桂枝加龙骨牡蛎汤治疗，就没有出汗了。所以，如果觉得孩子的脸色像贫血的状态，舌苔是薄白的，有什么理由给他用清热解毒的药物？

现在只要一出现上呼吸道感染，治疗就是鱼腥草、板蓝根、山豆根这类的药物，这是不对的。所以，把中医的思维、中医传统的方法丢掉以后，会出现很多的问题。我临床治疗胃病特别多，见到很多医生治胃病一开就是三四十味药物。后来我告诉学生，一个健康人的胃都能吃药给吃坏了，怎么能治好疾病呢？我平常用的药味都是特别简单的，这一点也是跟我老师学来的风格，我觉得现在很少有人有这样的风格，就是敢于用这么少的药物来治病。

我是刘渡舟教授的学生，是国家名老中医继承工作的第一批继承人。老师有时候开一个单子就两味药，或者很多时候就开四味药。大家去看刘老（刘渡舟，下同）的医案，这些医案都是真实的，就几味药。我见识过，我才敢于这样用，不然就不敢。刘老治脂溢性脱发用三黄泻心汤，一开出来就是三黄泻心汤方，没有第四味药物。我们有这样的魄力、这样的勇气、这样的自信吗？没有。那什么是中医思维？这就是中医的思维。不要说溃疡性结肠炎如何有热、有毒，病人即使有毒，他正气虚，也不该攻毒，应该扶正。不扶正气，怎么治疗？前两天，一位胃癌病人，做化疗第六次以后做得奄奄一息了，医生说不能再做化疗了，让他去看中医，让中医把身体养好，调整过来。我当时知道后面是什么结果，所以就故意问病人说，调好后怎么办？病人说调好了回去再做化疗。正气没有了，治什么病？

下面讲第二个医案，大家思考什么是中医思维。这位病人给我留下了特别深刻的印象，他的名字叫李智，智慧的智。他在60岁的时候以肠梗阻的首发症状入院，肚子疼、胀，排不出便。送到医院当然就是剖腹探查，一切开，结肠癌在腹腔广泛转移，根本没办法，最后只能做姑息手术。缝合后，最后拆线时一拆，发现伤口根本没有长合，脂肪液化，都变成了水，检查报告绿脓杆菌感染，没办法愈合。他儿子通过别人介绍把我接过去给病人看，这时怎么治疗？通常认为要清热解毒，但清热解毒能治好的感染，抗生素早治好了。抗生素治不好，怎么办？为什么病人没有正气？注意，如果疾病没有正气作为基础，就会导致虚证治不好，实证也治不好，祛邪祛不了。现在正气不足，气血虚弱，治疗应先补正气，补了正气，细胞才生长，组织才生长，伤口才能愈合。有时候伤口连肉芽组织都不长，从中医的观点来讲，这是元气不足，治疗用保元汤。我采用保元汤合阳和汤，麻黄不要，白芥子不要，鹿角胶改用鹿角霜，因为病人胃口不好，鹿角胶太腻。跟鹿角胶相比，鹿角霜有活血的作用，所以我用鹿角霜加当归。一共才几味药物，病人的伤口过一周就愈合了。

这位癌症病人我给他跟随治疗了一年，是个奇迹。家属一直没有告诉病人癌症的实情，有一天疏忽了病历放在卧室桌面，被病人看见，病人意识到自己是结肠癌，当晚就吃不下饭。在这之前，病人都能吃饭进食，但得知实情后，很快就离开了这个世界，也是一个悲剧。

我想通过这两个医案来讲述什么是中医思维。我们要用中医的语言来描述，用中医的语言去思维，还要遵循中医的原则。虚则要补之，实则泻之，寒则温之，热则清之，这就是中医的原则，一定要基于中医基础理论。如果抛弃了中医理论，那中国过去几千年所积累的临床经验也就被摧毁了。

接下来还要讲一个问题，我觉得很有必要提出来：方剂的五要素。很多同学不知道，甚至很多老专家都不提，因为教材也不提。一个方剂到底包括哪些要素呢？很多人都认为方剂就是药物组成，其实不是，一个方剂必须要有五个要素。

第一个要素，药物组成。没有药物组成，不是方剂。仅有药物组成，也不是方剂。

第二个要素，要有剂量。桂枝、生姜、芍药、甘草、大枣，组合在一起，有可能是桂枝汤，有可能是桂枝加芍药汤，也有可能是桂枝加桂汤，我们一定要讲量，量非常重要。大家都知道几句话：第一句，中医的不传之秘在于剂量；第二句，药味要紧，分量更要紧。如果把握不好用量，即使用对药，量跟不上，就可能没效，还可能用量太大，会出现安全的问题。大家平常看医案、学药方，不能只看药物不看用量。陈修园的方歌把药量编进去了，其他方歌都没有，只有他注意到这点。

我给大家举两个例子。陈士铎的《石室秘录》里有一个顾首汤，治疗头痛病。如果只看药物组成，就看不出其中的关键。这方子的组成是细辛、蔓荆子、半夏、白芷、川芎、甘草，只有川芎一味药物用到五钱，其他的药物都用一钱。川芎是治疗头痛的适用药，如果所有药都用一钱，就不能突出川芎止痛的作用。

所以李东垣的方子用川芎、蔓荆子，治疗头痛效果都特别好。《医宗金鉴·内科心法要诀》里写“头痛蔓荆甚芎入”，就是指如果头痛要加蔓荆子，如果痛得很厉害就还要加川芎。不能只加 3 克、6 克，起码 15 克、20 克。所以学方剂要知道它的五要素之一是用量。另外一个例子是青蒿。“青蒿一握，以水二升渍，绞取汁，尽服之。”一个干青蒿，往药里放 6 克、10 克或 15 克，治疟疾绝对没有效果。葛洪《肘后备急方》记载的青蒿治疗疟疾，青蒿用量是“一握”，至少 500 克，再加水 2 升，捣出的汁有 300 多毫升，浓浓的一碗。古人惜墨如金，最后强调尽饮之，说明药很难喝也要喝，喝少了就不能治病。而且平常的中药是丸剂、汤剂、散剂，唯独这里青蒿不用水煮，而是加了凉水，绞取汁。

第三个要素，做法，制作的方法。《伤寒论》字数少，但每个方都写了不同的要求。桂枝汤要以水七升煮取三升，麻黄汤要先煮麻黄减二分去上沫，不同的方法适合不同制剂的提取，所以《伤寒论》特别反映出第三个要素——做法。我们看一个方子，不仅要看药物组成，要看用量，还要看如何制作。大青龙汤有大青龙汤的做法，小柴胡汤有小柴胡汤的做法。小柴胡汤要去滓重煎，三个泻心汤都要去滓重煎，为什么其他方剂不去滓重煎？小柴胡汤加那么多水煎出来，要把它浓缩。

第四个要素，用法。用法主要体现在服法。医院的中药服法多数是上午一包，下午一包。即使是危急重症，也是上午一包，下午一包，疗效当然不好。张仲景讲，桂枝汤服一服，汗出必愈，就不要吃了。如果还没好，就继续吃。如果还没有好，后服小促其间，即缩短服药的间隔时间，提高血药浓度，相当于提高药量。西医给病人打点滴，从早上吊到晚上；中医上午一袋药，下午一袋药，就没有了。西医讲究药量，中医怎么不讲了？被埋怨没有效果，我们自己要反省、要思考。

第五个要素，主治证。每个方子必须有组成、药量、药味、制法、服法，还要有对应适合治疗的病证，即主治证。这个不需要多讲。

因为我从事药量研究，所以必须在序言里再谈一下，至少有以下三个方面的问题：

第一个问题叫大范围。我们现在都是小剂量，比如用麻黄，规定用6～9克，白术用6～12克，就这样一个用量范围，剂量很小。张仲景的用量比较大，当时的一两等于13.8克，多的时候能够用到半斤。譬如柴胡，从13.8～79克，以至于110克。为什么要强调这个范围呢？因为临床病证是复杂的，病人的耐受性和敏感性也是各不一样的，一个很小的用量范围，不能够满足临床的需要，该用大量的时候要用大量。再如柴胡退热，用15克、20克退热，效果肯定不好，该用柴胡退热的时候，就必须要把柴胡的用量加上去，当然并不一定都要大剂量。我说的是较大范围，就有些该小的时候就要小，该大的时候要大，可现在的普遍情况是大不上去，就在一个很小的范围里面徘徊。这是要命的，尤其是一些很重要的病症。北京有一个老先生叫汪承柏，汪老治疗急性肝坏死效果最好，在全国处于领先的地位。这种病的死亡率极高，汪承柏老先生治疗这种病的最大一个特点是使用大剂量的赤芍。如果该用大剂量赤芍的时候，还是用3克、6克、9克效果就会不好。所以这个关于范围的问题请大家跟我一块儿思考，我们临床是不是需要大的剂量范围，我不是说需要大剂量，不是说什么都要用到张仲景的量，桂枝一定要用三两，用41.4克，那麻黄的用量呢？所以说是需要大的范围。

第二个问题，书上用的极度。没有人提过这个问题，什么叫极度呢？关于张仲景的极度，我们先说理中丸和理中汤。理中丸，因为是丸剂，丸者，缓也，所以药量就小。然而丸不及汤，因为，汤者，荡也。除了剂型以外，关键是用量加上去了。但是说为什么汤能够把用量加上去，丸就不能够把药量加上去呢？大家想，丸剂是把药物粉碎，没有提取，吃的是植物的粉末，总量比较大。汤剂可以有辅剂，有很多的水，最后把它煮出来，煮出来之后再浓缩，就可以吃很大的量了，所以汤剂不仅是剂型的问题，剂量也跟着上去了。理中汤用汤剂的时候，加量也方便。再说干姜，寒多的人加干姜，原本四两半，一下就加了一两半。人参治口渴，口渴者，加人参，原本四两半，一下就加了一两半，一两半大约等于现在 20g，一下就加了 20 克。我们现在临床的极度是什么？加 2 ～ 3 克都要考量许久，加 5 克就需要很大勇气，这是个极度。仔细想一想，几百毫升，甚至上千毫升的水，药材总量也有 300 ～ 400 克，再加 1 克、2 克有多大区别？张仲景那才叫加呢。桂枝加桂汤，更加桂二两，二两是 27.6 克，因为只有这样才能够降逆气。若本来桂枝用的 6 克、8 克，为了把气降下来，再加 2 克，有何用？所以这就是极度问题。麻黄汤变成大青龙汤，总在说大青龙汤证内有郁热，其实要注意，大青龙汤证和麻黄汤证的区别并不在于有郁热，而在于郁闭，汗不出而烦躁者。汗出不来，所以这个时候，麻黄就一下子加了三两，加了 41.4g。有人不相信。我能够负责任地告诉你，我研究这个问题研究了 20 年。张仲景的一两就是 13.8 克。吴鞠通用麻黄发汗消肿的时候，一剂用二两麻黄。吴鞠通时期麻黄一两是 37.5 克，所以他在治疗水肿的时候，一下就用了 75 克麻黄。这是极度。请大家注意，我谈的极度，供大家以后在临床开方的时候思考。有些药，像甘遂、朱砂这些，用量当然要小一点。如果你要用马钱子、斑蝥这些药，用量更要小。但是，张仲景用附子都没有我们现在这么谨慎，张仲景用附子都是一枚一枚的，白术附子汤、甘草附子汤，差别是一枚或两枚附子，而我们还在乎这 1 克、2 克，怎么能治病？

第三个问题，服药的次数。张仲景的药物从一日一服，至一日十服。不仅仅张仲景，包括吴鞠通、庞安石、许叔微也是这样的。吴鞠通有一个方子，病重的时候一天服 12 次，一个时辰服一次。只有这样才能够保证用量，保证血药浓度。但为什么不把 10 次分成两次，上午一次，下午一次？不行。因为：第一，药量大，喝进去了以后吸收不了；第二，假若能吸收，在两次服药之间，血液里面长时间没有足够的药量；第三，单次药量太大不安全。所以吴鞠通治疗肝硬化腹水用二两麻黄，病人到药店里去买药，药店不卖，说大夫把“钱”写成“两”了，应该是麻黄二钱。有病人买回来，旁边有医生认为用量大了，吴鞠通说：这量大什么呀，我还担心他发汗发不出来呢。把它煮出来以后，分成10次吃，每次只吃1/10，就安全了。第一次稍有汗，第二次出汗很多，第三次“汗如水流漓”，就可以停服了，没必要一次全部吃掉。所以我们用大药、重药、毒药的时候，可以用此方法。张仲景的《金匮要略》里面有个泽漆汤，泽漆峻下逐水，用量很大，但它可分成10次服，根据需要定服用量。

我在序言中提到的就是这几个问题。这是一次很难得的机会，所以我把古代医家对用量控制的方法分享给大家，为了保证用药的有效性和安全性，用量控制很重要。还要注意用量的大范围，可以用3克，也可以用90克，按需用量。所以，我们有很多人在呼吁《中国药典》放开剂量，给临床医生一个大范围，让临床医生承担责任，而不是用文字把临床医生的手脚全部捆住。有一次我治疗一个病人用半夏15克，那个人体重有100千克我们就这样被控制了，处方超过了9g，药店就不发给你。那个人不在我们诊所拿药，但别的地方不卖。还有就是处方的极度，就是在重用某一药物时，不要2克、3克地加，应该10克、20克地加。最后，还要注意服药的日服次数。这都是非常好的经验智慧。

下面进入正题，讲五苓散类方和水气病。

先说五苓散，有几个知识想跟大家分享：第一点，剂量。我们研究计算得出，一株是0.575克，一两是24铢，即13.8克。猪苓用18株，泽泻用17.25克，桂枝用的量比较少，用7克。第二点，桂枝。桂枝“去皮”是除去表面的粗皮，不是把整个皮质部分去掉。古人观察到桂枝表面细薄的粗皮是没有药效的，所以把它去掉。第三点，白饮，即米汤。用米汤把药调成糊状，容易服药，如果单纯用水服药，药是散剂，水的黏稠度较小，不容易将药末吃进去，所以要用白饮调服。第四点，方寸匕。方寸匕就是一个药勺，正方形，边长一寸，所以叫作方寸匕，一寸是2.31厘米，比现在通用的勺小一点。用它量取植物的粉末，一勺6～8克。

五苓散能化气行水，用猪苓、茯苓、泽泻、白术利水，桂枝辛温，用来化气。有人说，五苓散证在《伤寒论》里描述有发热，说明可能有表邪，所以桂枝兼有解表的作用。这解释我不太同意，这药方里桂枝用的是半两，力量不足。

讲五苓散的条文，《伤寒论》有8条，《金匮要略》有3条，现存的条文二者加起来就是11条。这说明五苓散是一个重要的方剂，还说明五苓散治疗的病证范围比较广。很多人认为五苓散治疗下焦蓄水，书本里写“膀胱蓄水”，词义像西医的尿潴留，但事实上并不是，这不是膀胱蓄水，而是下焦蓄水。五苓散只是一个治疗下焦蓄水的药方吗？不是。杨院长刚才说，人身之病无非水火。一是火证，火在身体里引起的疾病非常多，治疗火证的经典方是三黄泻心汤。从头到脚，从里到外，只要火盛，就要知道几个黄：黄连、黄芩、大黄，后世还加黄柏和栀子，像栀子金花汤、黄连解毒汤。二是水证，水能引起的病也非常多。治疗上，平和的方子就是苓桂剂，像五苓散；力量猛、偏峻下的就是舟车神佑丸、疏凿饮子、十枣汤。那张仲景用五苓散治疗哪些病证呢？他用来治疗以下五种病，至于后世医家用五苓散能治多少种病，我们后面讲。

第一种是下焦蓄水。这个水是在下焦，如果说膀胱会引起歧义，所以教材回避了膀胱这个词。由于水饮停蓄，病人会出现小肚子满、小便不利、口渴、脉浮滑等，这是张仲景讲的一种病机。多数人认为五苓散就只治疗这个病证，其实不是，五苓散在张仲景的著作里还治疗其他几种病证。

第二种是心下痞，即老百姓说的胃胀，上腹部胀满。张仲景有很多方子来治疗心下痞，最常用的是泻心汤类方。但有些痞不是寒热错杂导致的，而是水饮导致的。水停在胃体，所以苓桂术甘汤、五苓散也可治疗这种病证，症状可见心下痞。茯苓甘草汤所治疗的水停在胃腔。胃像肉袋子，里面存着水，由于幽门水肿、幽门痉挛、胃体不吸收等，水排不下去，导致胃里面装满水。如果用手往患者心下一冲击，会听到咣当咣当的声音，感觉里面有水气。治疗用茯苓甘草汤，组成关键是生姜，一定要用大剂量生姜，才能很好地把胃腔里的水饮去掉。如果水不是停在胃腔里，而是停在胃壁、胃黏膜、胃的肌肉里，病人也会感觉心下痞，但生姜无法去除，就要用五苓散。这是五苓散和茯苓甘草汤的区别。这种心下痞，用半夏泻心汤或旋覆代赭汤都没有效果，用五苓散才有效果。我认为，也许生姜能缓解幽门的痉挛，或消除幽门的水肿，或促进胃黏膜的吸收。

第三种是霍乱，《伤寒论》的霍乱篇里就用五苓散。这是水饮停在肠壁、肠道的肠黏膜、肠道的平滑肌里，这时候要用五苓散。

第四个，有一种病，不是心下痞，也不是霍乱，它的主要症状就是口渴，非常渴。喝高度白酒的人，常常口渴得厉害，但小便很少。这人总是口渴，喝水多，但小便少，就代表身体里面有水。喝啤酒不会出现这个问题，啤酒喝完后就要上卫生间。但喝高度白酒的人，有部分会出现这种情况，睡觉到半夜醒来去喝水，喝完小便少。这充分说明水停留在身体里了。这种情况是会发生的，并且普遍存在的。

第五种是癫眩，是五苓散常用来治疗的一种病证。很多人没认好字，以为五苓散能治疗癫痫，其实不是癫痫，而是癫眩。癫（颠）的意思是头顶，癫眩的意思是头眩，不要认成治疗癫痫，肯定治不好的。头眩，头晕，中医认为原因是水气上升到头部。西医所讲的梅尼埃病，内耳前庭水肿，导致头眩，用五苓散的效果非常好，甚至不用五苓散，只用其中的两味药物，就能把这种头晕治好。这两味药是泽泻、白术，即《金匮要略》的泽泻汤，泽泻用量一定要大，用到30克，白术要用20克，不能小。我用它们治疗有水饮的头晕，效果特别好。方剂复杂，进入身体里面的药物越多，身体越没办法恢复到正常状态。身体如果只有水饮，去水饮即可。一位60多岁身体胖的女性，头晕，刘老治疗就开两味药。病人质疑排一上午的队，只开两味药，我让她放心，刘老敢开两味药，就说明心里有底。现在常见的现象是医生越没把握，开的药越多。我治疗头晕有时候用五苓散，有时候只用四苓（猪苓、茯苓、泽泻、白术），有时不放心再加上一味天麻。

大家千万不要认为五苓散只能治疗下焦蓄水，不要认为五苓散所治疗的病证一定要有小便不利。病人没有相关症状，但身体里有水饮，治疗也可以用五苓散。

接下来讲五苓散证治功用发挥。第一，区分。五苓散证候与五苓散主治的病证，二者要分开。五苓散证是下焦蓄水证，而五苓散主治的病证范围更宽阔。这跟桂枝汤一样，桂枝汤所治疗的病证不只是桂枝汤证。第二，五苓散能治疗很多病证，它们有一个共同的病理是水饮停蓄，即身体里的水分多了，可能是全身多了，也可能是局部多了。如果局部的水多了，它存在的方式是什么？兼有哪些因素？怎么去掉？

五苓散能治疗哪些地方的水饮停蓄呢？我思考，五苓散所治疗的水饮停蓄，下焦可以，中焦也可以，像刚才讲到的胃，有很多胸肺部的病证也可用五苓散治疗，在上焦的也可以。因此，我进一步思考这个水饮到底停留在何处。借助西医学关于人体结构、人体生理的知识，我认为，五苓散所治疗的水饮，主要停留在细胞内和细胞间。西医讲，口渴是因为血液渗透压的改变。渗透压升高，刺激渴觉中枢，引起喝水冲动，让血液得到稀释。假如喝完水后，水不停留在血液里，而是快速流到细胞内和细胞间质，那么血液渗透压依旧高，血液依旧浓缩，人就依旧口渴。如果水停留在血液里，不流到细胞内和细胞间质，人就不渴，水就经过肾动脉、肾小球，最后经尿排出，小便增多。五苓散证最基本的病机就是喝水后，水跑到细胞内和细胞间质，身体有很多的水，但血液里没有水，血很浓稠，人很口渴，小便少。

如果用中医思维，中医对人体水液的认识是图 4 这样的。

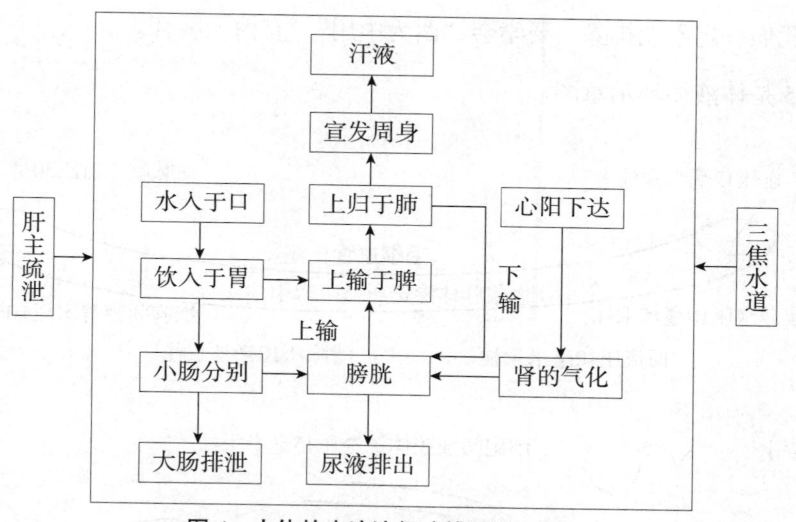

图 4　人体的水液流行（傅延龄，2015）

《黄帝内经》讲："饮入于胃，游溢精气，上输于脾，脾气散精，上归于肺，通调水道，下输膀胱。"水入于口，叫"饮入于胃"；"上输于脾""脾气散精，上归于肺"的意思是水到肺里，肺把它宣发至周身；"下输膀胱"，肺为水之上源，所以中医治疗水肿的方法之一是"提壶揭盖法"，治小便不利。在"饮入于胃"后，"上输于脾"的同时水也进入小肠，小肠的作用特点叫"分清别浊"，固体的东西从大肠走，液体的就从小肠进入膀胱，膀胱有气化的作用。中医所讲的膀胱，藏的不是终尿，它还重新上输，又回去了，跟西医所讲的肾的近曲小管和远曲小管的重吸收道理是一样的。

图 4 中的"肝主疏泄"，不是作用于某一个环节，而是作用于整个环节，因为"肝主疏泄"是全身的。三焦是水道，所以图作如此。因此，中医治疗水气病时一定要考虑这些因素。还有一点，膀胱的气化要靠肾，肾跟心的关系是非常密切的。中医讲肾可上调心火，心火不亢，心火下达肾水，肾水不寒。因此，肾的阳气充足，是有心阳参与的。这张图有助于大家理解中医思维。平常用药的时候，我们可以参考。

中医思维并不是完全排除西医学的语言，如果西医学有益于我们加深中医的认识，我们一定不能排除。要学会“西为中用”，有博大胸怀。

图 5 是体液循环示意图。

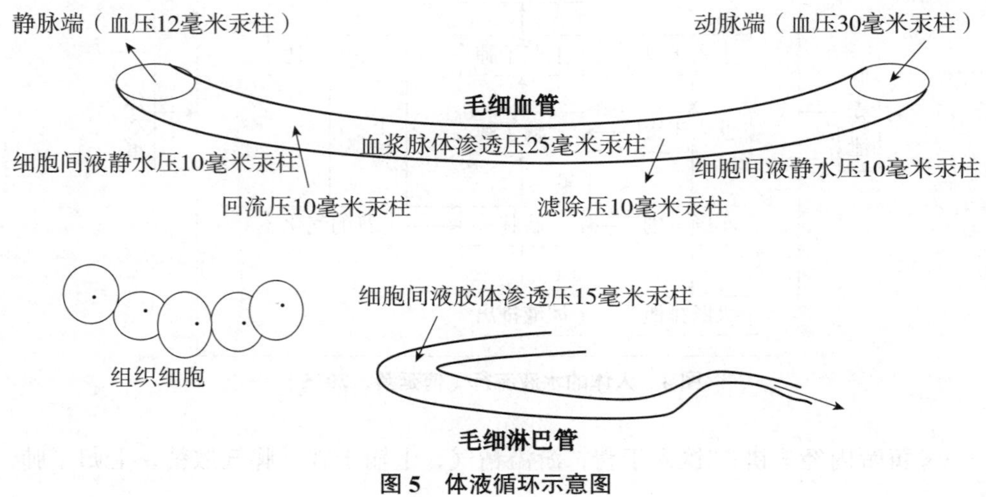

图 5　体液循环示意图

图 5 中有一条小血管。动脉端净血压是 30 毫米汞柱。血液从动脉端到静脉端的过程中，血压下降，到另一端时，压力已下降到 12 毫米汞柱。这是因为血管有通透性，血管里的压力高于血管外的压力，所以血压会下降。

如果不考虑其他因素，因为血管里的压力高，所以血管里面的液体就会流到血管外。但这是不可能的，如果人体血管里面的液体都因此流出到组织间隙，那么有效血容量就会下降。所以人体必定还有另一个机制来形成平衡，这就是渗透压。血液里有胶体和离子等，因此渗透压比较高，而血管外的渗透压比较低，血管外面的液体便回到血管里，这才达到一个平衡。

如果某个因素导致液体流动失常，血管外的液体不能回到血管里，人体就会失衡。血管里面的水往外面流，血管外面的水却没有往里面流，导致血管里面的渗透压升高，出现口渴。喝水后，这个问题仍然没有解决，喝进来的水又慢慢从血管里面流到血管外，反反复复，造成蓄水。五苓散的作用就是纠正这个问题，纠正这个环节。喝高度白酒后，可能乙醇改变了这一平衡，故出现口渴。

图 6 说明了血管内异常时水分子的变化，水肿的形成。

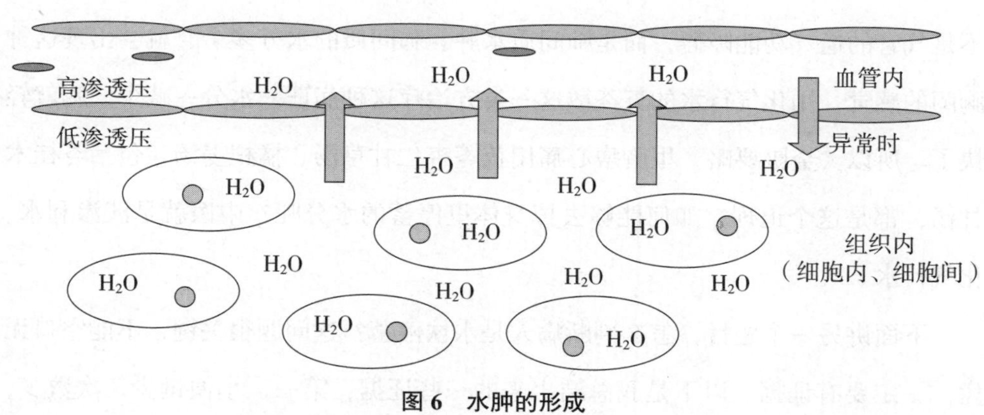

图 6　水肿的形成

血管里的渗透压高于血管外的渗透压，但水分子全都跑到血管外，跑到细胞里，肯定就有身体组织的水肿、细胞的水肿等很多问题。我认为这种状态叫气化不利，出现这个问题，就需要化气行水，因此用五苓散来化它的气、行它的水（图 7）。

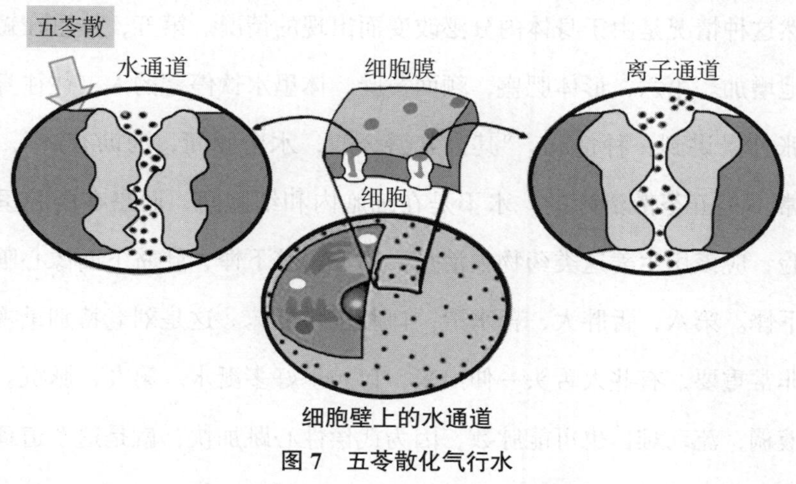

图 7　五苓散化气行水

西医讲细胞壁上有水的通道，所以我猜想，水饮停蓄可能是细胞壁上的水通道存在某种障碍，人们在这方面的研究还比较少。

由此，我们推断五苓散的作用是化气行水祛湿，水和湿是一体的，五苓散的作用特点就是祛除身体里由于渗透压改变所形成的水饮停蓄。很多女性的胸闷，不是气管的通气功能障碍，而是肺间质水肿。肺间质的水分多了，就会出现这种胸闷的感觉。用化气行水的五苓散这一类方治疗这种病证，水分一减少，胸就轻快了。所以《金匮要略》里胸痹心痛用茯苓杏仁甘草汤、橘枳姜汤，包括苓桂术甘汤，都是这个道理。如何能够去掉身体里停蓄的水分呢？中医就是淡渗利水、化气行水。

下面讲另一个题目，怎么判断病人是水饮停蓄？这问题很关键，不能空口无凭，一定要有证据。以下是我总结出来的一些证据：第一，小便量少，次数少，小便不利。如果碰到病人有这些症状，或者医者怀疑病人可能有水饮的时候，应询问病人排尿的情况。第二，不合常理的口渴，喝水也不能缓解的口渴。喝水了怎么还会口渴？喝水了怎么小便不增多？这不合常理，没有发汗、呕吐，水不会跑掉的，只能说明水肯定还藏在身体里。第三，下肢或面部的浮肿。第四，肌肉、皮肤、胸腹、头部的胀满。有些女性来月经之前，自觉身体胀、胸胀、腿胀，当然这种情况是由于身体内分泌改变而出现的情况。第五，体重在短时间内不合理地增加。第六，形体肥盛，颜面黄胖，体里水饮停蓄的人，往往身体都比较胖。张仲景讲到一种情况，“其人素盛今瘦，水走肠间，沥沥有声”，但这种情况通常不是五苓散治疗的，水不是在细胞内和细胞间，而是在肠腔里面，以我的经验，应该用生姜这类药物去治疗。第七，脐下悸，肚脐下面像心脏跳动一样，心下悸。第八，舌胖大，苔水滑，口腔里多涎沫。这是刘老特别重视的一个问题，非常重要，有些人舌头一伸出来，口腔里好多涎水。第九，脉沉。脉沉如水，血液稠，流动难，也可能脉数，因为代偿性心跳加快，就是这个道理。以上是我所总结出来的证据。

除此之外，我们还可以有些参考指征：第一，喝酒多的人。如果一个人头晕，总是喝酒，医者就要充分考虑这个头晕是不是水湿引起的，可以用茵陈五苓散治疗。第二，久居水湿之地，外界的湿气会影响人体。第三，西医的影像学检查已经报告身体的组织有水肿，CT、核磁检查都能作为提醒，有时候水在体腔里而不在细胞内或细胞间，但是体腔里有水饮积液的时候，往往周围的组织也有积液。如果把周围组织的积液消除掉，那么体腔里的积液也能随之慢慢被吸收。我后面会讲，一位脑水肿的病人，我就用这样的方法给他纠正过来。

诊断水饮病的时候，一定要有证据，不是随心所欲地猜。病人问为什么治不好病？医生说是气血不好、阴阳不调、脾胃不调、肝脾不和。这类说法，我不能完全否认，但很多医生在说的时候都缺少足够的依据。所以，我们现在要说水饮的时候，就一定要拿出足够的证据来。只要有足够的证据，五苓散这一类的方跟着就上去了，就会有效。

下面我们讲水饮停蓄的五苓散类方的应用。水饮停蓄，残留在体内会有特殊的病症。如果水饮停蓄在胃体里，可以出现痞满和呕吐；水饮停蓄在头部颅内，可以出现头痛和头晕，如果是水饮引起的头痛，五苓散能够治疗；水饮停蓄在腰和脊部，会出现腰痛；水饮停蓄在皮肤肌肉，会出现身疼痛和水肿；水饮停蓄在肠道，会出现腹泻和腹胀；水饮停蓄在内耳，会出现眩晕、耳聋和耳胀；水饮停蓄在肺，会出现胸闷咳喘；水饮还可以停蓄在肝，可能会出现黄疸和胁痛。所以，水饮在身体里为患是无所不在的。《伤寒论》小青龙汤证条文里提“水饮变动不拘”，就有许多的或然证。这个水饮，走于肠道，会引起很多的兼证。

上述这些病证，都用五苓散治疗吗？五苓散病证是水饮停蓄，有其他的兼证吗？有的。古人早就创造出很多相应的方子。如果里有水饮，但又有热，古人在五苓散的基础上加上“三石”，三石就是滑石、寒水石、生石膏，还可以加黄柏、茵陈；如果水饮兼有气虚，就加人参、黄芪；如果水饮停蓄兼有血行不畅，血液循环不好，可以加当归、芍药来理血；如果兼有气滞，可以加上理气的药物，如川楝子、茴香；如果兼有阳虚，可以重用桂枝，另加附子、乌头；如果水饮兼有阴虚，现实中有这样的病证，像猪苓汤，那就可以加地黄、阿胶。根据具体病情，进行适当调整。

下面讲讲几个常用的经典方。第一个，桂苓甘露饮。桂苓甘露饮是五苓散加石膏，如果病人稍微热一点，就不需要桂枝化气，只需淡渗利水，就把五苓散方里的桂枝去掉，用四苓汤，如果再简单一点，用泽泻汤。第二个，春泽煎。春泽煎是五苓散加人参益气。除此之外，临床还有小柴胡汤和五苓散的合方；平胃散和五苓散的合方；还有楝茴五苓散，即吴鞠通在五苓散里加川楝子和小茴香，疏肝理气。

另外还有当归芍药散，一张很好的方子。我给大家讲一个故事。我老师在北京考医师资格证的时候得到一个贵人的方子。这位贵人是北京四大名医之一——萧龙友老师。我的老师是刘渡舟老师，1986 年的时候，国医院把我的老师请过去了，把萧龙友的孙女肖承悰老师也请过去了。有一次肖老师就问刘老师，《金匮要略》我不好学，你能告诉我哪几个方子好用吗？刘老师回答：当归芍药散。当归芍药散就是四苓汤合四物汤把猪苓、地黄去掉，高明人一看就知道这方子太有意思了。如果女性有血分问题像血瘀、血虚，有月经不调，同时又伴有水饮停蓄，不用当归芍药散，舍其方而何为啊？这是太好用的一张方子了。我平常用这张方子的时候很少再加其他的药物。

当归芍药散、苍附五苓散、半夏白术天麻汤，都是很好的方子。半夏白术天麻汤有两个出处，分别是程钟龄和李东垣。李东垣的版本加强了去水饮的力量，正好治疗头晕的水饮。此外，李东垣的当归拈痛汤、热胀中满分消汤、葛花解酲汤都是好方子。如果一个人喝多了酒要急诊抢救，可能是乙醇影响水液的循环，导致脑组织内和脑组织间的水肿，所以人会恶心、呕吐、说胡话，甚至昏迷，这时候治疗就要脱水，中医往往用葛花解酲汤、茵陈五苓散，无论哪种酒精引起的身体水增多都能治疗。

接下来，我跟大家讲几个医案。其中有一个医案是别人的，其他医案是我的。

第一个医案是腰痛。刘老有很多的研究生，但只有一个徒弟，就是我，我很骄傲，这对我的一生起了莫大的作用，与研究生完全不一样，不跟着老师做，有很多东西是语言表达不出来的。我跟刘老跑了4年，每个礼拜上4个半天的门诊。有一次刘老跟我讲，很多人用六味地黄丸治腰痛没效，但很多腰痛用五苓散治疗有效。这是刘老跟我讲的，大家下次再试一试。我举的这个医案，病人腰痛了半年。很多人一说腰痛，就觉得是肾虚，用六味地黄丸，没效果。改用独活寄生汤，效果也不好，因为独活寄生汤是补的，壅也，尤其是药量没有把握好的时候，里面有秦艽、寄生、人参、杜仲，补药太多了。病人应该去水饮的时候，用独活寄生汤，腰痛就会加重。我这个病人有水饮的特征，其人形体肥盛，午后下肢发胀，腰痛有时缓解有时不缓解。只有水会出现这种问题，水能流动所以能缓解。我就用五苓散，而且苍术、白术一定要同用。很多人提，苍术的去水饮作用比白术更好，甚至还有人提出汉代苍术、白术不分，仲景所用的术不是白术，而是苍术。我是学台湾地区张步桃老先生的经验，他说脑细胞的水肿应该用苍术。所以，我把上面的情况结合起来，苍术去水饮的作用比白术去水饮的作用还要好。我认为给大家一点中西医结合的东西并不会失去中医的思维。

我过去一直认为，腰椎间盘突出、腰椎间盘膨出，中药是没有效果的。但是我后来治疗了十几例这种病证，用中药治疗的效果特别好，现在思想全改变了。最近我治疗一位老师的父亲，腰疼得厉害，我的办公室在五楼，没电梯，老师把父亲搬上楼，吃了我的方子后给我打电话说，傅教授，我的老父亲像换了个人。这种病让西医看，同样认为是有水肿，压力增加了，导致压迫加重，症状加重。这时候，中医治疗应该把水饮去掉，空间大了，有利于腰椎间盘突出症状的缓解，能够自己回去，效果好极了。大家以后不妨一试。遇到这种病证，水饮少了，空间大了，压迫症状缓解了，恢复的可能性就变大了。这种病证特别多见，当然，不是都用五苓散，还要根据具体的情况。如果湿热重的，还要加上祛湿热的药，比如当归拈痛汤，“当归拈痛虚湿热，茵陈四苓与羌防，人参当归升苓草”。四苓汤不够，再加一个去水饮的药物——防己，防己治腰痛的作用很好，中西医的理论很多时候能放在一起做参考。

肺间质水肿的病人每日都会感到胸闷头昏，不喜饮水，恶寒喜暖，尿频，面色黄，目下如卧蚕，颜面、眼睑微肿，舌胖大，这明显是水饮。现在很多人，一说胸闷就要理气，这是不对的。把握住水饮的病机，用方类似苓桂术甘汤、五苓散，“病痰饮者，当以温药和之”，很快就能好。以下是曹颖甫的一则医案。一个有痰饮的病人，痰饮伴水饮，曹颖甫给他开了泽泻汤，泽泻一两三钱，生白术六钱。我把这个医案拿出来讲，是为了让大家看看其用量的大小。曹颖甫是民国时期的人，民国时期的一两是 30 克，1927 年以后，一两从 37.5 克变成了 30 克。所以，泽泻用了 40 克，白术用了 20 克。这个方效果很好，他（曹颖甫）分析说，“这个妇女素有痰饮病，自少已然，每到冬令必发”，因为冬令的时候，水饮走不动。“剧时头眩，不能平卧”，不能平卧，更能说明是水饮。“师予大汤”，师，就指的曹颖甫，因为两味药的量大，所以说它是大汤。“妇服之一剂，即觉小便畅行，咳嗽大平，续服五剂。”接下来的冬天，病人平稳度过。到第二年，春大寒，疾病又复发了，曹颖甫先生仍然给病人用本方。但把药量给加大了，泽泻加至二两，白术加至一两，又加苍术以助之。这个医案药味少、药量大，并且后来加苍术以助之。病人吃了以后，病就好了。最后他说，今年这个病好了，明年还是会发的，因为有一个病根，病根难根除。

再看看下面这个病例，也是有水饮，是我治疗的。这是一个北京大学的教授，他得的肺部感染，住在西医医院里面，大家都知道西医怎么治疗肺部感染吧，有炎症就用抗生素。西医认为阴影代表的渗出是感染引起的，但是他没考虑到还有别的可能。所以最后，经用各种抗生素治疗未能控制感染，且出现颜面和下肢水肿，小便不利。中医认为就是有水饮。不过我这个病例没有用五苓散，我用的也是去水饮的方法，用小青龙汤并千金苇茎汤，加冬瓜皮、芦根、车前子、冬瓜子、薏苡仁，用这样的方法去水饮。这个病人水饮很快去掉了，肺部的水饮吸收了，感染很快就好了。

下一个病证，这是最重要的一个病例，颅内水肿，是我前年的春节治疗的一个病例。这个病人 81 岁，脑栓塞，昏迷急诊入院，我是进 ICU 给他治疗的。因为老人脑水肿消不了，昏迷不醒，最后问能不能用中医治疗，医院跟他们说，那你们请医生来吧。于是我给他开了方子，用鼻饲管打进去，没多久水肿就吸收了，头脑很快就清醒了。到了第三天，我们去的时候病人还跟我们打招呼。这就是水饮所致的病例，用五苓散，加人参、半夏、苍术，实际上是涤痰汤的方法，就是要去痰饮。但是，毕竟他有水肿，水肿就是颅内压增高了。五苓散，无论全身哪个地方，只要是组织内有水肿，只要是细胞内有水肿，它都可以起到作用。所以，这个病证能治好，连病人家属都感觉很神奇。第三天，这个人就清醒过来了，能跟我们打招呼了，虽然还不能说话。

我后面附了五个医案，就是跟大家举例，说明水饮在全身，无论在哪个地方，我们都可以用五苓散或其类方，把水饮给去掉。这就是我今天所讲的内容，希望对大家有启发，有帮助。谢谢大家。

主持人：非常感谢傅教授的发言，相信对大家怎样认识水气病与五苓散有了很多启发。接下来给大家两个提问的机会。

问：谢谢傅老师。您刚才提到当归拈痛汤，想请您讲讲它的临床应用。

傅延龄教授：这是我老师常用的一个方子，李东垣原本用它治疗湿热脚气，但是古人所讲的脚气不是臭脚丫的那个脚气，是脚感受湿热以后，所形成的以疼痛肿胀为主的一种病。对于这种病，李东垣有两个药方，一个方是当归拈痛汤，一个是加味苍柏散，这两个都被吴谦的《医宗金鉴·内科心法要诀》收进去了。但他没有弄清楚两个方具体的使用指征，只是讲到一个是实湿热，一个是虚湿热。当归拈痛汤是治疗偏于虚的，所以里面用了人参、当归还有甘草。在临床上，只要是身体里面有湿热，腰腿疼痛我就使用。刘老在面对腰腿疼痛、麻木的病人，尤其是女性的时候，都要问一下白带多不多，白带多也是湿气重的表现。所以，刘老治疗虚证时就用当归拈痛汤，效果非常好。没有虚证，就用加味苍柏散，“加味苍白实湿热，二活二术生地黄”。它用的祛邪药物多，而补正的药物少一些。所以，这两个方子都很好，都是治湿热引起的腰腿疼痛。我们在临床中再进一步扩大应用范围，腰和腿的湿热所引起的病证，都可以用这两个方子来治疗。

问：傅老师好，最近很多人用开阖枢的理论来阐述《伤寒论》的一些方子，比如刚才的五苓散，我的问题是：开阖枢的理论是否适合应用在《伤寒论》的处方的理解上？谢谢！

傅延龄教授：这个开阖枢的理论本来是在《内经》里提出来的。《伤寒论》的方子疗效好，但是三阴三阳开阖枢这个病因理论有些争论，包括厥阴为阖、少阴为枢的这样一个观点。不过这个理论，我个人一般人都用得比较少。但是，确实也有一些人用这个理论来解释，比如说阳明为阖、太阳为开、少阳为枢，那么，少阳是小柴胡用的，太阳为开，所以太阳都要发散解表，开散腠理，都有这样一个讲法，我感觉中间有很多是牵强附会的。比如说阳明，阳明到底应该是开，还是阖。从理论上应该是为开，我们说的主开，应该是在正常的状态下主开，而不是在一种病理的状态下。而无论是哪一个方子，大承气汤，小承气汤，调胃承气汤，麻子仁丸，都主阖，这些都是病理状态的。当然，我们也可以这样来解释，但我觉得有点像自圆其说。按照原本逻辑阳明主阖，但却用阖法。至于少阴、厥阴的解释就更加牵强附会了。这种自圆其说的理论，我觉得没有必要。关于三阴三阳的标本中气，有些人也在讲，但它的理论意义，指导意义并不算太大。所以，我觉得如果我们有足够的精力、足够的智慧，不妨借用现代的一些方法，来把我们传统一些不足的地方讲清楚了，会比较好一些。所以，我今天做的表、画的这些示意图，都是这样一个思维。我希望我讲的每一个地方，无论是年资高的人还是青年人，都应该一说就明白，不能说解释了以后还不明白，这可以说是我的一个理念吧。我这个回答可能你不会满意，因为我本身觉得开阖枢并不是一个很有用的理论。

我再补一句，跟从刘老学习是我人生中非常重要的一个过程，无论怎样强调都不过分。这对我人生的益处非常大。我还想说一句实话，当我开始研究量效后，我的处方风格变化显著，如何去把控药的用量，是非常重要的。好，谢谢大家。

第十二讲·中医学的系统思维

讲者：祝世讷教授[1]

时间：2018 年 10 月 15 日 18：30—20：00

地点：广东省中医院研修楼 15 楼学术报告厅

祝世讷教授：我非常高兴和荣幸来到广东省中医院讲课，广东省中医院是全国有名的中医院，从建院到现在已经有 85 年了，聚集了一大批医道高深的中医专家，在学术水平和医疗水平上居同行前列，对于中医的复兴，特别是学术队伍中医思维的建设和提高很重视，专门邀请我来给大家讲讲中医系统论的有关内容。

我来自山东中医药大学，从 1980 年开始研究中医系统论，但我不是学中医的，是学哲学的。因为工作需要，1978 年调到学校担任硕士、博士研究生自然辩证法系列的公共理论课的教学，开始了有关中医的研究，把中医作为一个研究对象来研究，重点是对中医理论和方法的研究，其中一个方向就是中医系统论的研究。今天来给大家汇报我的研究成果，很高兴，但要说明一点，中医系统论思维是中医学的原创思维，不是别人强加给它的，是中医原创的，但是由于历史条件的限制，这些思想在理论上不自觉，对中医的系统思维也没有总结。我的工作就是从现代系统科学的角度，对中医固有系统论思想作一些理论性的研究和

[1] 祝世讷，山东中医药大学教授，山东中医多学科研究会副主任委员，中国人体科学学会呀知系统理论专业委员会委员，中国自然辩证法研究会生命哲学专业委员会委员。代表著作《系统中医学导论》《中医系统论》《中医系统论与系统工程学》《中西医学差异与交融》《中医学原理探究》等。

总结。

今天讲第一个内容：什么是中医系统论。

一、中医系统论

1. 医学的思维方式

要理解什么是系统论思维，首先要了解什么是思维方式。对于这个问题的理解和认识有很多说法，我的研究结果是：思维方式是关于如何理解、研究、解决医学问题的立场、观点、方法的统一体。立场是指立足点、着眼点、着重点，它决定着从什么角度提出问题，提出什么性质的问题；观点是指理解和解答问题所持的哲学观点、学术观点，它决定着寻找答案的方向和性质；方法是指解答问题，获得答案的途径、法则、手段，它在立场和观点的指导下，开辟解答问题的道路，获得答案。

著名物理学家海森堡说："我们所观察的不是自然的本身，而是由我们用来探索问题的方法所揭示的自然。"

这句话放到临床上就很容易理解了，我们看病，看到的不是疾病的本身，而是用特定诊察方法所认识的疾病临床症状，研究这些内容，会得到不同的结论。

思维方式决定学术视野。可概括为："仁者见仁，智者见智。"《周易·系辞》："仁者见之谓之仁，智者见之谓之智。"仁者、智者——不同思维方式的拟人化。仁、智之别——不仅在"见之"，更在"谓之"。谓之——对所见的理解、解释。

鲁迅论读《红楼梦》："经学家看见《易》，道学家看见淫，才子看见缠绵，革命家看见排满，流言家看见宫闱秘事……"同一本《红楼梦》，不同的研究者，从不同的角度研究，得到的结果却不一样。

不同专业的人研究同一个问题：例如，人的本质是什么？得到的答案也不一样。人的本质是什么？化学家："人是碳原子的产物。"生物学家："人是细胞的聚集体。"天文学家："人是星河的孩子。"心理学家："人是复杂非凡的大脑拥有者。”文学家:“人是唯一知道羞耻或者需要羞耻的动物。”神学家:“人是犯罪和赎恶这出大闹剧的恭顺参与者。”研究对象是一样的，不同的研究思维方式导致的结果不一样。由于思维方式不一样，导致他们研究的视野不一样，不同的思维方式，造成视野的差异。不仅有差异，甚至是隔阂、悖逆，不仅是“仁者见仁、智者见智”，更有“仁者见仁不见智，智者见智不见仁”的隔阂。

中医和西医的差别，表现在学术上，背后是思维方式不一样，中医与西医是思维方式相悖。研究的是同一对象——人的健康与疾病。因思维方式不同，形成不同学术视野，分别研究了不同的事实和规律，形成不同的理论。

思维方式呈“整体论—还原论—系统论”螺旋式上升发展。科学和医学的思维方式，其发展史形成一种逻辑。古代，整体论认识的焦点是在整体，那时候没有条件把整体打开，是一种笼统模糊的性质，被称为黑箱时代；近代提出还原论以后，认识的焦点在部分，把整体一一打开，了解各部分，就是把里面看清楚了，变成了白箱。这样做以后，看清楚了各部分的面貌，却破坏了整体；到了现代，出现了系统论，根据事实的实际情况，又回到了整体，但不是回到黑箱的笼统的整体，而是既能知道部分与部分的关系，又能知道部分与整体之间的关系，重点回到整体上，焦点在系统，称为水晶箱，整体是完整的、透明的，各部分及其关系看得见。思维方式的这种发展，在理论上形成“整体论—还原论—系统论”螺旋式上升发展。

2. 西医的还原论思维

古代西方的思维方式是整体论的。16 世纪以来，从整体论转向还原论，形成典型还原论思维。20 世纪 70 年代，提出了向系统论思维转变的问题，但至今没有转变；迄今，占主导地位的仍然是还原论思维。还原论是西方近代以来特有的思维方式。

什么是还原论？这个还原论的定义我们需要了解。“还原”（reduction）的本义是简化、缩减、降级、归并。它的特点在于，认为事物的本质在微观，把整体分解为部分，从部分来说明整体；把高级运动还原为低级运动，从低级运动规律来说明高级运动。“还原论”的经典定义出自《中国大百科全书》:“通常指生物学中试图把生物运动形式归结为物理-化学运动形式，用物理-化学的规律取代生物规律的一种思潮。”《自然辩证法百科全书》:“认为复杂事物是一些更为简单、更为基本的成分的集合体或组合物，主张把复杂的事物分解为较简单的成分来加以研究。”

还原论是基于欧洲的原子论发展起来的，最早起源于古希腊，代表人物是德谟克利特（约前460—前370）和伊壁鸠鲁（前341—前270）等。他们的观点：世界万物的本原是不可再分的最小物质颗粒原子（莫破质点）；世界万物由原子组合而成；因为组合性，所以可分解；只要分解还原至其本原——原子，就可揭示世界万物的本质和根源。

还原论形成于欧洲近代科学技术革命中。16—19世纪，欧洲发生两次科学技术革命；在欧洲的文艺复兴中复兴原子论，冲破整体论的局限，发展分解还原研究，物理学、化学、生物学等，都通过还原研究取得突破性进展，形成还原论思维，并占据主导地位。

代表人物笛卡尔说:“把我所考察的每一个难题，都尽可能地分成细小的部分，直到可以而且适于加以圆满解决的程度为止。”另外一个人物牛顿说:“在自然科学里，应该像在数学里一样，在研究困难的事物时，总是应当先用分析的方法，然后才用综合的方法……用这样的分析方法，我们就可以从复合物论证到它们的成分，从运动到产生运动的力，一般地说，从结果到原因，从特殊原因到普遍原因，一直论证到最普遍的原因为止。”

16世纪以来，还原论逐步上升为科学特别是医学的主流思维方式，影响着医学的发展。卡普拉（美国物理学家）指出:“这种还原论的态度根深蒂固地渗透到我们的文化之中，以致经常被看作科学的方法。”托夫勒（美国社会学家）指出:“在当代西方文明中得到最高发展的技巧之一就是拆零，即把问题分解成尽可能小的一些部分。我们非常擅长此技，以致我们竟时常忘记把这些细部重新装到一起。”

还原论的基本原理是原子论世界观和方法论在科学中的贯彻。概括起来就是八个字：组合，分解，还原，原子。三个基本点：一是“组合－分解”，对于人的理解也是这样的，人是组合起来的，也可以分解；二是“还原－本原”，人是组合的，所以把他还原到他的本原，就找到他的本质了；三是“原子－本质”（根源），因为原子是世界万物的本原，还原就是要还原到原子，用原子来解释。

但随着科学的发展，科学事实暴露出还原论的局限性，证明原子不是世界本原，原子论被现代科学彻底否定。一是19世纪末物理学的三大发现能证明，原子非原子化；二是宇宙学证明，宇宙的本原是“原始火球”；三是化学元素的起源与演化证明，原子是宇宙演化到第70万年后逐步生成的；四是量子场论研究证明，基本粒子不基本，是能量的聚集。总之，原子论设想的作为世界本原的原子，被彻底否定了。还原论的第二个局限性是屏蔽了事物的复杂性，还原论跟事物的复杂性是相悖的。什么是复杂——“超还原”，复杂性不可还原、反还原，复杂是世界的更本质特性。现在的系统科学、复杂性科学，专门研究复杂性，还原论屏蔽了世界的复杂性，是其根本局限。只要遇到复杂性，还原论就碰壁。人是世界上最复杂的系统，还原论对人的复杂性的研究毫无办法。人的复杂性，是中医和西医的学术分水岭，中医重视人的复杂性，而西医的还原论背复杂性而去。

下面说说西医还原论思维的形成。西医有传统的原子论思想，在古希腊时代，医学是原子论（元素论）的，医学家都是元素论者。阿尔克马翁（约前535—？）、恩培多克勒（前493—前433）、希波克拉底（前460—前377）都是有名的元素论者。典型的是“四体液”学说——由四元素发展而来（血液、黏液、黄胆汁、黑胆汁），这项理论流传了很长一段时间。

1543年有两项重要的革命，一是欧洲科学革命开始，二是医学革命开始（维萨里《人体的构造》）。革命的成果是移植自然科学的还原研究方法（解剖、实验等），移植科学革命的还原性知识，产生了医理学派、医化学派、医学生物学派，发展了医学的还原研究。

西医还原论思维的特点和困难非常鲜明：一是悖于人的复杂特性，人是世界上最复杂的系统，对于人的各种复杂性，都不能研究；二是悖于人的元整体性，人不是先有各部分然后组合而成的，人是不可分解和还原的。还原论屏蔽了人的生命运动，把人还原为人体，强调形态结构的器质性病变；屏蔽了人的整体性及其病变，把人体还原为器官、组织、细胞、分子、基因等；强调疾病的本质在微观，注重局部定位、病灶；屏蔽了病变的复杂性内容，只认识了用现有的理化知识和方法可还原的内容（理化指标）。

因此，西医还原论思维面临转变。还原研究的成就是"生物医学"，但生物医学的局限已经暴露出来了，于是提出医学模式变革问题。1977年恩格尔首先提出："生物医学模式既包括还原论，即最终从简单的、基本的原理中推导出复杂现象的哲学观点，又包括心身二元论，即把精神的东西同身体的东西分开的学说。""生物医学模式是把许多世纪以来西方科学的分析方法应用于医学。现在又提出了另一个生物—心理—社会模式，这个模式基于系统方法。"从恩格尔开始，人们逐渐认识到生物医学的局限，也就是还原论的局限。近年，有人提出"整合医学"，但从发表的论文看，这是对还原论局限的一种半觉醒，意识到了存在的问题，但还不是系统论思维。

3. 中医的系统论思维

接下来讨论中医的系统论思维问题。什么是系统论？系统论是关于世界的系统特性和系统规律的科学理论。系统论的研究对象是世界的系统特性和规律。所谓系统特性和规律，是以系统方式存在的事物的特性和规律，即非还原性和反还原性，或复杂性。

系统论和系统科学是20世纪现代科学革命的成就之一。20世纪现代科学革命有四大突破方向（宇观、微观、生命、复杂），所研究的不可还原、反还原的复杂现象和规律，建立起新理论——系统论。复杂现象是客观存在的，在生命诞生前就存在，但直到20世纪，科学才进步到能够研究复杂性。系统论研究的主要理论有系统论、控制论、信息论、耗散结构理论、协同学、超循环理论、系统工程学等。

一般系统论是系统思维的理论基础，它的创始人是美籍奥地利生物学家贝塔朗菲（1901—1972）。他在生物学研究中，发现了还原论思维的严重局限，进行了批判，提出新的系统概念。20 世纪 30 年代，他开始研究和建立系统论，1948 年创立一般系统论。1968 年《一般系统论——基础、发展和应用》出版，对一般系统论做了全面系统的阐述，是学习和研究系统论的首要经典著作。

什么是系统科学？系统科学是在系统论的基础上发展起来的，是关于世界的系统特性和系统规律的科学体系。1980 年，由中国科学家钱学森倡导建立，把系统论研究的多项基础理论、技术理论、工程技术统一起来，形成一个系统科学体系。1984 年，美国圣菲研究所又提出一个新概念："复杂性科学。"它与系统科学是一致的，它们的研究对象是一致的，复杂性科学又被称为"21 世纪的科学"。

什么是系统思维？所谓系统思维，是遵循系统论的基本原理来理解和研究事物的思维方式，或者说是遵循世界的系统特性和规律来理解及研究对象的思维方式。系统论作为现代重要的科学理论，它的基本原理有以下几种：整体性原理，就是整体大于部分之和；联系性原理，为什么整体大于部分之和？因为整体内部的联系性，是相互作用产生的；有序性原理，讲的是相互作用不仅是有和无的问题，而且是有序和无序的关系，有序的相互作用产生建设性的作用，无序的相互作用产生破坏性的作用；动态性原理，事物在自然条件下是发展的，它的发展是有方向性的、不可逆的。另外还有两条原理讲得不太多，但用起来也不算少，就是整体最佳原理和等级秩序原理。

对中医思维方式的性质，人们长期认识不清。有的说中医是朴素辩证思维，有的说是整体论思维等。20 世纪 80 年代初，系统论、系统科学发展到中国来，在医学界开始认识到中医思维方式的系统论性质（"老三论"在医学和中医的研究），其中起着重要作用的是钱学森，钱老首次明确论断中医思维方式的系统论性质。他在 1980 年写给卫生部中医司前司长吕炳奎的信中指出："西医起源和发展于科学技术的‘分析时代’，也就是为了深入研究事物，把事物分解为其组成部分，一个一个认识。这有好处，便于认识，但也有坏处，把本来整体的东西分割了，西医的毛病也就在于此，然而这一缺点早在100年前恩格斯就指出了。到大约20年前终于被广大科技界所认识到，要恢复‘系统观’，有人称之为‘系统时代’。人体科学一定要有系统观，而这就是中医的观点。人体科学的方向是中医，不是西医，西医也要走到中医的道路上来。”此后，钱老多次反复地强调：“中医的优点，它的突出贡献，或者它的成绩，就在于它从一开始就从整体出发，从系统出发。所以，它的成就、它的正确就恰恰是西医的缺点和错误。”此后，人们对中医思维方式的性质形成基本认识：第一，是系统论的，不是还原论的；第二，现代系统论的基本原理，在中医都可找到其原始雏形，是一种朴素的系统论；第三，系统论思维是中医学术的内在本质，是其学术特色和优势的精髓与核心。

系统思维是中医的原创思维。什么是中医系统论？中医系统论是关于中医系统思维基本原理的理论，再具体地讲是中医关于人的健康与疾病的系统特性和规律的理论。从科学定位来讲，中医系统论是系统科学和系统论的医学分支。

我从1980年开始，从三个层次展开中医系统论的研究：第一个层次是移植和应用现代系统科学的理论和方法，对中医和西医的不同思维方式进行比较研究，认清了中医是系统论的，西医是还原论的；第二个层次是对中医理论和实践中的系统论思想进行挖掘，总结和阐明其系统论原理；第三个层次是在上述研究基础上，运用系统科学和现代科学的相关理论与方法，对人的健康与疾病的系统特性和规律进行新的研究及总结，发展为具有现代水平的中医系统论，关键是总结出中医的基本原理。

我的研究得到钱老的热情鼓励和指导。从1986年开始，他曾6次亲笔写信给我，给予战略性、方向性指导。下面是信里的部分内容：“据我所知，国内外研究中医的工作很多，工作大都是仪器测定，比较定量而严格……当然，这些工作也往往由于不知道系统论而未能解决问题，但这正是您可以大有作为之处。用系统论一点，‘点石成金’！”“中医理论包含了许多系统论的思想，而这是西医的严重缺点。所以，中医现代化是医学发展的正道，而且最终会引起科学技术体系的改造——科学革命。”

我的中医系统论研究，解决了4项基本认识。第一，认清中医与西医思维方式的相悖性，中医是系统论的，西医是还原论的，这是造成中西医基本原理不可通约的内在根源，不能混淆系统论和还原论，也就是说必须划清系统论与还原论的界限。第二，认清中医系统论思维的发展水平。中医思维方式的性质是系统论的，但其发展水平还是朴素的，没有进步到现代系统论的水平。因此，中医系统论要与现代系统论划清界限，不能直接画等号，要认清其水平差异，要通过研究和发展，提高到现代水平。第三，认清中医形成系统论思维的原因主要有二：其一是事实根据——人是世界上最典型的系统，只要按人的自然本态进行研究，就能够如实地发现和认识其系统特性及规律；其二是思想根源——中国传统思想文化的主干是系统论思维，中医是在这种思想的孕育中发生和发展的（刘长林《中国系统思维》）。第四，认清系统论是医学思维的发展方向。从科学和医学的思维方式发展逻辑来看，是“整体论—还原论—系统论”螺旋式上升。现在面临的是“还原论—系统论”的上升和转变，医学还原研究的局限已经暴露，已经提出了向系统论转变的问题。从医学发展的长远方向来看，战略方向是破解复杂性，这需要批判和丢掉还原论，发展系统论。就像钱老讲的“人体科学的方向是中医，不是西医，西医也要走到中医的道路上来”。这个道路讲的就是中医系统论思维。

我今天的汇报就到这，讲的都是理论问题，可能离临床远了点，但是我觉得搞临床的也应该提高一下理论知识。我不是搞临床的，可能有些地方讲得不到位，欢迎大家共同探讨，谢谢大家。

二、中医系统论基本原理（上）

我们今天开始讲比较具体的内容，关于中医系统论的基本原理问题。中医系统论的基本原理一共有6条：元整体原理、非加和原理、有机性原理、功能性原理、有序性原理和自主性原理。今天讲前3条，明天讲后3条。

这些原理，是系统科学的系统论的基本原理在生命现象当中的具体表现，特别是在中医的理论和实践当中，已经掌握和在应用的一些规律，我们把它总结出来。

1. 元整体原理

现在讲元整体原理，这个原理是对中医整体观的深化，也是对系统论的整体性原理的深化。

我们知道中医特色之一是整体观，但是，在20多年前，有人就提出来：西医同样有整体观，整体观不是中医的特色。是不是这么个事情？这点需要探讨、需要研究。这就涉及两种整体，人究竟是哪一种整体？元整体原理要解决的人的整体性是哪一种？是元整体不是合整体，后面我们要来具体讲。中医的整体观，从一九七几年开始，就写进教材当中，是讲人体本身的统一性、完整性及其与自然界的相互关系。前面是讲人体本身的整体性，后面是讲与自然的整体性联系，那么这个概括对不对？是对的，但是不充分、不深入，有些更深层次的含义以及规律，没有总结出来，需要再深化。

要讲好元整体原理，首先要讲什么是系统？要有一个明确的定义。在医学领域，系统这个概念用得比较多，主要是从解剖学的角度用的，容易对这个概念的理解产生误解。按解剖学的知识，从人有几大系统来理解，这不确切，或者说是不正确的。系统科学，特别是系统论，对于系统有明确和严格的定义。这个定义，我们在中医系统论当中非常严格地用21个字来概括，多一个字不正确，少一个字也不正确。

系统是指什么？是指“包含着相互作用的若干要素并有确定性能的整体”。把这句话简化，去掉若干定语，就是“系统是整体”。整体前面带着好几重定语。首先是“包含着”，这3个字非常重要。有的定义这样讲：系统是由若干要素构成的整体。从中医系统论来讲，这样下定义不对，不是构成的整体。有两种系统、两种整体：一种是由分散的要素组合而成的；另一种是由原始整体分化出内部各部分而形成的。作为系统，从最根本的意义，特别是从中医的定义来讲，是包含着内部的各个要素，是包含在里面的。不是先有要素然后组成整体的，而是整体内部包含若干要素，要素从来没有离开整体，也离不开整体，这个我后面会专门讲。系统论当中，对于系统内的部分，不称为部分，称为要素，就是系统和要素这两个层次。系统就是整体，要素就是部分。但是对于部分这个概念，是要用要素来讲的，是由要素形成的系统。一般系统论用要素的概念，而这些要素之间是存在着相互作用的，没有相互作用，就形不成系统。相互作用包括三个层次：第一个层次是要素与要素之间；第二个层次是要素与系统之间，就是上下之间；第三个层次是系统与环境之间。

所有的系统都离不开这三个层次的相互作用，并且有确定性能。这个确定性能是指整体性能，这个系统是整体，它有整体性能。这个整体性能，不是各个要素的性能，而是整体水平上特有的，只属于系统的整体的性能，后面我们还要讲这些的。中医系统论必须准确地掌握系统这个概念，它的定义是指包含相互作用的若干要素的有确定性能的整体。那么，根据这个定义，不包含要素的整体就不是系统，没有相互作用的要素，也构不成系统。没有确定的整体性能的，也不是系统。但是，按照这个定义来看，世界上的万事万物，不包含要素的整体，几乎是没有的；内部不包含任何要素，不包含可分解的东西，几乎没有；没有相互作用的东西也几乎没有；没有整体性能的东西，更是几乎没有。所以，有一个概念叫万物皆系统，没有不是系统的东西，关键在于从哪个角度来分析看待。

万物皆系统，系统的类型是多种多样的，按照普通的衡量标准，大体上可以分成几个类别：组合系统、分化系统、开放系统、封闭系统和孤立系统。首先要讲的，就是组合系统和分化系统，从发生机制上看，有的是组合而成的，有的是分化而成的；开放系统是与环境有物质能量信息的交换；封闭系统呢，是只有能量和信息的交换，没有物质交换；孤立系统是与环境没有任何交换的。区分后面这三种系统非常重要，人是开放系统，不能作为孤立系统和封闭系统来对待；但在实验的条件下，往往作为封闭系统和孤立系统来对待，这是不符合实际的。从系统的发生发展来看，又分为自组织系统和他组织系统：自组织系统，就是这个系统的形成是自我发生、自我发展、自我完成的；而他组织系统，是依靠外力，依靠系统之外的力量来组织而成的。人属于自组织系统，后面第六条原理会专门来讲它。

什么是元整体原理？作为中医系统论的一条原理，它的定义是：人是元整体（分化系统），对于人的健康与疾病的认识和调整，要遵循人的元整体特性和规律。那么这个原理，要解决的问题有四个：第一，要区分两种整体，一种是合整体，一种是元整体；第二，要认清人是元整体，不是合整体；第三，要认清人作为元整体，基本特性是什么；第四，中医元整体原理的两项重要内容，后边要展开来讲。

首先是要区分合整体和元整体。

什么是合整体？就是组合系统形成的那种整体。所谓组合系统，或者合整体，是由分散存在的要素组合成为整体而形成的系统。这样的系统整体是合整体，例如分子是由原子组合而成的、积木是由木块组合而成的、机器是由零部件组合而成的，它们都有整体性，都是整体，都是系统，但是它们是组合而成的系统。问题在于：人不是这种整体，西医说西医也有整体观，那么西医的整体观把人理解成什么整体？我们需要认真区分，认真对待。

合整体的主要特性有很多，我们主要要了解三点：第一个特性，就是这种整体不是本原的，是被产生出来的，构成这个整体的本原是要素，要素是本原，是先有要素，然后再组合而成这样的系统整体。第二个特性，是它的组合性，决定了这个整体具有可分解性，它的发生机制是组合，没有组合就只有分散的要素，而形不成整体。这个整体是组合而成的，所以它具有可分解性，可以把整体分解成若干部分，然后再重新组装起来，像机器一样，像积木一样，可以打散了再重新组合，机器和积木都可以重新组装，这是可分解性、可拆卸性。第三个特性，部分产生和决定整体，没有部分就没有整体，部分是基础、是前提，由部分产生和决定着整体。因此，从医学的角度而言，部分的性状如何决定着整体的性状如何，部分的健康与否决定着整体的健康与否。所以，整体的状况、整体的形态和整体的健康与否需要分解到部分来寻找根源。这个特性，被还原论利用了，就是按照这个进行还原。我们说还原论，是说这种整体是可还原的，可分解的。

另一种是分化系统和元整体，是由混沌未分的原始整体分化出内部诸要素，或者内部各部分，而形成的系统。这个元整体的元，是原始的意思。元者，原也。分化系统这种整体，是原始整体，本原性的整体。这种元整体太多了，例如宇宙，我们现在所认识到的宇宙，是从一个原始火球，通过暴胀分化发育而来的。原始火球，温度无限高，密度无限大，时间空间都浓缩在一个点上，这个点没有大小，在数学上称为奇点，从哪里开始，现在说是137亿年之前，开始暴胀，过去叫爆炸，宇宙大爆炸，现在改叫暴胀，暴是爆炸的爆，不带火字边，胀是肿胀的胀。我们所见到的一切，在137亿年前都浓缩在那一个奇点上，没有那一个奇点，什么都没有，一切都从那里开始暴胀而来的。太阳系是暴胀当中产生的一个小小的部分，对太阳系现在的研究已经比较清楚，是从一块原始星云分化而来的，原始星云分化以后，99%的物质浓缩在核心，形成了太阳，剩余物质分散开来，形成了八大行星（过去叫九大行星），形成围绕太阳的行星，以及行星的卫星等。太阳系是从一块原始星云分化而来的，不是先创造了九大行星，然后再组合起来的。

地球是太阳系的一个小小星球，地球是太阳系分化出来的一小块物质。原始地球是混沌未分的星云型的一块物质，它的体积逐渐缩小，分化成六大圈层：地核、地幔、地壳、大气圈、水圈，最后是生物圈。六大圈层是原始地球分化而来的，地球的任何部分完全没有先于地球存在的，是地球本身分化而成的。那么地球的生物圈，我们学了生物学都知道，生物圈——生命的起源，是35亿年前开始出现的，从原始生命形态一步一步分化出来现在复杂的生命系统。生命分化为树，教科书上都写出来了，其他生物物种，也都是分化产生的。不是上帝先创造好了一个一个生物，然后放在地球上，就有了生命。人也是这样的，从生物起源和发展来看，人是生物圈分化形成的最高级的生命，是地球生物圈演化到高级阶段的产物。从人的个体来讲，每一个个体都是从一个受精卵开始，通过分化发育而来的。人的诞生，没有哪个人是先生产好一个个细胞，或是一个个基因，然后组合起来的，没有的，都是从一个受精卵开始分化发育而来的，胚胎学已经把这个事情讲清楚了。

元整体的特性，也可以归结为三条：第一条特性，整体是本原的、是先天的，整体内的各个要素是后天的，是由整体分化而生的；第二条特性，整体具有不可分解性，其内部可以分化出各部分，分化出的各个部分是可以分析的，可以分别进行研究，但这并不等于整体可以分解，宇宙是不可分解的，太阳系是不可分解的，地球也是不可分解的，人的个体可以强行分解，但是分解后人就死掉了；第三条特性，整体产生和决定部分，在整体与部分的关系上，与合整体恰好是相反的。整体是部分的前提和基础，它产生、分化，也决定着部分。所以这种系统，或者这种元整体，它的整体的性态，也就是健康与疾病，决定着部分的性态，部分的病变，或者说健康与疾病需要从整体那里去找根据。

用一个模式图来说：上面是合整体，是先有部分，然后组合成整体；下面是元整体，本原是一个混沌未分的整体，内部分化，先一分为二，后二分为四，就是道生一，一生二，二生三，内部分化开来，形成了系统。

由于客观上存在着这样两种性质的整体，于是它们相适应，就产生两种整体观：

第一种是合整体观，最典型的就是我们昨天讲的西方的原子论。原子论对整体的理解，是由分散存在的要素组合而成的整体，是先有部分，先有要素，然后组合成整体。如果用这种观点来理解积木，理解机器，可以，但问题在于把这种观点当作一种世界观，认为整个世界都是如此的，这就错了。如果认为世界上所有的整体性的东西都是由部分组合而成，先有部分，后有整体，由部分决定整体，这就错了。这种合整体观是客观存在的，古希腊的原子论是其代表。在科学界，有相当一批人是坚持这种观点的，叫作机械组合观。用机器作为模型，来类比一切，包括类比人。这种合整体观对医学的影响，对西医影响比较大，或者说相当深刻。古希腊时代的医学，是原子论的，是组合论的。希波克拉底强调整体，但西方整体观的主流是组合式的。后来发展到比较典型的，是到了近代 16 世纪，笛卡尔写的《动物是机器》，1747 年拉美特利写了《人是机器》，这就是典型的用组合式整体观点来理解。到了创立细胞病理学，这是 19 世纪了，一八五几年，该学说就讲，人是细胞的联邦。到现在，还有人讲人体是原子堆，包括目前，我们国内有一位学者，公开讲人是原子堆。用这样的观点来理解人的整体，经常用的概念是构成、组成：人是由什么什么构成的，人是由什么什么组成的。这都是西方语言翻译过来的，中医没有这样的概念。这种整体观，颠倒了人的整体与部分之间的关系，把部分理解为决定整体的东西，成为整体的基础和前提，甚至认为一切疾病都是局部的。现在还在强调，疾病的本质在微观，强调整体性的病变，要从部分来找根据，从细胞还不够，要到分子水平、基因水平，从那里找最终根源。

第二种整体观是元整体观，是中国传统的整体观，认为世界万物的本源是混沌未分的原始整体，是先天的，由它分化出内部各部分，才形成了系统。中国的传统哲学思想，包括医学思想，始终是这种观点，并用这种思想来理解世界、理解人。这个元整体、原始整体，讲的是太极、太一、元气，是从这里开始分化出来各种复杂的存在。《老子》讲："道生一，一生二，二生三，三生万物。"《易传》讲："易有太极，是生两仪，两仪生四象，四象生八卦。" 儒家《礼记》讲："礼必本于太一，分而为天地，转而为阴阳，变而为四时，列而为鬼神。" 这些论述的理论观点几乎是完全一致的。世界万物的本源是一、是太一、是太极、是元气，是一个原始的混沌未分的整体，非常接近于现在宇宙论所讲的那个奇点，是那一个没有大小的奇点，从那里一步一步地分化开来的，形成今天的世界。

中国的这种元整体观对医学的影响很明显，这个一说就知道了。在中医呢，整体观是元整体观，把人理解成为一种元整体，从元整体性来理解人体的病变当中局部和整体的关系。这种原理跟西医的原理，特别是与还原论是相悖，或者说是相反的。这些原理要求我们必须认识人是元整体，不是合整体。现代科学的认识：宇宙是一个分化系统，是元整体；太阳系是一个分化系统，是一个元整体；地球和生物圈也是元整体。我们中医研究的人，更是一个元整体，人是从宇宙分化、太阳系分化、地球分化、生物圈分化等一系列分化而生的，没有这一系列的分化，就没有人的产生，人是整个宇宙元整体分化而产生的最高级的物质存在形态。有一个理论叫人的宇宙学原理，大家有兴趣可以去读一读、查一查。它是从宇宙学来研究人的产生的，找到了重大的事实根据、规律。其中有一个规律，是宇宙演化到特定条件，才产生了地球这样的条件，产生了地球生命和人类。目前，在宇宙当中，只发现了地球有人类。理论上讲，哪里有地球的条件，哪里就有生命，什么时间出现了地球条件，什么时间就有生命，但现在还没有实际观察到（其他星球有生命）。经过研究发现，地球的这个条件，产生人类的这个条件，是宇宙演化到 137 亿年出现的一些特定的情况，主要有几个重大的条件。一个最要紧的参数是 10^{39}，是在宇宙演化中出现的参数，其中有几个参数是 10^{39} 碰到一起了，成为产生地球、产生生命的条件，是在这个时间、这个空间产生的，地球产生了生命。没有宇宙的这个条件，没有 10^{39} 这个条件，什么也没有，什么也不会产生。别的地方、别的天体，之所以没有生命，就是因为没有 10^{39} 这个条件。这个有具体的研究，大家可以去查一查。

我们医学对人已经有了相当充分的认识了。人的个体，胚胎学已经研究清楚了。人是从一个受精卵，通过细胞分裂分化发育而来的。胚胎发育不是组合，没有哪一个胎儿是先生产一个个的细胞，然后放在子宫里组合成一个胚胎的，没有。人类诞生了 300 万年，还没有一个人是组合而成的。人的后天发育，出生之后的后天发育也是分化过程，是在整体内部的细胞分裂，在细胞里面的以 DNA 解链复制为基础的，分子水平上的分化发育，都是以整体为前提，是整体内部的分化发育。人身上的任何一个部分从来没有离开人的整体而存在过，离开这个整体就不能生存，除非你用特殊的条件来保持它，而且那个条件必须是跟体内是一样的。所以在人的体内的分子也好，细胞也好，都不是孤立的，都不是离开人体而建造的，是完全由人体控制、人体调节的。它的状态如何，是人的整体对它调节的效应、效果。撇开整体，孤立地把某个细胞、某个分子拿出来研究，得出的结果都是实验的结果，不是人体上的东西。放回人体，它就不是实验调节的东西。这个问题非常现实，但是非常容易混淆，现在被弄得乱七八糟，这个观念是不符合人类的实际的。

所以中医的元整体原理有两项重要的要义：第一个是从元整体性认识人天关系，认识天人是母子关系，人是天也就是宇宙分化产生的一个子系统。中医认识的人是宇宙人，是从宇宙、从天的角度来认识人的，不是纯生物学上的人，不是离开产生人的背景，放在实验室里，从生物学的角度来看人的生物学特性，不是那样简单的，而是放在宇宙当中，从人天关系来认识人。《内经》讲得非常明确，"生气通天""人以天地之气生，四时之法成"，特别是"人与万物沉浮于生长之门"，这句话讲得太好了，是宇宙给我们创造了条件，在那些条件下沉浮于生长之门。中医是这样来认识的，看到了人的这种元整体性，人从属于天的这种元整体性，所以强调人天相应，研究五运六气，研究人与环境的关系的正邪交争等。没有人与天的关系的这种整体特性，人是不完整的。人离开与天的关系，是不能生存的。我们航天员要上天，航天器必须保持地球上的基本条件，没有地球的基本条件，人上去马上就粉碎了。航天员要适应地球条件不太典型的航天器的基本条件，要适应重力问题、温度问题等一系列变化。

人是严格服从地球条件的，离开地球是不能生存的。但是现在的好多研究似乎可以适应实验室那个东西，这不符合实际。五运六气对不对？好多人否认它，但它是真实存在的，李老师研究了几十年了，五运六气是人和天关系的一些基本规律。从受精开始，上亿个精子去参加受精，为什么就一个成功？为什么在这个时间，这个卵子成熟了，生育出来了，是跟宇宙条件、地球条件、天人条件，这些条件有关系的。看起来像是偶然，但偶然背后又有必然性，上亿个精子为什么只有一个达到那个活化的程度，不是精子本身决定的，是环境条件孕育它产生，使它到那个时刻达到受精的那个活力，这是条件造成的，偶然的背后一定有必然，人们因为没有认识到必然，所以把它认成偶然。五运六气是一种宏观规律，是一定存在的，一定起作用的，但是我们这些年在淡忘它。

中医认识的健康与疾病，更重要的是从人天关系来认识：疾病是包含着重要的人天关系；病证也是包含着人天关系所引起的一些改变，直接推敲，离不开人天关系；要想痊愈，都是要调理人天关系。这就涉及“天人合一”这个概念问题，最近 20 年，有人说中医的人天相应就是“天人合一观”。这句话讲了 20 多年了，说这就是中医的观点，这种说法是错误的。大家有兴趣可以去查一查，讨论中医的“天人合一”，找不到中医经典中哪一篇用到“天人合一”这四个字。中医是找不到的，中医讲的是人天相应或者天人相应，没有“合一”这两个字。它的要害在“合一”上，人和天的关系不是合起来的，是“本一”的，本来就是同一的，人没有离开天，没有离开过又怎么再合起来呢？“天人合一”这个“合一”概念是把中医西化的重要的理论表现之一，是源自原子论的组合观点，这是我们不能接受的。现在“天人合一”这个观点在社会上各个领域都在用，它的出处，“天人合一”的出处，就是宋代张载写的文章里用过这四个字，在那之前没有这四个字。中医讲“人天同一”的多，讲“人天相应”的多，但是从来没有“天人合一”，是宋代张载才开始用这四个字，现在有人硬加给中医，实际上是在贬低中医。人和天的关系不是合起来的，是本一的，不是合一的。张载本来是研究元气论的，他就讲：在本体论上，人天是本一的，不是合一的，是要求人的德行要合于天道，所以要合一。不是讲人和天本来是分开的，两个东西要合一，不是指的这个东西。他讲：“以万物本一，故一能合异……天性，乾坤，阴阳也，二端故有感，本一，故能合。”因为它本于一，所以才能合。如果不是本于一，合起来就困难。所以把“天人合一”这个概念强加给中医是错误的。

元整体原理要解决的第二个要义，就是要从人的元整体特性认识人的整体与部分的关系，基本关系应该是整体产生和决定部分。局部病变应该是整体异常的产物，局部疾病应该放到整体背景当中来对待，一个是认识，另一个是处理，它是从属于一个母系统的，要认清和处理好这个母子关系。在疾病研究上，首先是整体异常表现为局部的病变，然后才是局部病变反作用影响整体，不能把这个关系颠倒了。在防治上，也应当放在整体调理上，对整体的调理，对母系统的调理，以它为基础，适当根据情况对部分进行调理，把整体调理和局部调理统一起来，达到最佳效果。撇开整体，孤立处理部分，不会有好的效果。

2. 非加和原理

中医系统论的第二条原理，非加和原理。这个原理是系统论整体性原理的进一步深化，也是中医的整体观第二个层次需要深化的。这个问题要回答的就是人有整体性，不可分解，事物的整体不可分解，有什么东西是不可分解的，需要看到。非加和原理可以这样讲：人的整体不等于部分之和。整体和部分的关系，从系统论来研究，需要认识到它是复杂的，整体和部分的关系是复杂的。就我们日常见的，特别是我们医学上能够见到的，有四种情况：一个是整体等于部分之和；一个是整体大于部分之和；一个是整体小于部分之和；一个是整体近似等于部分。整体大于部分之和，比较简单的如“三个臭皮匠胜过一个诸葛亮”；小于部分之和呢，如“三个和尚没有水喝”；整体近似等于部分，我们医学化验血液的样本，抽象的样本，就是用小部分代表整体，反映整体的情况。同一个系统，往往同时存在着这四种关系，既有大于的，也有小于的，还有等于的，等等。比方说方剂：方剂的重量，方剂的总重量等于方内各药克数的相加之和，这是整体等于部分之和；但是，它的功效，由于组方以后，产生了各单味药所没有的方剂的整体功效，那个整体功效是大于各单味药功效之和的，分解到各单味药那里没有，也不等于各单味药功效的简单相加之和；还有整体小于部分之和的情况，就是有些药组方之后，药性和功效受到牵制，不能充分发挥，把它控制了一下。方剂的部分与整体的关系是比较典型复杂化的，这个整体与部分关系的复杂性主要是后面这三个情况。还原论把整体与部分的关系一概地理解为整体等于部分之和，所以把整体分解成各部分，各部分加起来就是整体。它的局限、它的困难就是把后面的复杂情况都给忽略掉了，都抹掉了，不懂得这些复杂情况；而中医正是研究了这些复杂情况。

非加和原理需要解决的非常重要的概念是系统质。非加和的本质，是整体不可分解的那种东西。什么东西不可分解？是系统质，即系统的整体规定性，或者说是系统的整体属性、功能、行为，它只属于系统整体。一旦把它分解开，这种属性、功能、行为就没有了。

最简单的例子，就是英语单词 no、on，它的词义就是系统质，把这个单词分解开，变成两个字母，什么词义也没有。它的词义只存在于这个整体水平上，不可分解，分解了词义就没有了。还有个典型的例子，就是王水，它的系统质是能够熔化黄金，熔化黄金的性能。它由浓硝酸和浓盐酸以 1∶3 的比例混合而成的，把它分解还原为浓硝酸和浓盐酸，那就不具有熔化黄金的性能。它只存在于 1∶3 比例混合而成的整体水平，这个比例不对也不行。王水这个属性、特性，熔化黄金，是在整体水平上呈现的。再比如，油画蒙娜丽莎那永恒的微笑，那个微笑太美了。它是由画布、颜料画成的，还原到颜料，没有颜料的微笑和微笑的颜料；还原到画布，也没有画布的微笑和微笑的画布，它只存在于油画的整体水平。还原到人身上，微笑是由皮肤、肌肉、神经等形成的，但是没法还原分解为微笑的皮肤、微笑的肌肉、微笑的神经，或者给这个人注射点"微笑素"，就微笑起来了，没法提纯。这是一种系统质。

中医对人的研究，是研究了人的系统质的。比较典型的，像中药的性味，是中药的系统质，只存在于药的整体水平，分解到分子水平，就不存在了。方剂的整体功效是反映在方的整体水平，方的合群之妙就妙在整体水平上，分解为方的各药，整体功效就没有了，分解到各药，各药单独作用的相加之和也不是方剂的整体功效。方剂的整体功效，不是方内各自单独的功效简单相加之和，它是属于整体水平上的特有的一种属性、功能、行为，是属于方剂的系统质。人的系统质有：生气，生生之气；精气神，形神、心神；魂、魄、意、志、思、虑、智；元气、宗气、营气、卫气；气化、气机；等等。这些都是属于人的系统质。把人的整体分解开，就没有了。中医认识到了系统质病变的问题，中医研究的病变不仅是器质性病变，更高的是整体的研究，人的系统质发生的病变，比较典型的，是证。辨证论治，辨的各种证，基本上都是人的系统质的异常，不能分解还原成要素的病变，不是要素病变的相加之和。只有从这个角度，才能够领会和理解辨证论治的“证”的病变的实质。

3. 有机性原理

第三个原理是有机性原理。这个有机是系统论专用的概念，不是有机化学的那个有机，主要是讲相互作用，相互作用产生效应。那么有机性原理的定义是什么？是相互作用，是系统质的根源，是系统质健康与疾病的机制。上面原理讲了，系统有系统质，是存在整体水平不可分解的，是大于部分之和的，大于出来的，那么怎么大于出来的？它的根据，它产生的根源是什么？不是要素本身的性能直接相加而成，而是相互作用，是要素之间的相互作用，把要素的性能转化成超出要素性能的更高级的、属于系统整体的那种性能，就是系统质。系统质的根源，就是系统内部的各种相互作用，有些情况下包括与系统外的相互作用。

那么这个原理要解决的基本问题有三个：第一，系统质产生的根源，整体大于部分之和，大于出来的东西，从哪里来的？是相互作用产生的；第二，如果系统质发生异常病变，它的根源不是要素，不是实体要素，而是相互作用关系出现的问题；第三，就是病因病机研究当中，实体要素和相互作用关系，这两种东西，如何看待？哪一种是更基本的。有机性原理强调，相互作用是更基本的。不否定要素的存在和作用，但对于系统质来讲，相互作用是更基本的。对于系统质来讲，相互作用关系是复杂性之源，复杂性的产生机制在于相互作用。

我们还是回到这个例子，英语单词 no 和 on，它们是由相同的两个字母经不同的组合形成两个不同的单词。那么，英语单词里，狗和上帝有什么区别？提纯到字母，三个字母完全一样，但是是两个概念，表达的是两个对象，差别在哪里？差别在三个字母的相互关系不一样。这是相互作用关系产生复杂性。英语单词有几十万个，提纯或还原到字母，只有 26 个。在 26 个字母那里，什么词义、什么语义都没有，只有音。那几十万个单词所表达的意思哪里来的？是由字母相互作用关系形成的一个又一个的系统质——词义，在词义基础上又组成语句，表达语义，形成理论。还原到最底层就是 26 个字母，什么都没有。所以是相互作用关系造成复杂性，产生那些系统质，不同水平的各种各样的系统质相互作用，形成各要素没有的东西。

再一个，就是我们中国的易卦，由阴阳二爻生成六十四卦，其中，有二十卦是由三阴爻和三阳爻组成的，把这六十四卦提纯到最后，只有阴、阳两爻，六十四卦的含义都没有，是阴爻、阳爻不同的组合，不同的相互关系形成的。比如，泰卦和否卦，把它分解提纯，分解到单卦的层次，那么都是由坤卦和乾卦这样的单卦组成的；提纯到爻的水平，都是由三阴爻、三阳爻组成的。这两卦为什么性质、属性相反？一个是泰卦，另一个是否卦，完全是由于阴爻和阳爻之间的相互作用关系不一样，特别是在单卦水平上，乾卦和坤卦相互作用关系不一样。泰卦是坤卦在上、乾卦在下，否卦是乾卦在上、坤卦在下。为什么是泰卦，为什么是否卦，这个在《周易》上讲得非常清楚了。还有既济和未济两卦，都是水火两个单卦组成的，提纯到单卦的水平完全一样，为什么在《周易》上讲性质是相反的，就是相互作用的关系不一样：一个是火在下，水在上；另一个是火在上，水在下。《周易》中的六十四卦都有这个问题，本质都是相互作用的关系，在表达不同的属性、不同的含义。所以，有系统质的事物，相互作用关系在许多情况下比实体要素更基本。

对于系统质来讲，相互作用关系是基本的，实体要素是次要的。这个在研究健康与疾病的时候，研究系统质的病变时，不能颠倒了。因为实体质性要素有其作用，但不是关键的，关键是相互作用关系。有一个论断，“相互作用是事物的真正的终极原因”，其强调实体要素是次要的，相互作用是更基本的。

在系统中，各种实体要素都不是孤立的，是存在于相互作用关系当中的，要么是组合的关系，要么是分化的关系。实体情况是这样的：要素是处于相互作用关系中的，是关系网上的纽结，是同时处在多种关系当中的。实体要素是关系网上的纽结，是个交叉点。一个实体要素同时联系多种关系，它是个交叉点、多种关系的支点，受多种关系的影响，其变化是多种关系变化的表现和产物。离开了关系，没有条件，没有相互作用，这些要素单独发生改变是很困难的。它的变化是多种关系、多种作用同时交叉的结果。但是现在的实验研究，往往把各种关系割断孤立出来，放到显微镜底下来看；而显微镜底下是没有关系的，只能看到变化的结果，但发生变化的原因是找不到的。

还有些例子，比方说电子元件，它的可靠性系数很难达到100%，如果是可靠性系数为90%的四个元件，组成一个系统，可有两种组合方式：一种是串联的，一个连着一个，四个就串联起来，它的可靠性系数降为0.6561，也就是0.9^4，它的整体的系统质下降了；如果改成并联，它的可靠性系数上升了，上升到0.9999。那个要素性质没有改变，都是0.9的可靠性系数，如果是串联为0.6561，如果是并联则上升到0.9999，这完全是关系网形成的整体效应，形成的系统质。

再比方说，我们从数学的角度来讲，2、3、4这三个数产生的整体值会是多少？有多种，关系不一样，产生的整体质是不一样的：第一种情况可以是整体等于部分之和，2+3+4=9；第二种情况可以是整体小于部分之和，2–3–4=–5，这些要素都没有改变，就是关系变了，整体小于部分之和；第三种情况是整体近似等于部分，2–3+4=3；第四种情况就是整体大于部分之和，2×3×4=24。这些参与运算的要素没有变，就是相互作用关系改变了，这四种情况都可以产生。不能从要素本身来追究整体数，为什么是这个数？撇开那些运算关系，是没法找答案的。我们人身上、人的细胞、细胞里的分子，都不是孤立的，都处在运算关系当中。生理生化中那些相互作用关系是存在的、复杂的、变动的。如果不顾这些关系，孤立地把细胞、分子抽出来，来找整体的什么效应是说不清的。

第四种情况，就是人和病变的有机性问题。人的有机性，就是人处于复杂的相互作用关系当中，在各个层次存在的多种多样的相互作用关系。不能因为我不懂，而认为它不存在。中医就是认识到这些层次，所以强调的是研究病机。病机和病因，不是一个事情：病因强调的是实体要素，对人的健康有影响作用的实体要素；而病机指的机制，是重点研究关系失调引起的病变。病机的本质是人在生命运动中的相互作用关系的失调，有多种类型，如单一的、多重的、多次的，不是一次相互作用，是多次相互作用，还有相互作用交叉。

中医认识到的最基本的是阴阳失调、气机失常、正不胜邪等，这三大病机是最有代表性的关系失调，没法提纯成什么要素。阴阳不能提纯成什么素，气机不能提纯成什么素，正邪也不能提纯成什么素，是相互作用关系失常。那么，病机讲的失调，失的是什么？失的不是物质成分，我们也许可以找到失调了的物质成分，但是不能把失调归结为什么物质成分。失调，失的是调，是相互作用关系最和谐、最好的、最佳的状态，最佳的相互作用关系。失调是失的最佳关系、关系的最佳状态。那中医防治呢，是强调调理。调理，是调其不调之谓也。关系失调就来调理关系，本质是理顺失调的相互作用关系，正邪关系、阴阳关系、气血关系、脏腑关系等。所以，中医的治疗原理是一种生态调理，这个我们后天再讲吧。

另外讲一下，目前西方医学开始提出人的相互作用关系的问题，比较有代表性的是法国人提出来的微生态学，现在有了比较大的发展。过去过分强调病原微生物致病，但是研究发现，人体是存在一个微生态系统的。胎儿是没有微生物寄生的，出生之后开始被微生物寄生在各个部位，与外环境接触的部位都有微生物的寄生。现有研究已知，成人一般寄生的微生物有一千克多重，个数是人体细胞数的10倍。研究发现，它的寄生是依赖于人体内寄生的定植条件，定植条件是由生理生化特性决定的。一定的微生物，寄生在一定的条件下，不同微生物适应不同的定植条件，人体不同部位寄生了不同种类的寄生物，现在说是400多种。人体的寄生条件是人的生命过程和生态环境形成的，形成了人和微生物之间的双赢的寄生情况，可以是寄生，可以是无害的。微生物的种类及种群之间也是相互共生的，适合定居在定植条件的那个部位，互相之间是不串门的。一旦人的生理发生了波动，发生了异常，微生物的定植条件发生了某些改变，就会在那个部位发生感染，那个部位定植条件发生改变了，从适合良性的无害的微生物寄生，变成了适合有害的恶性的微生物寄生。如果这种寄生条件进一步变化，大量的有害的微生物就进行繁殖，变成病灶了。这项研究就是研究了人和微生物之间的相互作用关系，研究了不同微生物之间的关系，是以人的生理条件为基础，正常态是正常共生的关系。一旦发生失调，就引起微生物寄生的失调，它的种群失调就形成感染。这个学说认为细菌感染致病是一种结果，而不是原因。致病是二次原因：一次原因是人本身发生的问题；细菌感染作为二次原因引起的病灶。这个学说就认识到，人和微生物之间的这种关系，微生物之间的关系，是一种系统的认识。之后又发展了微生物制剂、微生态调节，还有一些局限。

关于中医药防治病毒性疾病的问题。我在2009年北京的香山会议上提过这个问题，后来，国家中医药防治病毒性疾病列为要点课题了，但是研究的发展正在蜕变，什么蜕变呢？中医药防治病毒性疾病，把“医”慢慢地淡化，去中医化，变成中药防治病毒性疾病，正在蜕变成从中药提取抗病毒成分，想从中制出抗病毒药物来。这种蜕变，这种变化，是非常危险的，是要走进死胡同的。西医药抗病毒研究了这么多年，后来没办法才推动中医药来防治疾病。中医药防治病毒性疾病，张仲景是最早开始的，张仲景治伤寒病是最早的一种理论和经验。中医药的理论对病毒性疾病的防治确实有用，确实有效，但是必须遵循中医的理论。中医的调理原理，是生态性的调理，调理人的整体、人的内环境、细胞生存环境和细胞内的内环境，改变和纠正了微生物病毒寄生的那种条件，使其无条件寄生、无条件生存，就起到了防治的作用。我们国家在一九五几年防治病毒性疾病就是运用纯中医、纯中药，效果非常好。

2003年我们防治“非典”，广州树了一面旗帜，中医药防治创造了“三无”的成果，关键是中医理论的指导。孤立地在中药里头寻找抗病毒的成分，太难了，不是完全不可能，这个路子非常难。所以，中医的有机性原理强调相互作用，人的生命运动与微生物的相互作用关系需要研究，如果离开关系，孤立地搞对抗式治疗，这个路子不是中医的路子。

好，今天，我们先讨论到这里。

三、中医系统论基本原理（下）

今天我们来讨论中医系统基本原理的第二部分，总共6条基本原理，昨天讨论了前3条原理，今天来讨论后3条原理，就是功能性原理、有序性原理、自主性原理。这3条原理比前3条原理内容更深入了一点，涉及更加复杂的一些规律，涉及一些新的知识，需要从新的知识角度来理解。我们下面来讨论第四条原理：功能性原理。

1. 功能性原理

人的病变在本质上首先是功能性的。这就涉及人的疾病有器质性病变，有功能性病变，对于器质性病变和功能性病变关系的认识上，中医和西医是不一致的。中医的研究实际上重点是放在功能性病变的，以辨证论治为主要代表或者是主流，从实际内容来看，人身上的病变在本质上首先是功能性的。中医系统论着重从理论上来做探讨，大家可以再结合临床看是不是这么回事。

这个原理需要讨论5个基本问题：第一个问题，人的病变从哪里开始？有两种不同回答：一种认为是从器质性病变开始的；另一种认为是从功能异常开始的。第二个问题，这涉及人的结构与功能的关系。两种病变的背后是人的结构与功能的关系问题，如何来理解结构与功能的关系？第三个问题，人的结构有两类，有解剖的结构和非解剖的结构。在这个问题的认识上，实际上中西医有原则性的差别，如何来理解？第四个问题是人的功能也有两个层次，两个层次都有病变问题，也就是需要划分为功能A与功能B。这条原理呢，是从事实上和理论上要求把功能A和功能B及这两种功能层次的病变区分开来。第五个问题，中医的原理是认为疾病在本质上首先是功能性的，发展到一定程度才表现为结构的器质性病变。

首先来讨论两种疾病观，疾病究竟从哪里开始发生的，或者说本质上首先是什么性质的？西医的观点，或者它的病理研究强调的是器质性病变，认为疾病的本质是人体的形态结构发生的器质性改变，强调解剖定位，强调发生的病灶。而功能性病变认为是由形态结构异常引起的。它的理论非常明确，用《辞海》上的定义来讲："器质性疾病是指组织结构上有病理变化的疾病，与功能性疾病相对而言。多数已知的疾病均属器质性疾病。"这一段是非常明确的。多数已知的疾病均属器质性疾病，而功能性疾病认为是形态结构所负载的功能发生了异常。功能性疾病在西医的概念上是讲功能性疾病，是由器质性疾病引起的，甚至强调："目前所谓的功能性疾病，在医学科学发展的明天都会查找到真正的器质性病变之处。功能性疾病的名称总有一天会从我们的医学科学中完全消失。"它不承认功能性疾病，认为功能性疾病完全是由器质性疾病引起的，这个观点是非常明确的，而且在临床实际上也是这样贯彻的。

中医的理论和实践恰恰是相反的，以辨证论治为主轴的疾病研究认为，病变是人的生命运动发生的异常，本质上首先是功能性改变，严重到一定程度才发展为器质性病变。医家有一段明确的论断："大凡形质之失宜，莫不由气行之失序。"这里讲得非常明确了，形质之失宜，就是器质性病变，是由气行之失序造成的。这个观点跟刚才所讲的西医那些观点刚好倒过来了。那么这两种认识究竟哪一种更符合实际？更正确一些？这要看实际，看人的实际，这就需要讨论系统论、系统科学，讨论的一个理论问题，就是结构与功能，涉及人的结构与功能。那么什么是结构？在结构的理解上，我们学医的非常容易按照解剖学的观点来理解，所谓结构就是人的解剖形态，就是人的形态结构，这个观点没有错，但是非常片面。说到人的结构，还有很多复杂性的结构，远远不只是解剖结构。按照系统论、系统科学的定义，结构和功能是系统论重点研究的内容。系统论给系统的结构下的定义，是指系统的"部分之秩序"、系统的结构就是系统各部分的秩序。结构是系统所包含的各要素的相互作用关系所形成的组织形式，这个组织形式就是系统的结构。那么系统论对系统结构的经典定义是这样的："结构是系统中各种联系和关系的总和。这些关系可以是数量关系（形成数量结构），也可以是空间关系（形成空间结构），还可以是时间关系（形成时间结构），而更重要的则是相互制约关系（相互作用结构）。"这是系统论关于系统结构的定义。

人的结构是复杂的系统，有多种类型的结构，多种结构的相互作用关系，这些结构同时存在着。

什么是功能？需要解决的一个问题是系统论中的功能，人的功能绝不仅仅是以解剖学为基础认识的、解剖形态所负载的那些功能，而是指系统的功能。系统论的定义讲系统的功能是系统的“过程之秩序”。结构是部分的秩序，功能是过程的秩序。那么过程的秩序或者说系统的功能，包括两大层次：第一个层次，建立和维持系统结构的那种功能（功能 A），就是如何把系统的结构建立起来并且维持着，是有一种功能过程的，这种功能称为功能 A；第二个层次，在系统的功能建立之后，这个结构又产生和负载着功能，就是西医讲的功能，从系统论来讲，可以称作功能 B。建立和维持系统结构的功能和由系统的结构所形成和负载的功能不是一回事情。就像电脑，生产电脑的功能过程是功能 A，电脑所形成和负载的电脑功能是功能 B。不是电脑的功能 B 生产出来电脑，是生产线生产出电脑来，然后电脑有了处理信息的功能。各个系统都有这种问题，是什么东西把系统结构建立起来并且维持了，然后才有了系统的结构和系统所表现出来的功能。这是两种功能或者是两种层次的功能，要区分。

人的结构与功能，这需要专门研究了，从系统论的角度，特别是深入的角度来研究，这方面的论述就很多了，贝塔朗菲最有名、最有代表性的概括为：“归根结底，结构（即部分的秩序）和功能（过程的秩序）完全是一回事：在物理世界中物质分解为能量的活动，而在生物世界里结构就是过程流的表现。”功能是过程的秩序，结构是过程流的表现，也就是说，结构是过程流的产物，过程流形成和维持了结构。再往深处研究，有很多学者提出来：生命是一部由燃料组成的机器，一方面不断地燃烧呈现为生命运动（功能 B）；另一方面又不断地供应燃料（功能 A）。吸收燃料组成这个机器的过程是功能 A，然后机器燃烧燃料发挥功能的过程是功能 B。从化学、生物学的角度，人就是这样一个生命过程，是像一个燃烧的机器的生命过程。

那么作为结构，系统论的研究发现，人的结构跟其他系统一样不仅有形态结构，就是解剖结构，而且有非解剖结构，是更复杂的结构。人的结构是多样性的，有空间结构、时间结构、功能结构，有以功能为基础的空间－时间结构。人的结构复杂的关键在非解剖结构，现在在医学领域这是一个非常困难的问题，被抹杀了，很多发生在非解剖结构上的问题被人为抹杀掉。

什么叫非解剖结构？就是没有解剖形态的结构。结构是部分的秩序，有组织形式，但它没有解剖形态。人的结构多样，有的是有解剖形态的，有的是没有解剖形态的，这个没有解剖形态的结构被抹杀掉了，被以解剖学为基础认识形态的西方医学给抹杀掉了。但是中医认识到了，中医有大量的非解剖研究，发现了大量的非解剖结构和非解剖结构的病变问题，明天要具体讲到一些内容。比较典型的是经络，找不到解剖结构；六经，找不到解剖结构；中医认识的五脏，有些人将其混同于解剖形态的五个解剖器官，但中医临床脏腑辨证的五脏内容，并不就是五个同名的解剖器官的病变，是另外的东西，不具有解剖形态；三焦也不是解剖形态的；等等。中医认识了大量的非解剖结构，这是事实。在理论上系统论强调得非常明确，问题在于在医学领域存在着严重的片面性，只讲解剖形态，不懂得超解剖的结构。

还有一种超解剖结构的形态叫功能子系统。这个功能子系统就是由若干功能项相互作用形成的具有特定整体功能的子系统。这是人的一种子系统，是人的多种子系统当中的一种类型，它的特点是有独立性，作为子系统的功能，系统的、整体性的功能产生了，但没有解剖形态。系统论有的学者讲，只能在概念上把它作为一个独立的单元或系统，但是不能从实体上把它割裂出来，从整体当中分割出来，单独拿出来看。中医讲的五脏是比较典型的，它有独立的功能，独立的病变，相对独立，但是没法像解剖形态的五个器官一样，把它单独分割出来对待，这是比较典型的功能子系统。功能子系统在人身上存在是比较广泛的，是人的复杂性的一种表现。

西医学在最近半个多世纪的研究当中，也已经接触到、发现了一些功能子系统，但是没法证实它。像大脑边缘系统、大脑皮质柱状结构、APUD系统（胺前体摄取和脱羧系统）、神经－内分泌－免疫网络系统、下丘脑—垂体—肾上腺以及甲状腺性腺内分泌轴等。认识到这样一些东西，这实际上也属于功能子系统，不具有解剖形态的一些结构，对此西方人很难理解，很难认定。有的学者总结说："这好像在解剖学这样一个宏伟堂皇、条款分明的神圣殿堂里，闯进了一个面目模糊的怪物，难怪它要受到传统解剖学家的排斥和攻击。"这是西医自己发现的，它也受到排挤、攻击与不被接受。明明客观存在，西医就是不承认它，当然中医认识的那些，西医更不能承认了，因为纳入不到它的认知体系当中。

然后是功能A和功能B。什么叫功能A、功能B？所谓功能A，是指建立和维持系统的结构的那种功能，也就是造计算机的生产流水线的生产功能；所谓功能B，是由结构所产生和负载的功能，也就是西医经常讲的功能。有了这个结构，然后产生和负载功能。像电脑生产好了，出厂了，它的功能是处理信息，有了这个功能，这是功能B。生产电脑的功能是功能A，电脑所形成和负载的功能是功能B，人身上同样是如此的。刚才讲的结构，解剖结构和非解剖结构都有内在的发生和调节机制及过程。不管什么结构，都是产生出来的，都是建立起来的，都是通过调节在保持着。产生和调节结构的功能是功能A；人的形态结构或者是非解剖结构所负载的功能称为功能B。这两类功能同时存在，功能A是更加深刻的，功能B是表现在外的，是更深的功能性病变，是功能A的异常，因为它是产生和维持结构的，是功能A的异常，引起结构性的病变。血管是怎样硬化的？骨质是怎样疏松的？器质性病变是怎样发生的？除了单纯性的外伤，都有内在发生机制和过程，那是功能A发生异常的问题。首先是功能A发生异常，才引起了结构的异常，然后结构异常了，才出现了功能B异常。它的基本关系就是下面公式表达的，功能A产生结构，结构产生功能B，这个过程在人的胚胎发育当中非常清楚地表现出来。只要研究胚胎发育过程，就会清楚地认识到。从病变发生过程来看，是功能性病变和器质性病变的关系。首先是功能A发生病变才导致了结构性病变，结构性病变又导致了功能B病变。所以中医的认识是非常正确的，"大凡形质之失宜，莫不由气行之失序"，是气行失序导致了形质失宜，然后形态结构所负载的功能才发生异常。那么人的病变发生在这三个层次上，就是功能 A、结构、功能 B，在这三个层次上都发生的。究竟如何来处理和理解功能性病变与器质性病变的关系？刚才讲的西医那些观点非常明确，认为本质上是解剖形态的器质性的病变，然后才引起了功能 B 的异常，它是丢掉了功能 A 这一块，不包括这一块。但是中医的认识是从功能 A 病变开始的，首先是功能 A 病变，然后才引起了器质性病变，之后才是器质性病变引起的功能异常。按照中医的理解，疾病首先是功能性的，从未病开始，从欲病态开始，未病欲病是指的功能 A 那一个阶段发生的改变。发展到一定程度才发生器质性病变，结构异常，再往后才是表现在临床的一些症状性的功能 B 异常。中医的辨证论治，所辨的以证为代表的病变当中，证究竟发生在哪里？是哪里发生的病变？从原理关系来看，各种证本质上首先是功能 A 异常，严重到一定程度才恶化为器质性病变的，然后表现出功能 B 那种功能性的异常。有一些器质性的病变，能够找到功能 A 异常上来，就是中医辨证分型治疗，可以找到器质性病变的证的更深病变过程或者根据。离开功能 A 和结构的关系问题，中医辨证的证在西医的病理学当中找不到合适的位置，跟它的病对不上号。西医的病理学主要是讲器质性病变和器质性病变引起的功能异常，把中医的证落脚到器质性病变和功能异常上，落不上去，很牵强，有些内容能够找到联系，但它的本质和核心不在那个地方，首先是在功能 A 异常上。这是第四条原理，功能性原理，因为时间关系，我们只能比较简明地讲一讲这个基本关系。

2. 有序性原理

有序性原理，这是第五条原理。这个原理涉及的更深了，涉及人的生命运动的有序无序问题。这是系统论系统科学研究的一个专门的深入的领域，是还原论完全研究不到的，完全在还原论视野之外，也就在西医的视野之外。这里讨论的有序性、有序无序的变化问题，在西医那里完全找不到。

什么是有序性原理？人的健康不仅是稳定，更是有序，是有序稳定。疾病不仅是失稳，更是失序，是失序而失稳。

稳定和秩序、有序是比较新的概念，在系统科学当中有了专门的研究。这个原理要回答几个基本问题：第一，是要掌握有序和无序的概念，研究有序无序的规律问题。第二，就是要认识这是很新的比较生疏的概念，就是生命以负熵为食。第三，健康是有序稳定，也就是阴平阳秘，病变关键是失序，不仅是失稳的问题，关键是失序。第四，要讨论一下“熵病”，这是一个新概念，是系统科学专门研究的，要从耗散结构理论来认识人的有序稳定，后面我们具体再谈。

首先要解决有序无序的概念。所谓有序，是指系统的相互作用关系的规则与确定，通俗地讲就是有秩序。它的量度，是由信息和熵来量度的。有序和无序的变化是人的生命运动当中比较深层的变化，也是疾病的更深层的本质内容。贝塔朗菲有一段话讲：“在生命有机体中，无数的物理和化学过程是有序的，因而使生命系统能够存留、生长、发育、繁殖，等等。”人类生命过程当中包含着各种各样的过程流，物理的、化学的等，它们相互之间的关系是有序的，各种过程流本身的过程有不同的阶段、不同的内容，也是有序的。有序性是生命的内在的更深层的本质。贝塔朗菲还讲，有序是组织的基础，因而也是生物学中最基本的问题。研究生命现象，必须研究有序，它是更深层的本质，不研究有序是表面现象。

有序的定义是指相互关系的规则和确定。所谓无序就是相反的情况：例如一尺麻布是有序的，一团乱麻是无序的，它的纤维数量、它的分量可能完全是一样的，但它的内在的质是非常不一样的。无论是生命还是非生命，作为一种系统，它的进化是有序度的提高，退化是有序度的下降，稳定是指有序度不变，保持在一定有序度上不变。有序、无序、稳定，这三个概念都非常重要。而有序、无序的量度在系统科学当中是用信息来量度的。信息是有序性的标度，信息量增加，对应着系统的有序度上升。这个地方信息是严格的系统论和系统科学的概念，不是现在流行的概念。现在流行的概念，所谓的信息跟消息是对等的，其实不能画等号，信息不是指消息。信息论讲的信息，简单来说就是用以消除不确定的东西，这是最简明的定义。信息论本身的定义非常严格，就是从数学上来界定的，用比特来界定。其中系统科学是用信息来量度，信息量高就是有序度高，信息量低就是有序度低。一个系统的有序无序的变化是用信息量增加和减少来量度的。

熵这个概念是物理学的概念，系统科学拿来用了。它是一个通用概念，是对无序性的量度，或者简明地讲熵就是负信息，或者信息就是负熵。信息和熵是正负号关系。系统有序度升高，是熵的减少；有序度降低，是熵的增加，信息量的减少。这是系统论、系统科学一些专属的概念。我们讨论有序无序的变化，必须用这个概念，讨论到人的深层次的病变问题，讨论到有序无序的问题，只能用这样的概念来讨论。在系统论看来，健康的本质是有序稳定，是人这种生命系统的有序稳定。医学界的专家们提出，健康是人体所处的最佳状态，应该是远离平衡的自组织性高度有序的稳定态，可以将它简称为非平衡适度稳态。这里用的新概念比较多，我们不太熟悉。首先是远离平衡的，这是非常严格的一个热力学概念。人的生命是远离热力学平衡的，只要达到平衡就是死亡了。这个很明确，在远离热力学平衡的条件下，高度自组织性高度有序的一种稳定态，这才是健康。它不是用什么指标来表达的，那是一种表面现象，健康的内在本质是远离平衡的高度自组织的、高度有序的一种稳定态，可以简化为非平衡适度稳态。适度是指的它的有序无序的变化度达到了适当的程度。

我们可以把非平衡适度稳态看作一种健康状态，而非适度稳态和失稳态则是疾病状态，这都是一些新的概念。非适度稳态是稳态的，但是它不是适度的，有序度不是适当的有序度。植物人，或者尸体，也是稳态的，经过处理的标本也是稳态的。稳态属于稳定，系统的状态不随时间的延续而改变叫稳定。不随时间的改变而改变，这种态，就是一种稳态。非适度稳态不是那种适度的有序度而保持稳态，也是不健康的。失稳的态也是不健康的，因为它不能稳定。这都是从有序无序的角度来界定健康。

讨论有序无序问题，必须要用耗散结构理论。这个理论是普里戈金创立的，其1977年获得诺贝尔化学奖。理解人的健康与疾病，如果要到比较深的层次，一定要用这项理论。那么什么是耗散结构？它是指一种活的、有序的、在特定条件下产生的结构。耗散结构理论是以生命为典型或者为样本研究的一种复杂特定条件下形成的有序化结构。耗散结构的形成需要三个条件：第一个条件是要开放系统，什么叫开放系统？我们昨天讲了，就是这个系统与环境有物质能量信息交换，有这种交换才能够形成耗散结构。第二个条件是远离热力学平衡。这就涉及在现实世界上任何系统的存在，都脱离不开热力学第二定律的支配。热力学第二定律是物理学上的重要定律，是普遍的，任何系统的存在都没法摆脱它。听起来很抽象，我们拿一个简单例子来讲，比方说将一杯热水放在这里，90℃，慢慢地它会自然地向周围扩散，扩散到水温跟周围的气温平衡，在自然条件下没有相反的过程，把热量再集中到这杯水里头，变成一杯热水，这是不可能的。这是一个不可抗拒的不可逆的变化过程。这杯水，如果是一杯清水，我把一滴蓝墨水滴进去，那滴蓝墨水的分子会自由地向周围扩散，扩散满这一杯水，把这一杯水变蓝了。这是分子运动的热力学第二定律——自由扩散，从有序变为无序。如果把这一杯变蓝的水再倒进一盆水当中，它还会继续扩散下去，扩散到整个一盆水，这是不可逆的。分子自由运动，它的方向是从有序走向无序。热力学第二定律解释的就是这样一条客观规律，不可抗拒。那么耗散结构是在存在热力学第二定律的情况下，找到了对抗它的通道。这个系统是开放的，跟环境有物质能量信息交换，你可以能量耗散，从有序走向无序，我可以重新建立起有序来；重新建立有序需要的第三个条件就是非线性相互作用。非线性相互作用就是要素之间、各种相互作用之间是交叉的，不可逆的，有催化作用，有激励作用等。初始条件和终末结果不能画等号，就是需要用非线性方程来描述的一些过程。在这三个条件下，这个系统可以走向有序，跟环境交换物质能量，把环境的高能态的物质能量吃进来，吃到系统里面来，通过非线性相互作用进行耗散，然后把低能态的物质能量排出去，把高能态和低能态之间的差留下，留到系统内，就成了提高有序度的东西，也就是从环境吃进负熵。它需要做大量具体的计算，具体的一些公式演算，我们用普通的话、通俗的话来说，就是开放系统与环境有物质能量交换，交换能进能出。中医讲的出入升降，出入是内外交换，升降是内部交换。因为有出入，可以把高能态的物质能量吃进来，把有用的东西留下，把无用的东西排出去，这就是所谓的生命，以负熵为食。我从环境吃进负熵、吃进有序、吃进信息等，提高有序度的东西，把低能态的排出去，也就是把造成无序化的那些熵排出体外。

普里戈金做了大量的实验，出现了多种类型的这种耗散结构，激光是比较典型的一种，比较简明的一种，生命是更典型的一种。耗散结构是依靠从环境吃进负熵而建设自己的。跟内外交换不仅是吃进负熵，而且包括排出正熵，这是从理论上来讲，比较深一点。物理学家薛定谔讲生命以负熵为食，生命是靠从环境吃进负熵建立和维持的。一旦吃进负熵的能力和水平降低，生命力就降低，生命就受到威胁，不能保持。这里涉及的理论比较多，我们因为时间关系只能讲到这个程度。中医的认识，中医发现的规律，跟耗散结构理论这些研究是完全一致的，如实地认识到了人的耗散结构的一些基本特征和规律，概括进了中医的理论。

一个是讲生气通天，讲人是开放系统，人与天地相应，特别是讲气的升降出入，按照耗散结构理论讲，就是系统与外界的环境的交换。升降是系统内部的交换，如果平衡了，内外就没有交换了，也就没有出入了；体内平衡了，也就没有升降了，只有远离平衡，离平衡越远，内外交换越强，体内内环境越不平衡，升降才越强，越接近平衡越缺乏升降，越接近平衡越容易停滞。生命是绝不能平衡的，一平衡就马上死亡，停止生命。中医的气化理论，就是讲的物质能量信息内外交换和体内的运化，也就是吃进负熵来组织建设生命机体和支持生命运动，把低水平的能量排出去。中医总结的这些规律非常好，非常深刻，是吧？“根于中者，命曰神机，神去则机息；根于外者，命曰气立，气止则化绝。”“四者之有，而贵常守，反常则灾害至矣。”“出入废，则神机化灭；升降息，则气立孤危。故非出入，则无以生长壮老已；非升降，则无以生长化收藏。”从耗散结构理论来看，讲得太对了。耗散结构研究的正是这种机制，这种规律。从耗散结构理论来看，人的生命就是这种特性，这种规律，中医用中医的语言把它总结出来了。

阴平阳秘，从耗散结构理论来看，是属于有序稳态，不仅是稳定，而且是有序。阴是藏精的过程，阳是化气的过程，“阴平阳秘，精神乃治”则是有序稳态，是健康态。所以阴平阳秘的本质是有序稳态。好多人把阴平阳秘这四个字改成阴阳平衡，不知道是个什么道理？同样是四个字，为什么非要改成阴阳平衡？我看了好多文章，讲来讲去都是一种往西医学靠的倾向，是把中医理论西化的一种证候。同样是四个字，为什么不用中医的阴平阳秘，而一定要改成阴阳平衡？这是一种理论上的混乱。

我们最后讲一讲熵病问题，这是比较深的一个病变问题。什么叫熵病？就是系统失序为病。熵是有序度降低的标度，熵病就是由于熵增加呈现出来的病变，系统在物质能量的耗散当中，内部或者是与环境的熵交换失调。气的升降失调、出入失调，这个失调当中很重要的就是需要排到体外的熵，排不出去，或者排得不通畅。这个不通畅有两种情况：

第一种情况是产的熵超出了正常水平，就是需要排出的熵超出了正常水平，正常的排熵通道，排熵不及时不通畅而积滞在体内。

第二种情况就是排熵通道受影响，有了干扰，正常产生的熵也不能正常排出，造成内部熵的积聚，形成熵病（因为熵积聚而形成的疾病，所谓熵积聚就是无序度升高，有序度降低），具体来说又分为两大类：一大类是热熵病，所谓热熵病就是物质能量的代谢中，高能态的物质能量进来，低能态的排出去，熵要随着低能态的物质能量排出去。但是排熵通道不畅，或者排熵不及时，造成热熵积聚于内，形成热熵积聚为病。这种病经常发生，从耗散结构理论来看非常容易发生，中医认识了大量的这种病变，内热、过食肥甘厚味、气有余便是火等，都是热熵积聚于内。那么这种证候的调理很简单，排熵就好了，运用清法、消法、泻法，泻一泻就解决了。中暑，还有风寒外束、毛窍闭塞、正气郁闭于内、暑热内郁，风寒外束肌表、正气不得外达等，这些都属于热熵病的情况。从耗散结构里面看着就是热熵病，中医早就认识到了，早就有效地处理了它，但在西医那里完全不懂，讲不通，没法理解。另一大类是广义熵病，就是指的有序度下降，它不是热熵的积聚问题，而是有序度下降。现在有多种以紊乱命名的疾病，像糖代谢紊乱、脂类代谢紊乱、蛋白质和核酸代谢紊乱等。各种紊乱命名的疾病，都是一些广义熵病，有序度下降了。生物钟失调、生物大分子的结构发生变异、基因畸变等这种结构性的失序，也属于广义熵病。刚才那些内容比较深、比较新，涉及好多新东西，大家如果有兴趣、有机会，再找别的相关的东西进行研究。

3. 自主性原理

第六条原理是自主性原理，这是更重要的一条原理。什么是自主性原理？

首先要明确，人是一种自组织系统，健康与疾病都是系统自组织的、自主调理的效应。这个原理要解决三个问题：第一个问题是要区分自组织与他组织，认清自组织系统的特性；第二个问题是要认清人是高级的自组织系统，自组织系统有很多重要特性，那么对于医学而言，意义最重大的是它的自稳性和自主性；第三个问题要解决中医是如何认识到人是自组织系统的，其防治原理是依靠调动和发挥人的自组织特性，进行自主调理的。

我们需要解决概念问题，解释两个新概念，即自组织和他组织，关键是要掌握自组织这个概念。这里讲的组织不是组织胚胎学的组织，不是名词，而是动词，是指系统形成有序稳定的机制和过程。组织的本质是建立和保持秩序，减少不确定性，增加确定性，也就是增加有序。组织的本质是增序建立起秩序。组织的效应是使系统从无序走向有序，从有序度低走向有序度高，并且能够保持有序稳定。

那么什么是自组织和他组织？关键是要掌握自组织，自组织是指动力指令调节都来自系统自身内部的组织机制和过程。他组织刚好相反，动力指令调节都来自系统外部。自组织比较简明的例子，像生物大分子的自我复制、细胞的分裂繁殖、胚胎的发育、生命个体的成长、刀口的愈合等，这都是比较典型的自组织的例子。他组织的例子，如把棉纺成纱，把纱再织成布，把砖砌成房屋等，这都是他组织，靠外力。自组织有重要的特性，医学特别需要掌握。自组织的核心问题是系统如何自己建立和维持有序。自组织研究的结果发现，有一只看不见的手，就是自组织机制和规律。协同学的创始人哈肯说，能否找到某种能够支配存在于各类系统中的自组织现象的一般原理？这种一般原理与系统组成部分的性质无关。就是说，各类自组织系统当中有一种共同的一般的原理，是一种机制。那么这种机制跟组成系统的物质成分无关，不能归结为什么成分，它就是一种机制、一种作用、一种规律，是一只看不见的手。钱学森也讲了，系统自己走向有序结构，就可称为系统自组织。这个理论也可称为系统的自组织理论，就是自己走向有序。后来专门发展了系统自组织的研究，出现了系统自组织理论。最有代表性的是这三项理论：第一项是耗散结构理论，它研究的结果是发现耗散导致有序；第二项是协同学，它研究的结果发现是协同导致有序；第三项是超循环理论，它是生物学领域的，研究发现是超循环导致有序。除这三项理论外还有一些新的，统称为系统自组织理论，如果有兴趣可以找找与这三门学科相关的东西来看一看。

自组织系统有它的特性和规律，最重要的是有五个特点，总特点是自己走向有序结构。它的具体特点有五个：第一个特点是自动性，其动力来源是来自内部，不是靠外力的，是自我组织的，自我发动的。第二个特点是方向性，是向着有序度提高前进，自组织的方向是提高有序度，而不是相反。第三个特点是目标性，有的也叫目的性，自组织有方向性，方向性指向哪里，指向一个称为目的点的状态，就是组织的结果达到一定水平，在哪里稳定下来，形成有序稳定结构，那个目标好像是预先设定的，自组织的机制和过程将系统组织到哪个有序度上，就在哪里稳定下来，像是有目的、有目标一样。例如人的个体发育，发育到一定程度就稳定下来了。第四个特点是自稳性，自我保持稳定，后面我们要专门来讲。第五个特点是自主性，自主性后面也要专门来讲。

现在研究发现人是世界上最高级的自组织系统。人是一种生命，是生命的最高等级的水平。生命的本质是什么？生命的本质是自组织，具体来讲就是自我更新、自我复制、自我调节。在地球上产生的生命，是从无生命到有生命产生出来的。地球的演化先产生了比较早期的物理运动，然后是化学运动，后来是生命运动。生命运动跟物理运动和化学运动的区别在哪里？生命与非生命的区别究竟在哪里？现代研究的结果从科学到哲学，认为就是三个自我：自我更新、自我复制、自我调节。这三个自我的统一称为生命，全称是生命运动，简称生命，区别于非生命的界限，就在这三个自我的统一。人是最高级的生命，生命在地球上产生 35 亿年了，生命演化到最后 300 万年，形成了一种现在看来是最高级的生命形态，被我们的研究称作人或者是人类。它是生命发展的一种高级形态，它的本质仍然是自我更新、自我复制、自我调节。这是生命的一种形态，一种高级形态，无论怎样复杂，其内在本质仍然是这三个自我的统一。健康与否，就在于这三个自我相统一的状态如何。

人的生命从本质来讲是这三个自我，作为自组织系统的五个特征，自动性、方向性、目的性、自稳性、自主性，人这里都典型地具备着，其中最突出的、与医学关系最为密切的是自稳性和自主性，特别需要注意研究。

人的自稳性，用通俗的话来讲，可以称作不倒翁特性或者不倒翁状态。人的生命有典型的自稳性，自组织的机制把人的生命运动建立和维持在高度的有序稳定态，医学上测出了这种稳定态的一些参数，即正常值。那么作为一种自组织的自稳性，它的特点是系统状态在正常值上稳定，偏离正常值就不稳定，就要引起自组织调节，这是一个特性。只有在正常值上才稳定，偏离了正常值，它就不稳定，它就要引起这样那样的调节过程。这些调解是直到把状态调节回到正常值，自组织才重新稳定起来。人不是生活在真空当中，在现实生活条件下，随时随地受到各种干扰和冲击。这种情况下人的有序稳定态不是刚性的，不是刚性地被保持在这，而是亚稳性，被各种条件冲击干扰波动。只要一波动，偏离了正常值，就要引起自组织机制的自我调节。调节的目标，它的目的就是要再调节回正常值状态，回到正常的状态就稳定起来，再偏离、再调节回来。

所以实际情况是，一方面，人的生命条件在无休止地干扰和冲击生命运动，使它不断地发生偏离正常态的可能和现实；另一方面，人的生命运动只要一偏离正常值，就要引起内部的自组织机制的自我调理，它的方向是要努力调回到正常态。但是能不能回到正常态，还要看各种干扰冲击与这种自组织的自我调节作用之间的关系，有谁胜谁负的问题。有些时候能够很快调节回来，有些时候不能很快调节回来，需要经过一段时间的波动慢慢地拖回来，或者需要经过若干个反复才最终拖回来。这是一种自稳性、不倒翁性的特征。结果实际情况是，不断地发生偏离，又不断地自我调理，于是在整体上大体保持正常稳定态，就像一个不倒翁。健康态就是不倒翁的正态，疾病就是不倒翁的偏向态，偏到一边，偏到这边还是那边，但是它有能力、有机制自己恢复到正常态上来。所以从系统自组织理论来看，自组织是生命的本质，也是健康的本质，疾病不过是自组织失常的产物。自组织是健康与疾病的最深机制或本质，健亦健在自组织，病亦病在自组织，治亦治在自组织，愈亦愈在自组织。自组织机制是一个中枢性的根本性的机制，自组织机制受到干扰，就达不到最佳状态，可能会发生偏颇，就会失去正常态。所以如何来认识掌握和调理人的自组织机制，在治未病的情况下，重点在于增强和调理人的自组织机制。在异常的情况下，如何找到自组织机制失常的特征，找到对自组织机制进行调理的通道和方法，这应该是深层次的。

然后是自组织的第五个特性：自主性问题，人的生命的自主性。什么是自主性？自主性是指作用于系统的所有因素，无论是营养性的，还是有致病作用的，还是有治疗作用的，系统的自组织机制都自主地处理，然后做出适当的反应。做出的反应，包括排斥、缓冲、适应、吸收、转化（同化、异化、缩小、放大），或者是变形，或者是衰减，有的甚至是滞留、积累、记忆，若干时间以后再做出反应。就是人的生命运动因为自组织机制的存在，外来的一切作用因素，正面的、负面的、中性的，都要自主地做出反应，然后才表现出它的自组织的效应，病和不病都是自组织的效应。外来的一切物质能量，不经过自组织就不能改变人的生命运动，也不能被人的生命运动所运用，要调节或者改变系统的状态，需要通过系统的自组织机制才行。

中医比较深刻地认识了人的自组织机制，驾驭了自主调理的规律。首先在理论上总结了中医所认识到的人的自组织特性，像元气论、生气与生生之气论、阴阳自和论、五脏生克论、治病求本论等，这些理论都是对人的自组织特性，特别是自主性的深刻认识和如实反映。在疾病的防治上，明确地提出治病求本原理，认识到疾病有层次，治疗有层次；要区分标本，标本当然也有好多层次了。许多理论我们都很熟悉了，如“施治于外，神应于中”，“神应于中”这个神是什么东西？值得研究，从自组织理论来看，就是生命的自组织。“一推其本，诸证悉除”推的这个本是哪个本？是什么东西？从自组织理论来看，很明显就是指的人的自组织机制，自我调节能力。

《内经》上有一句话讲，“壮水之主，以制阳光，益火之源，以消阴翳”。如果是特异性治疗，直接壮水，直接制阳光，直接益火，直接消阴翳。但是中医讲的不是这种特异治疗，壮的不是水，是水之主；益的不是火，是火之源。它涉及病变的三个层次，或者说病机的三个层次。水之主和火之源是什么东西？非常深刻，是一种深度治疗，到了自主调节的机制上来。清代李冠仙有一段话讲得比较生动具体，他讲：“气虚者宜参，则人之气易生，而人参非即气也；阴虚者宜地，服地则人之阴易生，而熟地非即阴也。善调理者，不过用药得宜，能助人生生之气。”人参不是气，熟地也不是阴，是助人生生之气而得的效果。什么叫生生之气？就是中医对自组织，对自主调理的一种概括，中医把它概括出来了。

中医对人的自主调理有相当深的总结和相当丰富的经验，最早的是八字金丹，是《汉书》上记载的“有病不治，常得中医”。这里讲的中医是内医，内在的自我治疗、自我调理的机制、医疗作用。但是也有另外的说法，如“病不服药，如得中医”，“不服药为中医”，这句话概括了中医对人的自主调理机制的认识和驾驭。后世医家有许多专门研究和论述中医这一规律。如徐大椿《医学源流论》有“病有不必服药论”等，专论此道，称：“外感内伤，皆有现症，约略治之，自能向愈。况病情轻者，虽不服药，亦能渐痊；即病势危迫，医者苟无大误，邪气渐退，亦自能向安。”“天下之病，竟有不宜服药者……如无至稳必效之方，不过以身试药，则宁可以不服药为中医矣。”“病之在人，有不治自愈者，有不治难愈者，有不治竟不愈而死者。其自愈之疾，诚不必服药；若难愈及不愈之疾，固当服药。”如果疾病是可以自愈的，完全不用服药。这个认识得非常清楚。

再就是阴阳自和，这在张仲景的《伤寒论》当中有两条专门论述了。阴阳自和这四个字，不是张仲景自创的，在仲景之前，汉代哲学理论当中就已经有了。张仲景把它引入医学理论当中。从现在看，阴阳自和论就是中医的自组织理论，是讲阴平阳秘是如何和的，不是他和的，是自和的。张仲景说："凡病，若发汗、若吐、若下、若亡血、亡津液，阴阳自和者，必自愈。"下面这一条："问曰：病有不战、不汗出而解者何也？答曰：其脉自微，此以曾发汗，若吐、若下、若亡血，以内无津液，此阴阳自和，必自愈，故不战不汗出而解也。"认识到我们机体自愈疾病的机制，是一种内在机制，能够驾驭它，发挥它的作用，是一项重大的发现性的贡献。后世医家对阴阳自和的研究有许多开拓，比较有代表性的是吴谦等的《医宗金鉴》："凡病，谓不论中风、伤寒一切病也，若汗、若吐、若下、若亡血、若亡津液，施治得宜，自然愈矣。即或治未得宜，虽不见愈，亦不至变诸坏逆，则其邪正皆衰，可不必施治，唯当静以俟之，诊其阴阳自和，必能自愈。"研究得更广泛了，无论中风还是伤寒，各种病都有这个规律，他不仅提出来，而且进一步发展。后来到了柯琴，在《伤寒来苏集》中对此论述有更进一步发展，"阴阳自和故愈""阴阳自和而愈""阴阳自和则愈""阴阳和而病自愈"，提出了"欲其阴阳自和，必先调其阴阳之所自"的观点，实际上是形成一种治法，要调阴阳以自和。此方法可以概括为"调其阴阳之所自，阴阳自和必自愈"。这些理论都是对人的自组织机制、自组织特性和自主调理的规律和机制的认识与总结，这是中医的特色和优势，也是独到的带有发明性的贡献。

明代王应震有一句很有名的话："见痰休治痰，见血休治血，无汗不发汗，有热莫攻热，喘生休耗气，精遗不涩泄，明得个中趣，方是医中杰。"为什么用了这么多"不"？背后是要从深层次注意自主调理的机制。中医的这些特色和优势非常深厚，非常有价值，特别是有临床价值，但是现在这些年被埋没、被抹杀、被扭曲、甚至被丢掉了，需要回过头来认真地再来挖掘总结发现。

我今天的课就讲到这里。这一条原理总结起来就是：中医的治疗原理，就是依靠调动、发挥人的自组织机制进行自主调理。太深刻了，这是一种最为深刻巧妙有效的防治艺术，应该是治疗学的第一原理，对所有的医学应该是通用的。中医系统论的内容，特别是系统论的6条基本原理，我们到今天为止就讨论完了。明天晚上我们来讨论第四个题目“中西医结合与中西医不可通约”。这是个比较热点的问题，涉及的内容比较深、比较多，目前更加迫切，明天我们再专门来讨论。好，谢谢大家。

四、中西医结合与中西医不可通约

我们今天晚上再继续来讨论。今天讨论的题目是“中西医结合与中西医不可通约”。这个题目相当大，涉及的问题相当多，而且目前关注度比较高，面临的矛盾争论也比较多，涉及理论问题，也涉及实践问题，既涉及国家的工作方针，又涉及中医的研究和发展方向问题。谈这个题目我很容易回想到我第一次来广州的时候遇到的问题。那是1979年年底，中国第一次医学辨证法讲习在广州召开，当时来了300多人，讲中医、西医、中西结合，会期是3天，结果开了5天，中间的1980年元旦休息了一天。1978年十一届三中全会提出拨乱反正，改革开放，那在卫生系统如何改革开放？如何拨乱反正？这是当时我们面对的一个主题。参会的中医、西医、中西医结合三个方面的专家，都是全国最有代表性的专家。卫生界要冲破中西医结合是唯一方针的框框。中西医结合研究从1956年开始到20世纪70年代，把中西结合作为卫生工作的唯一方针。关键是西医，要离职学中医或者在职学习中医，带有普遍命令性。在会议上首先是西医界的代表，强烈要求解放出来，搞显微外科的也要学中医，这是不对的。所以会上讨论的结果，最后由国务院政策研究室的主任做了一个总结，现在我记得最清楚的一句话是“三驾马车一起跑”，就是中医、西医、中西结合三驾马车一起跑。

1980年的3月，召开了全国中医中西结合工作会议，是国家召开的。这个会议是确定新时期即改革开放时期，中医和中西医结合工作的指导方针。会议上明确提出来，作为一项新的工作方针，就是中医、西医、中西医结合三支力量都要大力发展，长期并存。《人民日报》发表社论这样讲了，大会的报告也这样讲了，从此三支力量长期并存、共同发展的方针，成为一条卫生工作的方针。到现在，出现了一个问题，有些人也发现并提出来了，究竟是三支力量，还是两支力量，还是两支半力量？中医这支力量本来是排在第一位的，中医、西医、中西结合，结果变来变去，特别是自我不太争气，往往习惯于往中西结合这边靠，往西医这边靠，中医作为一支独立的力量，没有能够充分发展起来。西医是越来越强大了，这个看得很清楚。中西结合作为一支独立的力量，在这次会后成立了中西结合研究会，办了《中西结合杂志》，作为一支动力的力量，发展越来越兴旺，而且走向世界。中医跟中西结合的界限，到现在还在许多人那里划不清楚，究竟是中医还是中西结合？我今天来发言，是觉得我既不是中医，也不是中西结合，更不是西医，跳出三界之外，是旁观者。旁观者清，但是我的看法可能不一定清，下面谈一谈我的一些认识和理解，作为一家之言，不希望、不要求大家接受或认同，只要我是如实地讲，只要知道还有如此一说就可以了。如果有参考价值，大家可以沿着这个线索继续探索、继续思考。我会分三个问题来讲，第一个是中西结合研究60年的经验；第二个问题是中医的基本原理与西医不可通约；第三个问题就是根本方向是中医复兴。这三个问题都很大，我尽量简明地概括和梳理。

1. 中西结合60年的经验

（1）中西结合

回答这个问题首先需要回到什么是中西结合？把这个概念理清楚，把指导思想理清楚。中西医结合是毛泽东当年提出来的，毛泽东讲，把中医中药的知识和西医西药的知识结合起来，创造中国统一的新医学、新药学，关键是在“学”上。中西结合的本质是中医和西医两种学统一起来，不是别的，是指的“学”，是中医学和西医学两种学统一。毛主席还有另外一句话讲，学是指基本理论，这是中外一致的，不应该分东西。所以中西结合的关键是基本理论的统一，特别是基本原理的统一。好几个国家领导人都很关注，很强调中西结合的问题。曾经设想以五年为一期，经过几个五年的努力，这是20世纪50年代讲的，争取在20

世纪末实现中西医的统一。这个期望值是比较高的，但是经过 60 多年的努力，到今天是 62 年了，付出了三代人的心血，研究相当努力，也相当艰苦，遇到了相当大的困难。到目前为止，62 年的结果，研究的结果没有达到预期的目标。20 世纪末也已经过去快 20 年了，我们发现中医的基本理论，没有一项能够与西医相结合，证明中西医在基本原理上不可通约。那么后面我们再专门来讲，但是并不能因此全盘否定中西结合研究，要客观地、有根有据地、能够负责任地对这 60 年的实践做出评价。

（2）60 年的实践有重大价值

我的看法，60 年的实践有重大价值。第一方面是有历史价值，中医和西医同时存在已经几千年了，西医在中国与中医同时存在也 100 多年了，有计划地通过主观努力来促进中医和西医的结合统一，这在医学史上是第一次，是一个伟大的创举，开辟了中西结合研究的方向和研究的道路，也造就了一支中西医结合研究的学术队伍，这都是史无前例的，都是全新的。第二方面是学术价值，促进了中医与西医的比较研究，要结合研究就必然要进行比较，促进了比较研究，极大地加深了对两种医学的差异的认识，可结合的和不可结合的学术内容都日益清楚地揭示出来，当然是“日益清楚地”，并没有完全揭示清楚。对于中西医的学术的统一进行了艰苦的探索，取得了一些可喜的进展，积累了大量的科学事实，提出了众多的学术问题，为后续研究奠定了基础，也准备了研究课题和线索，积累了研究的经验和教训。第三方面是临床价值，在中医和西医之外，找到了或者提供了一种新的防治方式。尽管两种医学的基本原理还没有统一，可以在两种原理分别指导下进行中西医结合的临床防治，实际上是一种 AA 制式的双规配合治疗。这种治疗的疗效往往比单纯的西医或者单纯的中医更加满意，受到患者的欢迎。这是我首先需要肯定的，有重大的价值。

（3）证明了中西医统一的必然性

这 60 年的实践也证明了中西医统一的必然性。中西迟早要统一是有规律的，发现了规律，就找到了必然性。主要是两方面：第一个规律性，就是中医和西医的研究对象是同一的，必定要统一，这同一个研究对象就是人的健康与疾病。在科学分类当中，医学只有一门，就是研究人的健康与疾病的科学，所以同一个对象，只能是同一门学科。中医和西医不过是在一门学科内部的两个学派，所以中西医差异的性质是学派差异，而不是学科差异。中西医结合是医学内部两个学派的统一，而不是两个学科交叉形成的交叉学科，不是那个东西，这是统一的必然性。第二个规律性，就是中医和西医的差异有两种，需要从两个层次来实现统一。第一种差异就是学术差异，是对于同一种或者同一个事实和规律形成的不同认识或者理论，它研究的同一项事实或者同一项规律，但是研究的结果分别认识到不同侧面、不同内容，从而形成了不同理论。这种差异只要研究深入和成熟，认识达到了真理水平，自然会统一。因为认识上真理是一元性的，这是中西医可以通约的内容。这些情况在解剖学领域和外科学领域更多一些。第二种差异是分别认识了不同事实和规律，形成了不同的理论。这种差异是不可通约的，因为它的认识和理论反映的是不同的事实和不同的规律。事实和规律本来不是一回事情，不能统一，这种理论内容就难以统一，需要各自独立的发展和成熟，以不同的理论统一到同一个理论体系当中，这是理论体系的统一。就是不同的理论各自发展、各自成熟，最后统一到同一个理论体系中，形成不同理论的同一个理论体系。那么，对于中西医结合研究发展的前途，我认为是一定要统一，只是早晚问题，统一的方式问题，恐怕至少需要若干个世纪的时间，现在时间还太短。中西医统一的根本性问题是要解决中西医不可通约的那些差异，如何实现统一？那就是在理论体系上实现统一。所以我的主张，是要发展后中西医结合研究。如果1956年算前中西结合研究开始的话，那么后面应该发展后中西医结合研究，重点解决不可通约的理论如何走向统一的问题。那么这样的研究需要提高和发展中医，需要转变和改造西医，在全新的水平上实现两套理论在体系上的统一，实现医学大同。医学大同作为一个方向，可以用这个模式图（图8）来表示。

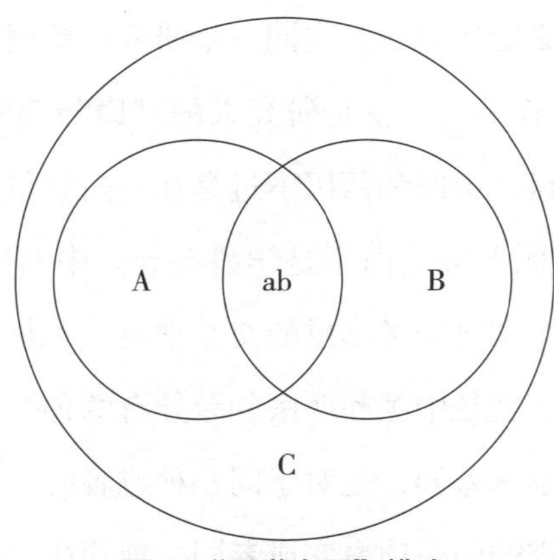

图 8 “医学大同”模式

A 是中医独立贡献的理论，B 是西医独立贡献的理论。ab 是中西医可以通约的部分贡献的，C 为中西医之外其他医学贡献的。医学大同等于 A 加 B 加 ab 加 C，就是说中西医的统一问题不是在现有水平上，不是就现有的中医和现有的西医直接合并就可以统一的。

（4）60 年研究存在的局限和面临的困难

现在暴露得比较清楚。首先是局限，虽然 60 年时间不短了，但从全部发展史来看，还仅仅是起步，处于起步阶段，中西医的统一最少需要几个世纪的时间，60 年的时间仅仅是起步，很难避免发生“幼稚病”。

局限一是带有盲目性。这个问题是 1956 年毛泽东提出来、由中共中央直接推动的，是在学术界缺乏必要的中西比较研究的前提下开始的。对于中西医差异的内容、差异的性质，认识得并不清楚，到现在认识得也还不清楚。对于造成中西差异的根源，以及如何消除造成差异的机制和规律，研究和认识得更不深入，盲目性到目前为止还没有解决。

局限二是陷入以西解中的困境。中西结合研究开始是从组织西医离职学习中医，办学习班开始的，也就是从西学中开始的，中西结合研究队伍的主体是西学中，是带着西医的观点方法来学习中医、进行中西结合研究，很难避免、也很自然地形成按照西医的知识和方法来研究及解释中医，即形成以西解中的这种研究方式。这样研究的结果就是在许多情况下，把中医研究和解释成西医，是很难避免的。据目前现有的情况来看，研究的整体水平还不够高，与中医学术内容的复杂性很不适应。然后是研究面临的困难，首先是“学”的结合和统一十分困难。中西结合关键是中医学和西医学之“学”的结合，学的根本问题是基本理论。中医的各项基本理论几乎都进行了中西医结合研究，设了专门的课题组，有的课题列入了国家重点计划，例如经络列入了国家基础研究的重点攻关计划，曾经三次列入三个五年计划，研究相当努力和艰苦，但是大都无果而终。

基础理论的研究是对于经络进行了经络本质的研究，认为经络的功能基于特定的形态结构，开展了研究经络结构的努力。但结果发现，经络与已知的形态结构，特别是神经和血管系统有重要关系，却找不到经络特有的形态结构，经络的很多功能可以从神经和血管系统得到解释，但是血管和神经系统不能解释经络的全部功能，甚至不能解释根本功能。那么在神经、血管之外，能不能找到经络特有的形态结构呢？这种努力做了很多，提出来了很多种假说，我看到的资料最少有30种假说，结果是找不到经络独特的、特定的形态结构。经络问题的研究专家最有代表性的有两个结论：一个是季钟朴的，“长期以来一些学者一直寄希望于在神经、血管之外，能找到经络独特的形态学基础，结果是一无所获”。这个结论相当有分量，相当不容易，做这个结论需要下相当大的决心。一无所获，太否定了，但是不得不得出这个结论。另一位是胡翔龙：“要想发现特殊的经络形态结构，迄今均告失败。”这个结论也非常不容易得出来，但是不得不得出这样的结论。

对于阴阳是研究阴阳的实质是什么？目标是想寻找阴阳的物质基础，或者说把阴阳归结为什么物质、成分。最早提出思路的是美国的生物学家，1973年提出来环磷酸腺苷和环磷酸鸟苷是阴阳的物质基础，然后我们国内一大批学者来重复他的研究，也都是这样的认识，并且在这种研究之外，想寻找另外的物质基础，在细胞水平、分子水平等做了大量的研究，其目标就是要寻找出所谓阴素、阳素那样的物质成分。其中有代表性的是沈自尹老先生的观点，他是中西结合研究的著名专家，他说：“要探讨中医的阴阳本质和阴阳的物质基础，必须满足以下二个条件：①这种物质的生理作用应能解释阴、阳的主要表现，包括主要的临床证候及实验室指标，该种物质的代谢变化应与临床阴证、阳证（或阳虚、阴虚）的外观表现相对应，甚至这种物质的变化出现在前，虚证的症状表现在后，与中医关于阴阳对立统一的规律基本相符；②临床上出现阴证阳证的动态变化时，这种物质基础也要有相应的动态变化。”实际上就是想把阴阳归结为阴物质、阳物质或者阴素、阳素，两种物质的动态变化就表现为阴阳的虚实变化。临床阴阳证候的出现，应该是这种物质成分的变化在前，阴阳虚实变化的证候在后。按照西医来说就应该是这样来找，但实际结果是一无所成，任何阴物质、阳物质都找不到。

对于五脏的研究，中医认识了解剖形态的五脏，又认识了藏象，这五脏都分别有课题组进行了研究。研究的结果证明，中医关于五脏解剖形态的认识，跟西医的认识是十分接近的。但是关于五脏的临床辨证、临床证候等内容，却跟5个解剖器官不能直接联系起来，这就证明那五脏在5个器官之外，不是5个解剖学器官。试图把五脏和5个器官统一起来合并为一的努力，无法实现，从而证明五脏是5个解剖学器官之外的另外一种存在。但是另外一种存在是什么？没法说明，说不清楚。比较典型的是肾脏。也以沈自尹老先生为代表，他专门写了一本书，就是《肾的研究》，出了两三版了，大家可以看一看。他研究证明，肾脏的虚实变化与下丘脑、垂体及肾上腺、甲状腺和性腺形成的功能轴的功能变化密切相关。中医的肾脏跑到上头来了，下丘脑、垂体、肾上腺、性腺和甲状腺内分泌轴，与功能轴的变化密切相关。他说，肾阴虚是以下丘脑植物神经功能失调为主，同时也有体液改变，肾阳虚是以下丘脑内分泌功能减退为主，同时也有植物神经功能的改变。跟解剖学的肾脏几乎没有关系，只有肾上腺有联系，关于脾的、关于肝的、关于心的等研究都出现类似的情况。

我教过的一位我们学校的博士研究生，博士论文选题的时候跟我讨论说写这个题目，就是中医的肝，它的生理基础是全身的平滑肌系统的功能。他开始立题找我讨论，我说你有根据没有？他说我不是随便提的，有理论基础，有临床辨证和病理指标基础，有治疗学的药理基础。他说这三个方面的东西都是直接跟平滑肌系统联系，肝的虚实变化等都是平滑肌系统问题，调解点调节的作用效应也是平滑肌系统体现出来。我说你如果有根据可以写，他说有根据。但是，这里有几个问题：第一，西医不可能接受；第二，传统的中医也不可能接受，太另类了。我说只要有事实根据就可以写，最后写出来了，现在作为一种代表性的观点之一。肝跟全身的平滑肌系统密切相关，肝气郁就疏肝，他研究的结果发现疏肝就是疏的平滑肌系统。

对于证也有课题组进行了研究。中医有辨病论治，研究了病，又研究了证，辨证论治。而汉代以后辨证论治成了主轴，中医辨证跟西医辨病有不少可通约和交叉的地方。但是中医的证，从西医的生理病理上都无法理解和解释；而与西医的病有很多交叉、很多相关，情况很复杂。研究的结果发现：第一，没有一个证能够与西医的什么病单独重合或者单独相等，到现在为止没有发现哪一个证就是西医的什么病，没有一个能证明的；第二，就是中医的证和西医的病之间的关系情况复杂，有的一证对应着多病，有的一病对应着多证，有的是有证无病，有的是有病无证，情况很复杂，没法找到直接对应性的、直接相互解释的关系；第三，就是无法按照西医原理来确定证的病理指标。

曾经进行过证的规范化研究，有中医的规范，有中西结合的规范。中西结合研究的规范，就是要像西医诊断病一样，对于证能够确定出特异性的指标，主要是理化指标。人们做了相当大的努力，比较有希望的是血瘀证，是从血液流变学来研究血瘀证。到 1988 年，一个很庞大的协作组提出了血瘀证的 12 项指标，希望按照这 12 项指标在临床上确诊血瘀证，但是在 12 项指标定了之后，应用的结果又不行了，出现了无证不血瘀、无病不血瘀、无药不活血化瘀的情况。这 12 项指标有的不是血瘀证独有的指标，这就麻烦了。在治疗上，有很多不是用活血化瘀的药，也能调节改善那些指标，这就乱套了。虽然制定了 12 项指标，但是不对头，没法用。所以这样力图把中医的证归结为西医的病的各种研究努力都不成功，到现在仍然很难。我们在临床上可能面临的一些新的问题、新的矛盾，实际可行的就是西医治病、中医辨证分型治疗，这是大体上可行的路。

总体来说，关于“学”的中西医结合研究遇到了难以克服的困难，提出的创造中国统一的新医学、新药学的目标遥遥无期。有的人曾经提出来要创建中西医结合医学，作为在中医和西医之外的第三医学，这个设想非常美好，也非常诱人。但是到现在连中西医结合医学的一个概念都难找到，没有确立起来。不是中医的，也不是西医的，而是中西结合医学的独立的概念，一个也没有建立起来，学术和理论就更难建立了。所以很多人就说中西结合医学是一个泡沫。

研究的结果到20世纪80年代中后期，特别是到90年代，学界提出来各种说法：

第一种情况是说中西结合是长官意志，是行政命令，西学中是政府下命令下指标，通知医院必须去多少人学。

第二种情况就是认为中西结合不过是医学乌托邦。这是空想了，对中西结合几乎是全盘否定性的观点。

第三种情况就是中西医结合的研究进入一种停滞状态。中西结合研究的高潮期大约有30年，就是20世纪50年代、60年代和70年代，从80年代就开始下降，90年代进入低潮，特别是基本理论的研究曾经非常热，现在基本上停顿下来。中医基本理论的中西医结合研究没有课题了，没有专门研究。还有些是个人在研究，是没有规模、没有规范地在做研究。另外就是在医学体系之外，其他的学科在做的研究。延续下来的、现在仍然在进行的，主要是临床的中西医配合诊治，名称叫中西医结合，实际上是结合不起来的配合，是在中医和西医两种原理不可通约的情况下，进行AA制式的双规配合诊治。我把它的特点概括成四句话：两种诊断互参、两种治法兼用、两种药物并投、两种理论双解。两种医学对治疗的结果、效应没有一个统一的解释。

第四种情况就是出现了一种混乱，在指导思想上、在学术研究中，包括在临床实践上放弃对“学”统一的研究，只做临床上AA制的防治。有的是强调优势互补、掩盖差异和不可通约。而这个所谓的优势互补，是以中医之优势，补西医之缺陷，把中医变成西医的补充，并不是根本性的优势互补，尤其不是从原理上互补，中医是打补丁。有的中医院明确办院宗旨：既突出中医特色，又发挥中西医结合优势；有的中医院，包括院长施政演讲和办院宗旨，都列上中西医并重，明明是中医院，却强调要中西医并重。国家是因为有中医和西医两种医学，所以要强调中西医并重，而且中西并重这个原则的提出是1985年开始的，是国家看到中医不被重视，被削弱成附属品，强调要提高中医的地位，才中西医并重的。不是要并重西医，而是要并重中医，要重视中医，西医本来已经够强了。但是有些中医院，特别是医院的领导，施政纲领就讲到要中西医并重，太糊涂了。有些人甚至认为，中医复兴要走的路就是中西结合，离开中西医结合，自己没有路了，找不到路了。这种领导思想、指导思想、学术思想太混乱了，不造成中医低迷才怪。现在有些科研是泛泛低水平地以西解中，有些是因为没有能力和水平掌握更高的东西，不得不用比较容易掌握的西医知识来研究；有些是摆脱不开近50年来形成的以西解中的传统，大家都在这么做，我也这么做；有些要做实验，不按照西医的实验方法做实验，别的办法没有，别的路子没有，只好如此。所以这种状态是有现实根据的，但是它不是中医的好路径，不利于中医的发展。

2. 中医的基本原理与西医不可通约

我的理解：证明中医的基本原理与西医不可通约，是中西医结合研究60年最大的成就，伟大成就，历史上从来没有过如此高的成就。但是，不是认识到西医与中医之间一般的差异，而是认识到基本原理的差异。需要弄清楚什么基本原理，哪些基本原理与西医不可通约，我们着重谈谈这个问题。

（1）证明了中医和西医的学术视野是分立的

这里首先讲一讲什么是中医、什么是西医？《现代汉语词典》中的解释是比较简明的：西医是从欧美传入的医学，而中医是中国固有的医学。从医学史的角度而言：西医是起源和发展于西方的医学，而中医是起源和发展于中国的医学。再看一看现实情况，我们现在看到的西医，不是完整的西方医学，而是其发展的一个阶段、一个发展时期。西方医学的历史有2000多年：从古希腊开始，中间存在着转折和中断。最厉害的是中世纪，1000年完全中断了。欧洲特有的一个历史阶段是中世纪，就是从476年到1453年，1000年的时间，有的说是到1640年，那就是1100多年，原则上我们就讲1000年。欧洲自己把这1000年称为“黑暗的1000年”，这个时期是教会统治，用“上帝创造世界”来解释一切，所有的科学研究全部取消，包括医学研究。这个阶段人们认为疾病是上帝对人的惩罚，治疗的办法就是向上帝祷告，或者到耶路撒冷朝圣，大家有机会、有兴趣可以查一查西方医学史和西方科学技术史。西方医学那1000多年几乎什么都没有，古希腊、古罗马还有成就，是西方古代医学的高峰。到了1543年，这个年份非常重要，开始了革命，有两项重大成就：一项是哥白尼《天体运行论》，宣告了近代科学革命的开始；另一项是维萨里《人体的构造》，宣告了近代西方医学革命的开始。那么医学革命革谁的命，革上帝的命，不准上帝再来干预我的研究。你说人是上帝创造的，不对，我给你看看人的结构是怎样的。你说夏娃的肋骨跟亚当的不一样，你看看一样不一样？是革上帝的命、革教会的命。革命的结果，维萨里被制裁了，强迫他到耶路撒冷去朝圣，结果回来的路上死掉了。另外一个塞尔维特发现了血液循环，心肺小循环，这是个重大成就，但是这不得了，这违背了上帝的意志，教会严厉制裁他，把他在火上烤了两个小时，然后才烧死的。当时的医学革命确实是冒着生命危险在革命。从1543年开始，西方医学走上了全新的发展道路，这个路子把近代科学革命和技术革命的成果拿来，研究和解释人的基本问题，又把自然科学革命中形成的还原论思维拿来，对人进行研究，一个是解剖，另一个是分解还原，从大体解剖一直还原到细胞水平。现有的西医是从16世纪开始重新建立起来的，在其教科书里找不到一个字是古希腊或者古罗马的。它的解剖学这么发达，在现有的解剖学当中没有一个字是盖伦的，盖伦是古罗马的解剖学鼻祖。现在的西医确实是现代化的、新的，但它是割断了前面的两段历史的。它的思想文化，是16世纪以来的，是西方近代文明的产物，特别是工业文明的产物。医院的工厂化、医疗设备的机械化，充分体现了这个时代特征。所以现有的西医是在特定的历史条件下，在特定背景下发展出来的一种特定形态，可称为还原论医学，并非完整地代表了西方2000多年医学发展的完整形态。中西结合是要中医跟这种医学去结合，能不能结合？这就存在问题了。它是一种特定形态的医学，若要中医与其结合，则需看看中医是什么样子的医学。

中医是起源和发展于中国的医学。它的实际情况，我的理解是中华民族关于人的生命运动及其健康与疾病的智慧。这句话我是近二三十年慢慢地体会到的。首先是中华民族，56个民族都在内，有些人把少数民族的民族医割裂出去，说民族医就是民族医，而中医就是汉医，这完全是胡说八道。中医是中华民族整个民族的思想、整个民族的共同创造。它的研究对象和内容是人的生命运动及其健康与疾病，首先是关于人的生命运动的，特别是要读《内经》《难经》和先秦医学，那个时期医学更多研究的是人的生命运动。一部《内经》的主题就是生命运动问题，然后才是健康与疾病，是人生命运动的健康与疾病，不仅仅是疾病的防治问题。关于疾病防治的学问和技术就不那么简单了，是一种智慧，绝不仅仅是临床上那点东西，是一种有高深的思想，高深的对世界及生命的深刻理解，包括了哲学和科学的，是道、学、方、术统一的。所以不能把中医简单化，抽掉思想、抽掉灵魂，仅仅看理法方药和治疗方法。中医是中华文明的医学精华，整个中华文明都在这里了。我的看法，就是中医伟大的智慧绝不仅仅是现在教材上写的那一点，也绝不仅仅是现有的中医队伍掌握在手中的那一点，还有相当丰富、相当深刻的东西在这之外，没有被充分挖掘出来，没有被充分地发扬。所以中医的研究和发展的任务相当艰巨。中医是不曾中断地、一脉相承地连续发展了5000多年。

我的观点：中医是中国第一大科技发现和发明。2003年的时候我曾经写文章讲，中医是中国第五大发明。因为当时有两个背景：一个是说中医是伪科学、不科学；另一个是在讨论中国第五大发明是什么。我发表文章讲，第五大发明，没有别的，就是中医。后来的研究逐渐地提升，不是第五，而是第一。没有可与中医相比的，这个问题迟早是要被讲清楚的。我就写了专题论文展开了讲，为什么是第一？哪些是第一？这些内容是需要讲清楚的，以后有机会再讲。

中医 5000 年创造了五大奇迹：

第一大奇迹：连续几千年掌握着世界上最大的临床样本，这是不可争辩的。世界上最大的临床样本在哪里？在中华大地上，在这样大的临床样本上连续几千年进行着研究，不创造成就、不创造奇迹，那才是怪事。

第二大奇迹：在世界多元起源的医学中，唯一不中断地连续发展至今的是中医。就是从世界医学的历史来看，世界四大文明古国创造了四大文明，这四大文明都孕育了自己的医学，中国、古印度、古巴比伦和古埃及四大文明古国，都孕育了自己的医学。但是后来的发展非常不平衡，有三大文明古国的医学都过早地中断或者中落，有的到现在还有一点点痕迹，有的还有一点残存。但是像中医这样，5000 年不曾中断，一脉相承，根本思路、根本思想、根本特征没有变化，连续发展至今，是世界唯一，没有第二家。

第三大奇迹：中医不与西学融合，这是李约瑟研究的一个结果。在自然科学领域，中国古代的自然科学有 1000 多年领先于世界，当然领先于欧洲。到 16 世纪之后，也就是文艺复兴开始，欧洲开始科学技术革命。数学、物理学、化学、天文学、地理学等，逐步地发展起来，赶上和超过中国。然后，中国的这些学科知识跟欧洲的这些学科知识逐渐融合了。李约瑟的研究找到了具体的融合时间，是从 16 世纪开始一直到 19 世纪，哪个学科是哪一年，有什么标志融合的，都找出来了。但是，发现唯有医学，到 1964 年，他做总结时，找不到能融合的希望，需要多长时间才能融合？他的结论是 X，未知数。新中国成立之后，我们进行了中西结合研究，包括政府的推动和我们学术界的努力，想努力地把中医和西医结合起来，但这种努力也没法使中医和西医统一起来。这是一个奇迹，在科学史上没有先例。

第四个奇迹：2000年前确立的理法方药，至今仍主导临床。这个我们都熟悉了，秦汉时期确立的理法方药，以四大经典为代表，到现在不仅能够应用于临床，而且能主导临床。除中医之外，没有任何一家医学有这种情况。有些药物发明了，用了几天，不行了，就需要更新了；有些疗法、有些学说，也更新了。中医的理法方药历经2000多年，至今仍然主导临床，而且不光是中国的临床，中医走向世界，也在主导世界的临床，走到哪里都是主导，这个东西不得了。

第五个奇迹：中医是复杂性研究的先驱。复杂性科学、系统科学就是对世界复杂性的研究，是20世纪中期开始兴起的新研究，是现代科学研究的最新前沿领域。研究世界的复杂性，人的复杂是最典型的，所以研究发现，人是最典型的复杂对象。对这个对象研究最早的是中医。有人就说，科学家们千辛万苦地攀登上世界复杂性高峰，在那里却遇到了来自中国的医学家，他们已经在这里等候了1000多年，确实是研究复杂性的先驱。有人说中医是第一门复杂性科学，最有代表性的是朱清时院士，他在2004年发表文章讲中医是复杂性科学。医学界有代表性的是广州中山医科大学的侯灿先生，他发表文章就讲中医是复杂性科学，或者准确一点讲是复杂性医学科学。中医的复杂性研究站到了现代科学发展的最新前沿，它的意义和价值之重大，我们后边还要讲到，中医是这样的医学。

那么，这样的中医跟那样的西医能不能结合？这需要大量的思考、大量的研究。从这里中医和西医的不可通约性暴露出来，发现两个医学的学术视野是分立的。原来以为中医和西医的学术视野是大圆套小圆，就是中医的视野在西医的视野之内，中医的问题几乎全部可以从西医那里得到研究和解释。结果后来的事实证明，两个视野差别太大了。中医和西医的视野是分离的，而且中医的视野不但不比西医小，而且更远更深，远远地超出西医。二者可以用图9和图10来表示。

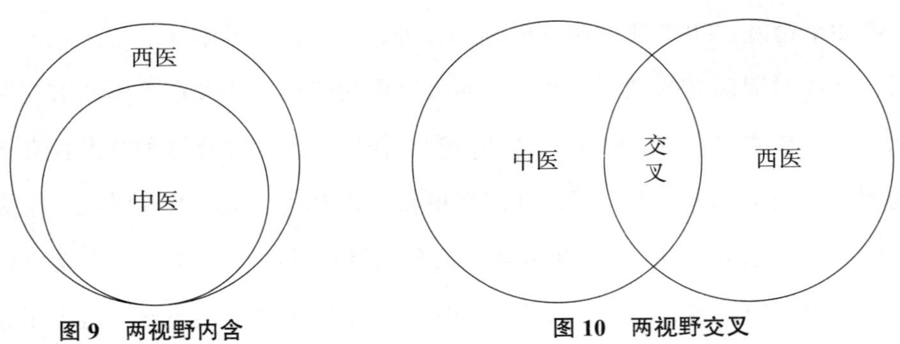

图 9 两视野内含　　图 10 两视野交叉

原来以为是像图 9 这样表示的，中医的视野在西医视野之内，现在发现不对，是分立的。中医和西医是两种不同的视野，有交叉部分，但是很小，重要部分是不交叉。它的基本关系是局部相交、主题相异、核心分立、方向相悖。中医学说的核心和主体内容，也就是中医那些独立的科学发现和发明，自古至今一直在西医的视野之外。中医的科学发现和发明完全是在西医之外实现的，西医到现在没有研究到、没有认识到，所以是没法结合的，没法用西医做解释。

中西医的这种差异，非常像几何学上的欧氏几何与非欧几何（表 1）。在自然科学领域，这种情况不是光医学这一家，别的学科同样存在着。两种学说体系不可通约，以“非什么学”命名的学科好多。像达尔文进化论，后来研究有非达尔文主义；热力学上有平衡态热力学，又有非平衡态热力学；数学上有线性代数，又有非线性代数。

表 1 欧氏几何与非欧几何

几何	欧氏几何（平面几何）	罗氏几何（双面几何）	黎曼几何（球面几何）
曲率	曲率等于 0	曲率小于 0	曲率大于 0
公设	过直线外一点，有且仅有一条直线与已知直线平行	过直线外一点，至少可以做两条直线与已知直线平行	过直线外一点，不能做任何直线与已知直线平行
推理	内角和＝ 180°	内角和 <180°	内角和 >180°

我们学过几何，那是欧氏几何。它的第五公理：过直线外一点，有且仅有一条直线与已知直线平行。由这个公理推论出结论是三角形的三内角之和等于180°。这世界并不这么简单，后来发展了非欧几何，有两家：一个是罗巴切夫斯基的罗氏几何，它的公理就是过直线外一点，至少可以做两条直线与已知直线平行，得出的推论是三角形的三内角之和小于180°；非欧几何的另一家是黎曼几何，它的公理是讲过直线外一点，不能做任何直线与已知直线平行，得出的推论是三角形的三内角之和大于180°。我们从最简单的角度来讲，三角形的三内角之和究竟是等于180°，还是大于180°，还是小于180°？都有理。能不能通约？不能通约。它反映的是不同的内容、不同的对象，是空间曲率不同，分别反映了不同的事实和规律，就是空间曲率之别。欧氏几何反映的是空间曲率等于0的情况；而罗氏几何反映的是空间曲率小于0的特性和规律；黎曼几何是空间曲率大于0的特性和规律。这些都是真理，都是对事实和规律的如实反映。因为，空间曲率本来就是有小于0的、有等于0的、有大于0的，所以这些理论都是对的，都有真理性，但就是不可通约。中医和西医的不可通约问题，在很大程度上就是这种类型，就是因为研究和反映的那些事实和规律完全不是一回事情。

（2）思维方式不可通约

那么我们来看中医和西医有哪些不可通约。首先是思维方式不可通约，我们前两天讲了，中医是系统思维，西医是还原思维，思维方式不一样，认识的事实和规律就不一样，造成了视野上的差别。

（3）以人为本与以人体为本

第二个原理性的差别，就是以人为本与以人体为本的差别：中医是以人为本，西医是以人体为本。现行的西医是16世纪以后重新建立起来的，是按照还原论思维，以解剖学为基础，用物理学、化学、生物学的还原性知识来研究的产物。它形成和遵循的是以人体为本，强调的是人体。它的各种理论、观点、核心性的关键词都是人体。对于健康的定义是指人体各种器官系统发育良好等。疾病也是指人体在一定条件下怎么着，关键词是人体。中医研究了人体，但并不以人体为本，健康和疾病之本本于哪里？它的根、落脚点是在哪里？中医研究了人体，但是认为最根本的根不在人体这里，而是在人。是不是人？中医的理解是非常正确的，不是从生物学来说人，而是把人理解为宇宙演化的一种产物。人以天地之气生，人的生生之气与天相通，生气通天，把人如实地理解为宇宙演化的一种产物，这完全是符合现代科学认识的结果的。

宇宙演化，到近35亿年前产生了地球上的生命现象。生命现象跟生命与非生命的区别，我们现在讲了，是具有自我更新、自我复制、自我调节的特性。非生命的现象没有这些特性，生命是这三种特性的统一。这种物质运动，我们人类在科学上把它称为生命运动，简称为生命。生命经过35亿年的演化，演化到今天我们看到的黑头发、黑眼睛、两条腿、两个胳膊这样的形态，在生物分类学上把它称为人类，是宇宙物质演化到今天，形成了这样一种被演化产生的生物。我们把它称为人类，或者称为人，是作为宇宙产物来理解的，是宇宙之人，不是生物分类学上的人。所以中医非常注重和强调人是宇宙之子，强调人与宇宙的母子关系。因着这种人与天的关系，天人相应，所以研究五运六气，研究人与外环境的正邪关系是很自然、也很符合实际的，而且强调人的本质是生命之气，有了生气、生生之气这样的概念，《内经》的主题就是讨论人的生命运动及其健康与疾病的。可见中医的学术核心是人的生命运动问题，以及生命运动的健康与疾病。核心是生命运动，是以人为本，以人为本的核心是以人的生命运动为本。所以在中医这里不是孤立的病，而是人，是人病。病在人身上，是人发生的病，调理的对象是病人，不是孤立地把人丢掉的那种病。

中医的以人为本，西医的以人体为本，有严重的区别吗？我说是非常严重的。以人为本和以人体为本的严重性区别的严格界限，就在太平间之门：太平间里，人死了，人体还在。西医研究的那些病变，大部分是可进入太平间的，是可以上解剖台的；而中医研究的各项基本内容是永远不进太平间的，是属于人的生命的，存在于太平间之外。元气、生气、阴阳、经络，特别是证候，以及脉象、舌象等，都是不进太平间的，属于人的生命运动。这种区别，人和人体的区别，有人简化地比喻，就像电脑的硬件和软件，硬件有病，软件也有病。就好像西医重点研究的是硬件的病，中医重点研究的是软件的病，这两种软件和硬件是不可通约的。但是这里面人的情况跟电脑的软件硬件的情况是不一样的，因为人的硬件由人的生命运动建立和维持起来，这个我们前面讲过了。

（4）解剖研究和超解剖研究

西医遵循的是解剖原理，中医遵循的是超解剖原理，这个概念可能比较新颖，大家比较生疏。西医解剖研究是比较发达的，这是人体为本的必然，人体为本，就是要通过解剖研究来进行。而且它认为，所谓人的结构就是人的解剖形态。西医的解剖研究有几个阶段：最早的是古罗马时代，129 年和 199 年，这是盖伦的生卒年。盖伦是西医解剖学的鼻祖，解剖学界的人经常以盖伦为骄傲，在古罗马时代就发展了解剖研究。但盖伦只解剖过动物，没有解剖过人体。中世纪解剖学被严格禁止，一直到 1543 年，维萨里《人体的构造》才重新开辟了解剖研究的新纪元。特别是后来到了 1761 年，莫干尼《疾病的位置与病因》建立了病理解剖学，这才把病变跟解剖形态直接联系起来，建立了疾病的局部定位理论，要通过解剖形态的根据找到局部定位，形成了病灶的概念。近代以来发展的解剖研究是西医取得重大进展的决定性条件之一。那么解剖研究的特点，就是把疾病的认识落脚于解剖形态，发展了针对器质性疾病的诊断技术和治疗手段。

中医的解剖研究，曾经被不断地污蔑和贬低，说中医没有解剖研究等，是中医落后的表现之一。这是一种胡说八道，这需要历史查证。中医的解剖研究，需要注意几个情况：第一，就解剖研究本身而言，在古代远远先进于西方，比盖伦早得多、先进得多。我们都知道在《难经》《内经》，特别是《灵枢》中都有系统的记载，尺寸、分量、形状都记载得非常清楚。那个时代是对人体真实形态结构的记载，而那时盖伦尚未出生。汉代以后解剖学有了继续发展，后来一直发展到 1830 年王清任的《医林改错》，都未中断。但是解剖研究的高峰是在秦汉时期，特别是汉代发展的水平更高。有正史记载的解剖研究是《汉书·王莽传》，记载了王莽处决一个叛徒的一项事实。

王莽是公元前46年到公元23年，比盖伦早了近200年。他的反将王孙庆被带回来以后进行刳剥，汉书上是这么记载的："翟义党王孙庆捕得，莽使太医、尚方与巧屠共刳剥之，量度五脏，以竹筳导其脉，知所终始。"这是正史记载的一次真实的活体解剖。派了太医、尚方、巧屠，这三种人共同对王孙庆进行解剖、量度五脏。这是正史上记载的，那么野史上，别的学科史上记载的可能更多。这个记载非常重大，它表明了中医的、中国的解剖研究在东汉时期、王莽时代就已经达到了这个水平，西医的解剖学鼻祖盖伦是在这之后200年才出生。谁更先进？总体来讲，中医的人体解剖研究比西医久远得多。研究水平在明代以前（这是好多人研究的结果）长期遥遥领先，明代灭亡是1644年，也就是17世纪之前，或者再往前16世纪之前，再明确点，最少是在1543年维萨里之前，中医是遥遥领先的，相对落后只是16世纪之后的事情，也就是维萨里之后的事情。

更重要的是，中医发展了超解剖研究。人的疾病不仅是人体发生的，更重要的是人的生命运动发生异常。生命运动发生的异常靠人体解剖的研究是寻找不到问题的，如同电脑软件死机，靠从硬件来寻找，也找不到问题一样。中医以临床研究为基础，面对的病人并不都是形态结构上发生器质性病变，许多病变是人的生命运动发生病变，不能仅仅依靠解剖研究。所以中医发展了解剖研究，同时又根据需要发展了非解剖的、超解剖的针对人的生命运动的研究，认识了不具有解剖形态的事实和规律。经络是最有代表性的，很多人研究经络，认为经络的发现以解剖研究为基础，是在没有根据地乱说，找不到事实根据，各种材料都没有这方面的事实。五运六气、阴阳、藏象、证候这些内容，中医学的基本内容，都不是靠解剖研究认识的，现在也没法从解剖形态找到根据来验证它，它不是形态结构的。

张仲景与盖伦分道扬镳，这是张仲景的一项重大贡献。张仲景跟盖伦可以说是同时代的人。在张仲景之前的《内经》时代，中医还是辨病与辨证同时都有的，辨病有些是形态结构的，是人体的病变，张仲景开辟了辨证论治的时代。我们研究得已经很熟了，六经是不是结合形态？张仲景研究的各种脉证并治，是不是根据解剖形态来的？398条，哪一条是讲的解剖问题，或者根据解剖形态来辨证？没有的。这是张仲景的一个重大贡献，就是把中医对疾病的研究从辨病辨证同时进行，深入到了重点辨证论治，也就是从既重视人体病，又重视人的生命运动病，并转向了重点研究人的生命运动之病。人体治病不能说被放在一边，而是放在另外一个层次上，一个不够深入的层次，治疗是更深入的人的生命运动病。张仲景的研究完全是超解剖研究的一个典范，标志着中医关注的焦点从病证同治转向强调辨证论治，本质上是对疾病研究认识的重点从人体的形态结构病变转向了注重人的生命运动的里面，这是个重大的转变和深化，是中医远远超出西医的一个重大的历史贡献。但是现在我看到对张仲景的研究，还没有从这个方面提问题的，这是张仲景的一个重大贡献，使中医的视野、中医的学科成就达到了一个新的水平。从此开始，人们终于不再片面地依靠解剖研究来认识疾病，而是通过超解剖研究，到生命运动及其病变的更深层次、更复杂的领域去研究，这是个重大的发展和贡献，这也使中医走上了新的科学高度、复杂性的高度。

（5）中医辨证与西医辨病

讲了张仲景就容易理解了。西医辨病重点或核心是人体的形态结构发生的器质性病变，它的关键词是病因、病理、病灶；而中医自仲景之后，重点转向了辨证论治，研究的是人的生命运动的病变，被称作证，研究的重点关键词是病机、病证、病候。我的观点是：应当把病机、病证、病候称为一个病变系统，就是不同于人的形态结构病变，而专属于人的生命运动病变特有的病变系统。从病机开始，发展到病证，病证表现为临床的病候。

（6）生态调理与对抗治疗

第六个不可通约就是生态调理与对抗治疗，这是治疗学了。我们知道西医学是对抗治疗的，化学性的对抗治疗，这就不多讲了。中医不是对抗式治疗，是生态调理。生态调理的含义就是它认识的病变，是生命运动的变，生命运动的什么变？就是认识到生命运动在特定时空条件下，呈现为一种态，态在不断地变化，有正常态，有失常态，失常态就是病态，可称为病变的态。中医把它称为证，证是各具特征的病变生命运动态。是什么东西引起了生命运动态发生这种失常？是生命运动的矛盾关系发生失调。中医讲的病机是什么？是运动的矛盾关系失调。失调的结果，就是生命运动之态不正常了，成为病证了，表现的是寒热虚实等。

所以病变的本质，证的病变本质是生态性的异常，而不是器质性的异常，中医的理论很清楚。这种病变怎么治疗？中医理论是讲调理，就是对生态机制、生态矛盾、生态过程进行调理，调理的方法最有代表性，不是对抗治疗的方法，而是生态调理。汗、和、下、消、吐、清、温、补这些治法，都是生态性的调理，调理的对象是生态失常。药物的性味也是生态性的，四气五味及其表现出的药性，都是生态性的。中医用的就是这种生态性的作用。

中医的生态调理对于微生物致病同样是有效的，微生物致病从仲景开始就有了成功的办法。它不是直接抗菌杀菌，调节的是微生物生存环境，包括人体整体内环境、器官脏腑水平环境、细胞水平环境、细胞内环境，是对那些生态环境的调理，使得那些生态环境不适合微生物寄生，从而起到防治微生物致病的作用，并不是直接抗菌杀菌。现在有些人从中药提取抗菌杀菌的成分，这些成分可能有效，但是中医用的不是那种功效。特别是治法讲得太清楚了，非常明确，是对人体内生态环境的调理。现在西方医学也开始出现这种新认识，对微生物的研究，从病原微生物、微生物学，这是19世纪提出来的，到了20世纪70年代提出来了微生态学，认识到人体内存在着微生态系统。微生物寄生在人体内，是由人体提供的寄生条件所决定的，不具有那样的寄生条件，它就不能寄生。不同的寄生条件，能够寄生不同的细菌，某个部位发生细菌感染是那个部位的寄生条件适合于病原菌寄生和繁殖，然后形成病灶。如果能够改变那个地方的生态环境，使它的条件不适合病原菌的寄生，病原菌就没法在那里生存，也就不能造成感染了。所以有一个观点认为感染是结果而不是原因，是个什么结果？是人体内的微生物寄生环境的异常造成的一种结果。

张仲景的那些方子，包括20世纪50年代防治乙型脑炎的那些努力，那些方子都不是直接抗细菌、抗病毒的，而是调理内环境的。现在又提出一个新的课题，叫中医药防治病毒性疾病。2009年在北京香山会议上，我曾经提出建议：要强化发展中医药防治病毒性疾病。这是2003年我们抗击“非典”重要的成果和经验，现在提的越来越高，有一个全国协作中心落脚在我们学校。我观察发现，现在的发展存在问题，中医药防治病毒性疾病在蜕变，蜕变成去医只留药，变成中药防治病毒性疾病。其方向慢慢地变成从中药提取抗病毒药物，把中医防治原理给丢掉了、背叛了。如果是这样，我的看法是不会成功，最多弄几种小小的可以抗病毒的新药出来，不会从根本上提供抗病毒性疾病的战略和根本原理，必须是中医，中医的调理原理、治疗原理。离开原理，离开中医的原理，单纯靠药，不能从根本上解决问题，方向是有问题的。

（7）中药方剂与化学药物

第七个不可通约问题是中药方剂与化学药物。我们知道西药是化学药物，中医用的是中药，不是化学药。什么是中药？有的说中药是自然药，我说不对。中药是中医化的自然药。中药和自然药就是“白马非马”的关系。中医是把自然药物中医化，变成了中医之药，具有了中医属性，成为中医专属专用的药物。中医化最少有三条标准。

第一条，性味中医化，是药证对应的。神农尝百草不是找化学成分，而是找对于证候有调理作用的性味。所以中医从自然药物开发的是中医所需要的性味，我们四气五味一讲就明白了，是药证对应的。

第二是功效中医化，是依法奏效的，以治疗的法则来使用中药，把中药的性味转化为中医需要的治疗功效。为什么必须掌握八法这些治法，那些法把中药的性味转化为功效的杠杆或者是通道，离开法，中药的性味是不能发挥出中医所要的那种功效的。不按中医的治法使用中药，它的功效是乱七八糟的。

第三个中医化的地方，是用法中医化，也就是组方配伍。中医使用中药的主导方式是方剂，方剂是把中药的性味组织起来，有序化和复杂化，把它拧成一股绳，而拧成一股绳的目标是要对证，方证对应。方剂是通过君臣佐使、七情和相互作用关系，把药的性味进行了相互作用，形成了方剂的整体功效。方剂的整体功效不等于各药单独作用的相加之和，这是中药用药方式的中医化。中药方剂的功效原理，我学习的结果认为可以概括为以下五条原理：第一是整体行为和整体功效。第二是药证对应和方证对应。第三是方从法出、以法奏效，治法在方药作用当中的地位，非常重要，不可或缺，有些人不够重视。我们历代中医总结经验都反复强调方从法出、法寓方中、以法统药、以法统方等，非常重视法的作用。第四是生气内应，转化生效，就是昨天讲的人是自组织系统，外来的一切作用都要通过自组织机制才能转化出某种效应。中药作用也不能摆脱人的自组织机制，是通过人的自组织机制，通过自主处理发挥自主调理效应。现在已经认识到，有些是通过肠道微生物的转化，转化出二次产物，然后才发挥了药理作用；有些是通过吸收之后，作为血液成分，发生了新的转化，产生了新成分，即原有当中不存在的新的成分；有的是通过调理人的阴阳、脏腑、经络，通过推动这些系统的作用，使它产生变化，产生被称作疗效的那种变化效应。它不是直接效应，而是一种间接的变化产生出来的效应。第五就是知常达变，圆机活法，我们前面已经说了。

现在存在把中药方剂去中医化的问题，这是个方向性问题，对中医的危害相当严重。一种表现是把中药还原为自然药物。本来是中医化的，去中医化，就是一种自然药物，太严重了。有的把中药研究所、中药学院改成了自然药物研究所、药学院，把“中”字去掉。一种是分离提纯化学成分，这是西药的开发方式，西医从自然药物提取有效成分，是重要的途径，是在化学合成之前首先开发的一条道路，也用来开发中药，从中药当中提取有效成分。它的“有效”是什么标准？当然是西药药理的标准。是提纯出来的，开发的是西药。对方剂进行拆方研究，这完全是还原论思路，想从方内各药找到方剂整体功效的根据，一直没有成功。后来发现拆方不行，就又提出找方剂整体功效的物质基础。既然整体功效不是各单味药的，那么整体功效一定要有物质基础，想提纯出产生和决定整体功效的什么“素”，也一直不成功，实验已经证明了。有人就说，方剂的整体功效的物质基础就是那一锅汤，找不到什么成分，你再浓缩也可以，但是还是整体的。

在中药研究当中，现在议论比较多的青蒿素问题，不知大家怎么看的？我的看法，2015年一个晚上，我在北京的学生直接发短信给我，说青蒿素（屠呦呦）获得了诺贝尔生理学或医学奖，告诉我好消息。我给他回了三条：第一，高兴，这是中国第一次在自然科学领域获诺贝尔奖项；第二，很高兴，1986年中国成立自然科学基金委员会的时候，请了很多专家来论证，其中杨振宁来了，他在会上有一个发言，后来我看到了，他有一句话讲，中国要想获诺贝尔奖，最有希望的是中医药，杨振宁先生的预言终于实现了，我非常高兴；第三，要冷静思考，青蒿素是不是中药的，或者说中医中药的研究方向？我看不是。它是西医药从自然药物或者说是从中药当中提取西药的一种研究方式和研究方向。大家有兴趣去网上查，什么是青蒿素？是从植物黄花蒿茎叶中提取的有过氧基团的倍半萜内酯药物。什么叫过氧基团的倍半萜内酯？就是化学成分，它的分子式研究得非常准确的，否则不能获得诺贝尔奖项，分子式是什么？分子量多少？非常精确，非常明确的。只要看明白这个，就知道这是标准的西药，只是它的来源不是合成的，而是从黄花蒿茎叶中提取的。而且现在他们还在研究青蒿素能不能合成？按照这个分子结构能不能合成。不只提取了，而且能够合成，正反两面都能办到，才能真正被称作是标准和严格。

还有一个日本的小柴胡汤事件。小柴胡汤是八大名方之一，被日本学过去了。后来他们就发现，对于改善肝病患者的肝功能障碍有显著的功效。于是1994年列入国家药典，由日本的津村顺天堂制成了小柴胡汤颗粒上市，出现了百万人同时服用小柴胡汤颗粒的盛况。好景不长，到1999年，出问题了。发生了间质性肺炎，188例，其中22人死亡，告到法院了，最后不得不紧急叫停。津村顺天堂破产，社长津村昭于2000年伏法获刑。本来是一个方剂的事，一个制药的事，到了死人、判刑的地步，这是个什么问题？我给这件事的医学定义应该是错误地按照西医原理使用中医方剂，错误地把中医名方小柴胡汤按西药使用，导致患者死亡而获得法律严惩。乱来，这就是乱来。

3. 根本方向是中医复兴

现在讨论第三个问题，根本方向是中医复兴。想复兴中医，我们需要看医学未来的发展方向，医学未来要走向何方？我们看多少年，我的想法是可以按 1 亿年来算。医学已经有了 5000 年历史了，将来还要发展多少年？这要看地球人类还有多少年，有人就需要医学。地球人类有 300 万年了，还能在地球上生存多少年？按照现在天文学的计算，地球的寿命不会超过太阳，不会超过 100 亿年，现在已经过了 50 亿年，地球的年龄是 46 亿年。地球的后半期晚期是不适合生命和人类生存了，我们不要算太长，不用算未来的 45 亿年，按 1 亿年算，现在医学才 5000 年，医学未来的发展还有 95000 年是吧？

那么就按 1 亿年来算，医学干什么？还需要解决什么问题？还需要取得什么进步？现在看可以有三个选项。一个选项是按照现行的西医往前发展，但是现在看西医已经开始遇到问题了，它自己已经提出来要转折了。世界卫生组织 1996 年提了一些要求，我们国内目前又提出来要发展整合医学等问题，提出来面对三大难题，好多问题正在面临着转折。现在看按照西医的现行路线走是不对的，行不通了。那么第二个选项，走中西结合的道路行不行？现在看中西医结合，结合不起来，想结合，但是基本原理合不起来，也不是医学的发展方向，不能老是两条原理各行其是。

我的看法，真正代表方向特别是战略方向的，是第三个选项，中医复兴，特别是中医原理的复兴。钱老讲得很明白，他说透了，医学的前途在于中医现代化，而不在什么其他途径。人体科学的方向是中医，不是西医，西医也要走到中医的道路上来。在中国看透了这个问题的，有两个人：一个是毛泽东，另一个是钱学森。整个医学面临着新的革命，上一次医学革命是 1543 年开始的，发生在欧洲，它的成果就是形成了现在的西方医学。现在有呼声，有一些迹象表明，正在发生新的医学革命，将是新世纪、新千年医学的革命性发展。现在已经暴露出来的需要革命的东西，有些技术性的因素，有些是医学难题需要破解。那么推动中医复兴的中华文明正在复兴，整个现代科学的最新发展，对世界复杂性的研究正在开拓，正在呼唤中医。所以现在看引起这场新的医学革命的导火索，最有可能就是中医基本原理的复兴，它的方向就是新的医学革命的方向，是人的生命及其健康与疾病的复杂性。这样来看，将要实行的转变有很多，中医的基本原理代表和引领新的医学革命的战略性方向，不是具体的技术细节，而是战略性方向。中医的基本原理将复兴列为未来人类新医学的主旋律，就是新世纪、新千年要成为医学的主旋律，不可能成为全部，不可能取代西医，不可能包打天下，但是它的基本原理迟早要成为未来新医学的主旋律。

中医复兴成为主旋律的转变，现在已经暴露出来了矛盾，迟早要完成这个转变。第一个转变是思维方式，从还原论思维转向系统论思维。第二个转变是医学研究的主导性的内容，从人体转向人的生命，从以人体为本转向以人为本。第三个转变是要从解剖研究转向超解剖研究。人的众多超解剖内容现在被西医遗漏了，但这是个客观存在，中医早就研究了，虽然研究得不充分。迟早超解剖的内容要被提上日程，被研究，被整个医学接受。第四个转变是防治疾病的内容，从治人体病转向治人的生命运动病，也就是从西医治的病转向中医辨证的证，生命运动本身发生的异常。第五个转变是从对抗性治疗转向生态调理。第六个转变是药物的开发从追求特异性的药性药效，即为对抗治疗服务的力求简单化、特异化的开发，转向复杂性的开发，就是生态性药性和以方剂为代表的药性药效的复杂化，以适应病变的复杂性，以及用药方式的复杂性等。这六项转变是一定要实现的，问题只在于有快有慢。但是我们可以看到，这六项转变，中医是代表方向的，是引领方向，转变的结果是转到中医的基本原理上来，所以中医的基本原理迟早要成为未来医学的主旋律。

最后一点要讲，迎接伟大的中医复兴。中医复兴现在已经提上日程了，但是什么是中医复兴，需要有一个明确的理解。中医的复兴，我的理解是，中医在新世纪、新千年，运用全新的时代条件实现创新发展，最少需要 3 ～ 5 个世纪的时间，不是十年八年、几十年上百年的问题。这里有三个关键性的环节：中医复兴关键在学术，而不在于表面的、多挂牌子就行了；学术的复兴关键在基本原理，不是那些小打小闹的东西；基本原理复兴的关键在创新，不是粘贴复制就行，是要创新。创新什么？基本原理怎样创新？这是一种继承创新和继承发展。这需要把中医的基本原理是什么弄清楚，然后用现代条件加以发展，发展到 21 世纪甚至 25 世纪的新水平，用现代科学的东西解释清楚，提高到现代科学的水平。中医复兴将是一场革命，不是喝温水、吃个冰激凌那么简单的。

首先是中医自身的革命。中医复兴对于中医来说本身要有一场革命，一个是对于中医的基本原理的认识和掌握。现在看，对中医的基本原理的认识，在深度上，在价值上，在认识上存在不足，甚至认识不清楚，有的甚至还自我抹杀。对于中医基本原理的这些重大成果，重大的原理性的东西，在认识上要从自发上升到自觉，用现代科学来研究和解释清楚，实现中医真正的现代化。从经典中医学发展为现代中医学，这是一种划时代的转折性的变革。

其次对于西医和整个医学来讲也是一场革命。因为中医的基本原理是超越西医的，研究和解释清楚，对西医来讲是一场革命。从解剖研究到超解剖研究，从对抗治疗到生态调理，这种转变是革命性的转变，但这条路迟早是要走的。对于整个医学，要通过这种革命性的变革和发展，发展上升为新世纪、新千年的人类的新医学，将从根本上改变医学的面貌。

再次还有一种革命，是会引发新的科学革命，因为中医的基本原理是人的生命运动，核心是人的生命运动的复杂性问题，研究和解释复杂性是现代科学的最新前沿，世界复杂性的典型，研究清楚人的复杂性，或者说研究清楚人的生命运动的复杂性，对于整个现代科学都是重大贡献。中医基本原理的复兴将是人的复杂性研究的突破，以此为导火索，会引发复杂性科学的新突破，带来科学的革命性变革。就是钱老曾经讲过的，中医的理论和实践，我们真正理解总结了以后，要改造现在的科学技术，要引起科学革命。他曾经四五次讲这种变革会引发东方式的文艺复兴。

中医的复兴，方向和目标是什么？我的看法，要开创中医发展的第六个辉煌千年。中医已经辉煌了5000年，后面要进行的不是100年、200年，是个新千年，将创造新的第六个辉煌千年。因为中医的复兴不是量上的延续和扩展，更重要的是质的革命性的、变革性的突破创新，是破茧出蚕、破壳出鸡，是生命的另一个阶段，要发展为新的生命形态，这不仅仅是量的延续，而是将孕育和积累了5000年的生命力爆发出来，创造第六个辉煌千年，我是充满希望的。我不是学中医出身，但是我作为一个研究者中医的人，从外边来研究中医，深深地为自己是炎黄子孙，我们中华民族有这样伟大的医学而感到骄傲，感到自豪。我是充满信心的，创造第六个辉煌千年是迟早的事情，一定会有。有人说消灭中医、中医药要衰亡等，我不是这样看的。可以焚书坑儒，把现在所有的中医书、所有的中医人全部消灭掉，但是，人身上的经络消灭不掉，人的阴阳消灭不掉，人病变的寒热虚实消灭不掉。今天消灭了书、消灭了人，明天或者后天，最晚大后天，还会有人发现人身上有经络，人身上有阴阳，人身上的病变有寒热虚实，对此我是坚信不疑的，中医迟早要复兴，被灭亡过也会涅槃重生。我最后的一句话是“风物长宜放眼量”，往远处看，希望大大的！谢谢大家。